Elogios para Gary Taubes y

¿POR QUÉ ENGORDAMOS?

"Taubes ha hecho una gran labor al poner estos problemas sobre la mesa". —*The Boston Globe*

"Cambiará la forma en que ves las calorías, la pirámide alimenticia y tu dieta diaria". —*Men's Journal*

"Taubes presenta los datos de manera convincente y cautivante. Nos desglosa los temas usando perspectivas históricas y, sobre todo, científicas". —*Philadelphia Daily News*

"Taubes es un investigador implacable". —*The Washington Post Book World*

"Las principales conclusiones —de Taubes— son increíbles y sorprendentemente convincentes [...]. Su escritura refleja su pasión por la verdad científica". —*Chicago Sun-Times*

"Taubes pone en cuestión todo lo que creíamos saber sobre la dieta y el ejercicio". —*The New York Times*

"Taubes [...] investiga temas hasta el punto de la obsesión —en realidad, mucho más allá de ese punto— y nunca simplifica demasiado la información para sus lectores".

—*Scientific American*

"Importante [...]. Este excelente libro, basado en la investigación sólida y el sentido común, contiene información esencial".

—*Tucson Citizen*

"Una investigación exhaustiva".

—*The Daily Beast*

"Este valiente hombre cambia el paradigma y usa la lógica y los estudios principales para desarmar el mantra nutricional de los últimos 80 años".

—*Choice*

"Este es el libro que puedes regalarle a las personas que quieren entender la ciencia de cómo perder peso [...] sin pasar hambre ni sentirse miserables".

—Tom Naughton, *FatHead*

"*¿Por qué engordamos?* es el libro para obsequiar a amigos, médicos, congresistas y cualquier otra persona que quiera entender la futilidad de los consejos nutricionales actuales [...]. Clara, obvia y sucintamente, Taubes nos explica cómo las teorías científicas que mostraban a la obesidad como un problema hormonal más que moral fueron remplazadas durante la Segunda Guerra Mundial por teorías simplistas basadas en la termodinámica, que funcionan en la física, pero carecen de sentido cuando se usan para describir el comportamiento de sistemas biológicos complejos".

—*LowCarbConfidential*

"Convincente... Gary Taubes lo ha vuelto a hacer [...]. *¿Por qué engordamos?* analiza y pone en tela de juicio la creencia común de que la razón por la que aumentamos de peso es que consumimos más calorías de las que gastamos [...]. Lleno de información reveladora y estudios esclarecedores".   —Diets in Review

"Una obra reveladora de investigación meticulosa y, al mismo tiempo, accesible para todos. Cautivará a cualquier persona interesada en la ciencia de la dieta y la enfermedad".   —*Library Journal*

Gary Taubes

¿POR QUÉ ENGORDAMOS?

Gary Taubes es corresponsal colaborador de la revista *Science* y editor colaborador de *Technology Review*. Ha escrito sobre ciencia, medicina y salud para las revistas *Science, Discover, The Atlantic Monthly, The New York Times Magazine, Esquire, Fortune, Forbes* y *GQ*. Sus artículos han aparecido en *The Best American Science Writing* en tres ocasiones. Ha recibido tres *Science-in-Society Journalism Awards* otorgados por la *National Association of Science Writers* —el único periodista de medios impresos que ha recibido esta distinción— así como premios del *American Institute of Physics* y de la *American Physical Society*. Su libro *Bad Science: The Short Life and Weird Times of Cold Fusion* fue finalista en *Los Angeles Times* Book Award. Es también autor de *Contra el azúcar*. Actualmente es investigador de políticas de sanidad de la Fundación Robert Wood Johnson en la *Berkeley School of Public Health* de la Universidad de California. Estudió en Harvard, Stanford y Columbia.

TAMBIÉN DE GARY TAUBES

Contra el azúcar

¿Por qué engordamos?

GARY TAUBES

¿POR QUÉ ENGORDAMOS?

Y qué hacer al respecto

Traducción de
ARACELI HERRERA JIMÉNEZ

VINTAGE ESPAÑOL
Una división de Penguin Random House LLC
Nueva York

PARA NICHOLAS NORMAN TAUBES

CONTENIDO

Contenido

NOTA DEL AUTOR

Este libro se ha estado fraguando durante más de una década. Todo empezó con una serie de artículos de investigación que escribí para las revistas *Science* y el *New York Times Magazine* sobre el funesto estado de la investigación sobre la nutrición y las enfermedades crónicas. El libro es una ampliación y un compendio de los cinco años de investigación adicional que conformaron mi libro anterior, *Good Calories, Bad Calories* (2007). Los argumentos que presenté allí se fueron puliendo en conferencias celebradas en escuelas de medicina, universidades e instituciones de investigación de Estados Unidos y Canadá. Lo que traté de aclarar en *Good Calories, Bad Calories* fue que la investigación sobre la nutrición y la obesidad perdió el rumbo después de la Segunda Guerra Mundial, con la desaparición de la comunidad de científicos y físicos europeos que fueron pioneros en el estudio de estas disciplinas. Y, desde entonces, no ha habido modo de que lo recuperara. Como consecuencia, las personas implicadas en esta investigación no solo han malgastado décadas, esfuerzo y dinero, sino que también han causado un daño incalculable durante todo ese tiempo. Todos esos investigadores han mantenido intactas sus creencias, a pesar del creciente conjunto de pruebas que las refutan, y las autoridades sanitarias las han aceptado y han basado en ellas sus consejos erróneos acerca de lo que debemos y, lo que es más importante, no debemos comer para mantener un peso saludable y vivir una vida larga y sana.

En gran medida me decidí a escribir *¿Por qué engordamos?* a raíz de dos de las respuestas mayoritarias que suscitó y sigue suscitando *Good Calories, Bad Calories.*

La primera procede de los investigadores que se han esforzado por entender los argumentos que presento en *Good Calories, Bad Calories*; algunos han leído el libro, otros han acudido a alguna de mis conferencias y aun otros han hablado de mis planteamientos directamente conmigo. Muchos de ellos opinan que lo que digo acerca de las razones por las que engordamos y las causas dietéticas de las enfermedades cardiacas, la diabetes y otras enfermedades crónicas tiene bastante sentido. Consideran que mi planteamiento podría ser correcto, de lo cual se deduce que lo que nos habían venido diciendo durante la última mitad del siglo pasado podría ser erróneo. Todos estamos de acuerdo en que estas ideas contrapuestas deberían someterse a prueba. Pero yo creo, además, que habría que hacerlo con urgencia. Si es cierto que son tantas las personas que están ganando peso en exceso y que están contrayendo diabetes por haber seguido consejos erróneos, deberíamos determinar cuál es la verdad sin más demora. El peso de enfermedades como la obesidad o la diabetes está afectando no solo a cientos de millones de personas, sino también a los sistemas de atención sanitaria.

Muchos de los investigadores piensan, por lo tanto, que hay que ocuparse de este problema de forma inmediata, pero un buen número de ellos tienen obligaciones e intereses legítimos en otras partes, como, por ejemplo, recaudar fondos para otras investigaciones. Con suerte, las ideas que se expusieron en *Good Calories, Bad Calories* llegarán a analizarse rigurosamente en los próximos veinte años. Si esto se confirma, tendrá que transcurrir al menos otra década antes de que las autoridades sanitarias modifiquen su explicación oficial acerca de las razones por las que engordamos, los motivos por los que enfermamos y los pasos que tenemos que dar para evitar ese destino. Tal y como me dijo un profesor de nutrición después de impartir una de mis conferencias en la Universidad de Nueva York, podría requerirse toda una vida para que el tipo de cambio que yo defiendo llegara a aceptarse.

Pero no podemos esperar tanto para conseguir las respuestas adecuadas a esas preguntas tan cruciales. Así que, en gran parte, escribí este libro para acelerar ese proceso. En estas páginas presento los argumentos en contra de la opinión general despojados de todo lo superfluo. Si consideramos que es posible que sean correctos, lo mejor será que los pongamos a prueba, y cuanto antes, mejor.

Otra de las respuestas que suscita mi anterior libro me llega de los lectores no especializados, así como de un alentador número de médicos, nutricionistas, investigadores y gestores sanitarios, que aseguran que tras leer *Good Calories, Bad Calories* o escuchar alguna de mis conferencias, la lógica de mis argumentos les parece tan aplastante y el peso de las pruebas, tan contundente, que no pueden sino aceptar el mensaje que llevan implícito. Son muchos los que confiesan que su vida y su salud se han transformado como nunca habrían creído posible. Han perdido peso casi sin esfuerzo y no han vuelto a recuperarlo. Sus factores de riesgo a contraer enfermedades cardiacas han disminuido de forma espectacular. Algunos dicen poder prescindir de la medicación para la hipertensión y para la diabetes. Se sienten mejor y tienen más energía. Dicho de otro modo: se sienten sanos por primera vez desde hacía mucho tiempo. Este tipo de comentarios se puede leer en la página web que Amazon dedica a *Good Calories, Bad Calories,* donde aparece una buena representación de los cientos de valoraciones personales que se han colgado en la página.

Muchos de estos comentarios, correos electrónicos y cartas incluían una petición. *Good Calories, Bad Calories* es un libro largo (casi quinientas páginas), cargado de reflexiones científicas y contexto histórico, y con muchas anotaciones; creo que todo ello era necesario para entablar un diálogo coherente con los expertos y asegurarme de que ni ellos (ni ningún otro lector) se creyeran a ojos cerrados nada de lo que digo. Para seguir las pruebas y los argumentos que aparecen en el libro, el lector debe dedicar un tiempo y una atención considerables. De ahí que muchos de los que lo leyeron me pidieran que escribiera otro libro que tanto sus maridos o esposas, como sus padres, sus amigos o sus hijos pudieran seguir sin dificultad. Muchos médicos me manifestaron su deseo de que escribiera un libro que pudieran recomendar a sus pacientes o incluso a sus colegas y que no les exigiera tanto tiempo y esfuerzo.

Esa es, pues, otra de las razones por las que he escrito *¿Por qué engordamos?* Espero que, después de leerlo, se llegue a entender, tal vez por primera vez, por qué engordamos y qué podemos hacer para remediarlo.

Lo único que pido es que el lector sea crítico mientras lo esté leyendo. Quiero que, a medida que vaya pasando páginas, se pregunte a sí mismo si lo que estoy diciendo realmente tiene sentido. Robándole una frase a Michael Pollan, diré que este libro pretende ser el manifiesto de un pensador. Su objetivo es desmentir algunos de los malentendidos que existen en la sanidad pública y en las consultas médicas de Estados Unidos y de todo el mundo, y proporcionar al lector la información y la lógica necesarias para que se haga cargo de su salud y su bienestar.

Antes de que empiecen la lectura, desearía, no obstante, hacerles una advertencia: puede que si aceptan mis argumentos como válidos y cambian su dieta en consecuencia, tengan que ir en contra de los consejos de su médico y, sin duda, de las organizaciones sanitarias y las agencias del gobierno que dictan lo que constituye una dieta saludable según la opinión general. En ese sentido, tras leer el libro, actuarán bajo su propia responsabilidad. Esta situación, sin embargo, se puede subsanar si le entregan el libro a su médico en cuanto hayan terminado su lectura para que él o ella pueda decidir también a quién y qué creer. Deberían asimismo dárselo a sus representantes del Congreso, porque las crecientes «oleadas» de obesidad y diabetes en Estados Unidos y en todo el mundo no son solo cargas individuales que tenemos que soportar, sino problemas de la salud pública generalizados. Resultaría útil que nuestros representantes electos entendieran realmente de qué forma llegamos a esta situación, con el objeto de que, finalmente, actúen para resolver el problema en lugar de perpetuarlo.

Gary Taubes, septiembre de 2010

¿Por qué engordamos?

INTRODUCCIÓN

Hay dos preguntas clave sobre nutrición que supuestamente deberían ser fáciles de responder y que, sin embargo, generan una gran controversia: ¿Qué debemos comer para estar saludables? y, ¿existen acaso recomendaciones diferentes para aquellos que engordamos con facilidad?

En los últimos cincuenta años, a medida que la obesidad y la diabetes han ido creciendo en poblaciones como las de los Estados Unidos y del resto del mundo, la opinión aceptada sobre lo que deberíamos comer ha permanecido inamovible: se dice que una dieta saludable es baja en grasa (o al menos en grasa animal) y está compuesta principalmente por plantas, con raciones importantes de frutas, granos enteros, frijoles y legumbres. Si se consume carne, debe ser magra y en porciones pequeñas. Según esta opinión general, quizás lo más importante es que quienes padecen obesidad tienen que aceptar la realidad de su situación: la única solución para eliminar el exceso de grasa es comer menos —controlar el tamaño de las porciones, alejarse de la comida cuando se está hambriento— y hacer más ejercicio. Nada es tan obvio como eso.

Esta sabiduría convencional, sin embargo, ha sido repetidamente cuestionada y contrarrestada por numerosos y sucesivos libros superventas de dieta. La existencia misma de estos libros implica que la receta de "comer menos y hacer más ejercicio" deja, en el mejor de los casos, mucho que desear. Si realmente funcionara, ¿por qué tanta gente continúa entonces comprando estos libros?

Muchos de los libros que discrepan de la sabiduría convencional —tal vez la mayoría de ellos— recomiendan alguna variación de otra fórmula que existe desde hace doscientos años: para aquellos que engordan fácilmente, el camino más saludable para perder el exceso de peso y mantenerse delgado de por vida no es comer menos o restringir las calorías de grasa, sino evitar los carbohidratos, específicamente los azúcares, los granos y los vegetales con almidón. Este enfoque dietético se conoce ahora más comúnmente como una dieta o estilo de vida bajo en carbohidratos y alto en grasas (BCAG). Las dietas Paleo, South Beach, Dukan, Protein Power, Sugar Busters y Whole30 son variaciones de esta fórmula. En su forma más extrema, conocida como la dieta cetogénica (o "ceto", para abreviar), se excluyen casi todos los carbohidratos. La manera más sencilla de entender esta forma de comer es que esta se basa en una suposición muy simple: los alimentos ricos en carbohidratos engordan de forma inherente, y es por eso que quienes engordamos fácilmente debemos evitarlos. (Incluso algunas de las dietas bajas en grasas más famosas —la dieta Ornish, por ejemplo— restringen los azúcares y los granos altamente procesados por la misma razón biológica que las dietas ricas en grasas). Las proteínas, e incluso los alimentos ricos en grasas no engordan, así que se pueden comer con libertad.

Mi papel en esta controversia ha sido especial. No soy ni médico ni dietista. Soy un periodista de investigación que se pasó una década —primero en la revista *Science*, después en *The New York Times Magazine* y, finalmente, en mi primer libro, *Good Calories, Bad Calories* (2007)— escribiendo e investigando el primer y todavía único análisis histórico de la ciencia que vincula lo que comemos con la obesidad y el sinnúmero de enfermedades crónicas que se asocian con ella.

Lo que aprendí a lo largo de esa década de investigación fue que la creencia convencional sobre el tema hasta los años 60 era que los alimentos ricos en carbohidratos engordaban exclusivamente. Esta premisa era lo que la generación de mi madre y de mi abuela creían. Un artículo de 1963 en el prestigioso *British Journal of Nutrition*, co-escrito por uno de los dos principales dietistas del Reino Unido, comenzaba con estas simples palabras que no podrían haberlo dejado más claro: "Toda mujer sabe que los carbohidratos engordan: esto es algo de dominio público que pocos nutricionistas cuestionarían". Cuando el consejo oficial sobre cómo perder peso cambió de esta idea comúnmente aceptada a la de restringir las grasas y promover tantas porciones de granos y vegetales con almidón como fueran necesarias para una dieta sana, la obesidad y la diabetes se convirtieron, simultáneamente, en una epidemia a nivel nacional.

Cuando comencé mi investigación periodística sobre este tema a finales de la década de los 90, tan solo una docena de médicos en los EE.UU. aconsejaban abiertamente no seguir los consejos dietéticos difundidos por nuestro gobierno y las principales organizaciones de salud, y que en su lugar hiciéramos lo que parecía funcionar tan claramente y permitía a sus pacientes no solo adelgazar, sino también estar más sanos: evitar los alimentos ricos en carbohidratos y comer grasas y proteínas hasta sentir saciedad. Los médicos e investigadores académicos que entrevisté admitieron abiertamente que usaban estas dietas bajas en carbohidratos y altas en grasas para adelgazar. "Es una excelente manera de perder peso", me dijo un profesor de medicina de la Universidad de Stanford, pero aun así no las prescribiría a sus pacientes. Los médicos pensaban que los pacientes se opondrían a ingerir toda esa grasa. Seguramente obstruiría las arterias, pensarían. Así que les dijeron a sus pacientes con sobrepeso que comieran menos e hicieran más ejercicio, no porque pensaran que podía funcionar sino porque era una apuesta segura.

Mientras escribo esto, miles de médicos en todo el mundo —quizás unas decenas de miles— siguen hoy en día el tipo de dietas restrictivas en carbohidratos y ricas en grasas que promueve este libro (y muchos otros), y recomiendan a sus pacientes que hagan lo mismo. Una diferencia importante es que ahora estos médicos creen que estas dietas son fundamentalmente saludables tanto porque su efectividad ha sido comprobada sistemáticamente en pruebas clínicas —el "estándar de oro" de la evidencia médica— como por la propia experiencia del médico, tanto personal como clínica.

En octubre de 2017, el *Huffington Post* publicó una carta firmada por más de 100 médicos que reconocieron públicamente que consumen estas dietas bajas en carbohidratos y altas en grasas, y que este es el enfoque dietético que prescriben a sus pacientes. "Lo que vemos en nuestras clínicas es que los niveles de azúcar en la sangre bajan, la presión arterial disminuye, el dolor crónico se reduce o desaparece, los perfiles lipídicos mejoran, los marcadores inflamatorios mejoran, la energía aumenta, el peso disminuye, el sueño mejora, los síntomas del síndrome del intestino irritable (SII) disminuyen, etc. Se logra reducir, o incluso eliminar, la administración de medicamentos, lo que reduce los efectos secundarios en los pacientes y los costos para la sociedad. Los resultados que logramos con nuestros pacientes son impresionantes y duraderos", escribieron. Agregaron además que al seguir la recomendación dietética convencional nada de esto sucede: "Los pacientes siguen siendo diabéticos y siguen necesitando medicación, generalmente en dosis crecientes con el paso del tiempo. Se dice que la diabetes tipo 2 es una enfermedad crónica y progresiva, pero no tiene que ser así. En realidad, se puede revertir o entrar en fase de remisión. La mayoría de los pacientes a quienes les recetamos una dieta baja en carbohidratos podrá dejar de tomar todos o casi todos sus medicamentos".

He pasado gran parte de los últimos años entrevistando a médicos y dietistas que comparten las ideas de los autores de la carta publicada en el *Huffington Post*. Prácticamente todos ellos han experimentado lo que el periodista Malcolm Gladwell llamó en 1998 una "conversión" precisamente en este contexto. Estaban luchando con su propio peso o frustrados porque sus pacientes engordaban cada vez más y su diabetes empeoraba con el paso de los años. Así que le dieron un mejor enfoque al problema. Escribí este libro para personas y médicos como ellos, que están dispuestos a mantener la mente abierta.

Para describir cómo se sentían, estos médicos expresaron en varias ocasiones que no podían "ignorar" lo que habían presenciado, lo bien que se estaban sintiendo ellos y sus pacientes. Por esta razón, pueden sonar como evangelistas. "Literalmente me sentí como si hubiera curado el cáncer", me dijo uno de estos médicos, describiendo cómo se sentía después de poner la diabetes tipo 2 en remisión en uno de sus pacientes jóvenes. Estos médicos me dijeron que su descubrimiento de un método nutricional fácil de seguir, que podría prevenir y tratar la obesidad y la diabetes —trastornos que inundan sus consultorios— fue un verdadero avance para ellos. Según estadísticas de los Centros para el Control de Enfermedades, los hispanos corren mayor riesgo que otros grupos étnicos de ser víctimas de estas enfermedades, por lo que la información aquí brindada debe resultar de especial interés para los lectores de esta edición.

Al leer este libro, recuerde que fue escrito para darle la confianza de probar una dieta baja en carbohidratos y alta en grasas, y para ayudarle a entender por qué debe funcionar, no solo para adelgazar, sino también para sentirse más sano. Si es así, espero que este libro le brinde la confianza para seguir adelante y mantener esta dieta. Casi una década después de que se publicara la primera edición de *¿Por qué engordamos?*, el mundo sigue reconociendo muchos de los mensajes expuestos aquí. Sin embargo, todo dependerá de la manera en que este tipo de dieta le afecte personalmente, para que pueda decidir si la mantendrá durante toda la vida.

Gary Taubes, octubre de 2018

LIBRO I

Biología, no física

¿POR QUÉ ESTABAN GORDOS?

Imagínese que forma parte usted de un jurado. El demandado está acusado de algún delito terrible. El fiscal tiene pruebas que, según dice, implican al demandado más allá de toda duda razonable. Asegura que las pruebas están tan claras como el agua y que el jurado tiene que declararlo culpable: deben meter entre rejas al delincuente porque es una amenaza para la sociedad.

El abogado defensor alega con la misma vehemencia que las pruebas no están tan claras. El acusado tiene una coartada, aunque no es irrefutable. En la escena del crimen hay huellas digitales que no coinciden con las del acusado. Este sugiere que la policía podría haber malinterpretado las pruebas forenses (el ADN y las muestras de cabello). La defensa alega que el caso no es tan claro como el fiscal les ha hecho creer. Si, como debería ser, tiene usted dudas razonables, debería absolver al acusado, dice la defensa: si mete a un hombre inocente en la cárcel, no solo estará cometiendo una enorme injusticia con esta persona, sino que dejará además al auténtico culpable libre para delinquir de nuevo.

Una vez en la sala de deliberación del jurado, debe usted valorar las réplicas y las contrarréplicas y tomar una decisión basándose únicamente en las pruebas. No importa cuáles habían podido ser sus inclinaciones cuando el juicio empezó. No importa que usted pensara que el acusado parecía culpable o no aparentaba ser el tipo de persona que podría cometer un acto tan horrible. Lo único que cuenta son las pruebas y si estas resultan convincentes o no.

Una cosa sabemos de la justicia penal: a menudo las personas inocentes son declaradas culpables de delitos que no han cometido, por mucho que nuestro sistema judicial se dedique a evitar, precisamente, este tipo de consecuencias. Un tema común en el discurso de la justicia mal practicada es que estas personas condenadas erróneamente acostumbran a ser los sospechosos obvios. Su condena parece ser justa; las pruebas que podrían exculparlos se ignoran con mayor facilidad. Las cuestiones complicadas se dejan de lado, ya que hay pruebas que les dejarían libres después de su condena.

Sería bonito poder pensar que la ciencia y los científicos no cometen tales errores, pero es algo que sucede continuamente. Está en la naturaleza humana. Se supone que los métodos de la ciencia protegen contra la apropiación o las falsas condenas, pero estos métodos no siempre se siguen, e, incluso cuando se hace, deducir la verdad sobre la naturaleza y el universo es un asunto complicado. El sentido común puede ser una guía efectiva, pero, como Voltaire señaló en su *Diccionario filosófico,* el sentido común no es tan común, ni siquiera entre los científicos, y con frecuencia lo que la ciencia nos dice es que las cosas que parecen ser de sentido común no lo son. El Sol, por ejemplo, no da vueltas alrededor de la Tierra, a pesar de que todo indique lo contrario.

Lo que diferencia la ciencia y la ley de la religión es que en ninguna de las dos se espera observar nada desde el punto de vista de la fe. Se nos anima a preguntarnos si las pruebas realmente apoyan lo que nos están diciendo que creamos —o aquello en lo que hemos creído desde pequeños— y se nos permite preguntarnos si estamos teniendo en cuenta todas las pruebas o solamente una parte pequeña y discriminatoria. Si nuestras creencias no están respaldadas por las pruebas, se nos anima entonces a cambiar dichas creencias.

Es sorprendentemente fácil encontrar pruebas que rebatan la condena de que aumentamos de peso porque ingerimos más calorías de las que gastamos, es decir, porque comemos más de lo que necesitamos. En la mayor parte de la ciencia, las valoraciones escépticas de las pruebas están consideradas como un requerimiento fundamental para poder avanzar. Sin embargo, en la nutrición y en la salud pública muchos las consideran contraproducentes, porque debilitan los esfuerzos para favorecer los comportamientos que las autoridades, de forma acertada o errónea, creen buenos para nosotros.

Pero aquí está en juego nuestra salud (y nuestro peso), así que echemos un vistazo a estas pruebas y veamos adónde nos llevan. Imagine que formamos parte de un jurado encargado de decidir si comer más de lo necesario —ingiriendo más calorías de las que gastamos— es o no la causa del «delito» de la obesidad y del sobrepeso.

Un punto de partida conveniente es la epidemia de la obesidad. Desde mediados de la década de 1990, cuando los investigadores de los Centers for Disease Control and Prevention (CDC) [Centros para el control y la prevención de enfermedades] anunciaron que la epidemia nos había invadido, las autoridades han echado la culpa del problema a una alimentación excesiva y a un comportamiento sedentario y han atribuido estos dos factores a la relativa riqueza de las sociedades modernas.

Tal como la nutricionista de la Universidad de New York Marion Nestle explicó en la revista *Science* en 2003, el «aumento de la prosperidad» fue la causa de la epidemia, con la ayuda y la complicidad de las industrias alimentarias y del entretenimiento. «Convierten a las personas con poder adquisitivo en consumidores de alimentos altamente publicitados con alto contenido de energía y escaso valor nutricional, así como de automóviles, aparatos de televisión y ordenadores, que fomentan una actitud sedentaria. Aumentar de peso es bueno para los negocios».

Kelly Brownell, psicólogo de la Universidad de Yale, acuñó la expresión «ambiente nocivo» para describir la misma idea. Del mismo modo que los residentes de Love Canal o Chernobyl vivieron en ambientes perjudiciales que contribuían a incrementar los casos de cáncer (productos químicos en aguas subterráneas y radiactividad), el resto de nosotros, dice Brownell, vive en un ambiente perjudicial «que anima a comer más de lo necesario y a no realizar actividades físicas». La obesidad es la consecuencia natural. «Hamburguesas con queso y patatas fritas, ventanillas en las que se nos atiende mientras estamos sentados en el coche y raciones supergrandes, refrescos y golosinas, patatas fritas de bolsa; alimentos que antaño eran desconocidos hoy en día forman parte de nuestra vida, como los árboles, la hierba y las nubes —dice—. Son pocos los niños que van andando o en bicicleta a la escuela; se practica muy poco deporte; los ordenadores, los videojuegos y las televisiones hacen que los niños se queden en casa sin hacer actividad física alguna; y los padres se muestran reticentes a dejar que los niños se sientan libres para jugar».

En otras palabras, se nos dice que tener demasiado dinero, demasiada comida al abasto, además de demasiados incentivos para ser sedentarios —o poca necesidad de estar físicamente activos—, ha sido la causa de la epidemia de obesidad. La Organización Mundial de la Salud emplea la misma lógica para explicar la obesidad mórbida mundial, echándole la culpa al aumento de los ingresos, a la urbanización, a los «cambios de trabajo para dedicarse a actividades menos exigentes físicamente [...] menos actividades físicas [...] y actividades de tiempo libre más pasivas». Los investigadores de la obesidad usan ahora un término casi científico para describir exactamente esta afección:

se refieren al ambiente «obesogénico» en el que ahora vivimos, en el sentido de un ambiente que tiende a propiciar que las personas delgadas ganen peso.

Sin embargo, en este contexto debemos tener en cuenta una cuestión: el hecho bien documentado de que estar gordo (sin duda alguna en el caso de las mujeres y, con frecuencia, también en el de los hombres) está asociado con la pobreza, no con la prosperidad. Cuanto más pobres somos, más probable es que tengamos sobrepeso. Esto se declaró por primera vez en una encuesta realizada a los habitantes del centro de Manhattan a principios de la década de 1960: las mujeres obesas tenían seis veces más probabilidades de ser pobres que ricas; los hombres obesos, dos veces. Esto se ha confirmado en prácticamente todos los estudios realizados desde entonces, tanto en adultos como en niños, incluidas las mismas encuestas CDC que revelaron la existencia de la epidemia de la obesidad.[1]

¿Cabe la posibilidad de que la epidemia de obesidad esté motivada por la prosperidad, de forma que cuantas más riquezas acumulamos, más engordamos, y que la obesidad esté al mismo tiempo asociada con la pobreza, de modo que cuanto más pobres seamos, mayor es la probabilidad de que estemos gordos? No es imposible. Quizá, a diferencia de los ricos, los pobres no tienen la presión de su grupo social para mantenerse delgados. Lo crea o no, esta ha sido una de las explicaciones que se han aceptado con respecto a esta evidente paradoja.

---

1. En 1968, George McGovern, un senador estadounidense, presidió una serie de sesiones del Congreso en las que norteamericanos pobres daban testimonio de las dificultades que tenían para proporcionar alimentos nutritivos a sus familias con unos ingresos limitados. Pero la mayoría de los que dieron su testimonio, tal y como McGovern recordó posteriormente, mostraban un «sobrepeso considerable». Esto llevó a un senador de más rango de su comité a decirle: «George, eso es ridículo. Estas personas no sufren de malnutrición. Todas tienen sobrepeso».

Otra explicación mayoritariamente aceptada para la asociación entre la obesidad y la pobreza es que las mujeres más gordas se casan con hombres de clase social baja, de ahí que se encuentren en el último eslabón de la cadena; las mujeres más delgadas, en cambio, se casan con hombres de clase social alta. Una tercera razón es que los pobres no tienen tanto tiempo libre para hacer ejercicio como los ricos; no pueden pagarse la cuota de un gimnasio y viven en barrios sin parques ni aceras, por lo que sus hijos no tienen la oportunidad de hacer ejercicio ni de andar. Estas explicaciones pueden ser ciertas, pero ponen al límite nuestra imaginación, y cuanto más investigamos, más manifiesta nos resulta la contradicción.

Si consultamos lo que se ha publicado al respecto —algo que los expertos no han hecho en este caso—, encontraremos numerosas poblaciones con niveles de obesidad similares a los de Estados Unidos, Europa y otros lugares que en la actualidad no se encuentran, sin embargo, en una situación de prosperidad y que carecen de prácticamente todos los ingredientes del ambiente perjudicial que describía Brownell: ni hamburguesas con queso, ni refrescos, ni ventanillas a través de las que se nos atiende mientras esperamos tranquilamente en el coche, ni ordenadores o televisores (a veces, sin siquiera ningún libro aparte, tal vez, de la Biblia), y sin madres sobreprotectoras que impiden que sus hijos se sientan libres para salir a jugar.

En estas poblaciones, los ingresos no aumentaban; no había aparatos que ahorraran esfuerzos, la gente no dejaba su trabajo para dedicarse a otro físicamente menos exigente, ni tampoco había actividades de tiempo libre más pasivas. Es más, algunas de estas poblaciones eran más pobres de lo que siquiera podemos imaginarnos en la actualidad. La pobreza era extrema. Según la hipótesis de que la gordura es consecuencia de comer demasiado, estas son las poblaciones que deberían estar delgadas; sin embargo, no es así.

¿Recuerda el lector a Hilde Bruch, maravillada por todos esos niños obesos en mitad de la Gran Depresión? Bueno, este tipo de observaciones no son tan poco comunes como podríamos imaginar. Recordemos a una tribu nativa americana de Arizona conocida como los pimas. En la actualidad, los pimas probablemente tengan la incidencia de obesidad y diabetes más alta de Estados Unidos. Su difícil situación se toma a veces como ejemplo de lo que ocurre cuando una cultura tradicional entra en conflicto con el ambiente perjudicial de la América moderna. Al parecer, los pimas estaban acostumbrados a trabajar como diligentes campesinos y cazadores, y en la actualidad son asalariados sedentarios, como el resto de nosotros, que van en coche a los mismos restaurantes de comida rápida que frecuentamos los demás, que toman los mismos aperitivos, que ven los mismos programas de televisión y que aumentan de peso y contraen diabetes igual que el resto de nosotros, ni más ni menos. Según los National Institutes of Health [Institutos nacionales de la salud], «Cuando la típica dieta americana llegó a la reserva [Gila River de los pimas] después de la Segunda Guerra Mundial, la gente empezó a padecer un sobrepeso *mayor*». Las cursivas de la cita son mías, porque, ¿se da cuenta?, los pimas tenían un problema de sobrepeso mucho antes de que estallara la Segunda Guerra Mundial, incluso antes de que estallara la Primera Guerra Mundial, cuando no había en el ambiente nada que fuese especialmente perjudicial, al menos según nuestro criterio actual. Entre 1901 y 1905, dos antropólogos estudiaron de forma independiente a los pimas, y ambos comentaron lo gordos que estaban, en especial las mujeres.

El primero fue Frank Russell, un joven antropólogo de Harvard cuyo importante informe sobre los pimas fue publicado en 1908. Russell advirtió que muchos de los pimas más viejos «muestran un grado de obesidad que contrasta considerablemente con el indio "alto y musculoso" idealizado en las creencias populares». También hizo esta foto de una mujer pima a la que llamó «Louisa la gorda».

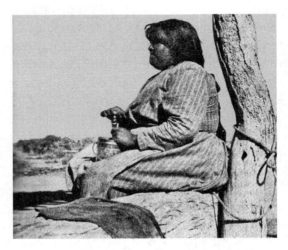

La pima obesa a la que Frank Russell llamó «Louisa la gorda» hace ya más de cien años seguramente no engordó por comer en restaurantes de comida rápida, ni tampoco por ver demasiado la televisión.

El segundo antropólogo que investigó a los pimas fue Aleš Hrdlička; al principio se preparó para ser médico y, posteriormente, trabajó como comisario de antropología física en la Smithsonian Institution. Hrdlička visitó a los pimas en 1902 y, de nuevo, en 1905, como parte de una serie de expediciones que llevó a cabo para estudiar la salud y el bienestar de las tribus nativas de la región. «Hay individuos especialmente bien nutridos, tanto hembras como varones, en todas las tribus y en todas las edades —escribió Hrdlička sobre los pimas y los cercanos utes del sur—, pero la auténtica obesidad se encuentra casi exclusivamente entre los indios de las reservas».

La importancia de esta observación radica en el hecho de que, en esa época, los pimas habían pasado de estar entre las tribus nativas americanas más ricas a estar entre las más pobres. Fuera cual fuera la razón por la que los pimas engordaron, no cabe duda de que nada tenía que ver ni con la prosperidad ni con el aumento de los ingresos; más bien parecía ser el caso contrario.

En la década de 1850, los pimas habían tenido un éxito extraordinario como cazadores y campesinos. La caza era abundante en la región, y los pimas, que tenían un buen dominio del arco y la flecha, atrapaban o mataban a la víctima sin problema. También comían pescado y almejas del río Gila, que pasaba por su territorio. Cultivaban maíz, judías, trigo, melones e higos en campos irrigados por las aguas del río Gila, y además criaban ganado y pollos.

En 1846, cuando un batallón del ejército estadounidense pasó por las tierras de los pimas, John Griffin, el cirujano del batallón, describió a este pueblo como gente «ágiles» y con «buena salud» y advirtió que también tenían «una gran abundancia de alimentos», almacenes llenos de comida.[2] Tanto que, tres años después, cuando empezó la fiebre del oro en California, el Gobierno estadounidense pidió a los pimas que les proporcionaran comida, y ellos alimentaron a las decenas de miles

2. Griffin no fue el único que comentó la buena salud y la delgadez de los pimas a mediados del siglo XIX. Las mujeres «tenían buena figura, los pechos grandes y los miembros delicadamente formados —escribió el jefe de policía de la frontera John Bartlett en el verano de 1852—; [los hombres] son, por lo general, delgados y lacios, con miembros muy pequeños y estrechos de pecho».

de viajeros que, en la década siguiente, pasaron por su territorio en dirección a California, en el Camino de Santa Fe.

Con la fiebre del oro californiana, el relativo paraíso de los pimas llegó a su fin y, con él, su opulencia. Los angloamericanos y los mexicanos comenzaron a establecerse en gran número en la región. Estos recién llegados —«algunos de los especímenes más infames que ha producido la raza blanca», escribió Russell— se ocuparon de la caza local prácticamente hasta extinguirla y desviaron las aguas del río Gila para regar sus propios campos a expensas de los de los pimas.

En la década de 1870, los pimas vivieron lo que llamaron los «años de la hambruna». «Lo curioso es que la hambruna, la desesperación y la disipación que resultó de ello no abrumó a la tribu», escribió Russell. Cuando Russell y Hrdlička se presentaron allí, en los primeros años del siglo XX, la tribu todavía cultivaba las cosechas que podía, pero en aquellos momentos ya dependía de los víveres que les proporcionaba el Gobierno para su sustento diario.

Entonces, ¿por qué estaban gordos? Se supone que los años de hambruna nos hacen perder peso, no ganarlo o quedarnos igual, como puede ser el caso. Y si los víveres del Gobierno eran simplemente excesivos y convertían así la hambruna en algo perteneciente al pasado, entonces, ¿por qué los pimas engordaron al ingerir las raciones abundantes que les proporcionaron y no lo hicieron cuando contaban con cantidades abundantes de alimentos antes del período de las hambrunas? Puede que la respuesta esté en el tipo de alimentos que estaban consumiendo, que más que una cuestión de cantidad se tratara de una cuestión de calidad. Esto es lo que Russell sugirió cuando escribió que «algunos artículos de su alimentación parecían estar especialmente elaborados con carne».

Hrdlička también pensó que, a juzgar por las condiciones precarias en las que vivían, los pimas deberían estar delgados, y por eso dijo: «Al parecer, el papel que desempeñó la alimentación en la propagación de la obesidad entre los indios fue indirecto». Esto le llevó a considerar que la causa era la falta de actividad física o, al menos, la relativa falta de actividad física. En otras palabras, los pimas probablemente eran más activos de lo que nosotros somos en la actualidad, teniendo en cuenta los rigores de la agricultura preindustrial, pero eran sedentarios en comparación con la vida que habían llevado en tiempos anteriores. Esto es lo que Hrdlička llamó «el cambio de su pasada vida activa a la situación actual marcada por la desidia». Pero luego no pudo explicar por qué eran especialmente las mujeres las que estaban gordas, aunque fueran ellas las que se ocupaban casi de todo el trabajo duro de los pueblos: recoger las cosechas, moler el grano e incluso transportar las pesadas cargas cuando los animales de carga no estaban disponibles. Hrdlička también estaba preocupado por otra de las tribus locales, los pueblos, que habían «tenido hábitos sedentarios desde tiempos inmemoriales», pero que, sin embargo, no estaban gordos.

La causa, por lo tanto, podía ser el tipo de alimentación. Los pimas ya estaban comiendo de todo «lo que se incluye en la dieta del hombre blanco», como dijo Hrdlička. Esta podría haber sido la clave. La dieta que seguían los pimas en 1900 tenía características muy similares a las dietas que muchos de nosotros estamos comiendo un siglo después, aunque no tanto en cantidad, sino en calidad.

La realidad es que, después de 1850, se habían abierto media docena de enclaves comerciales en la reserva de los pimas. En ellos, tal y como observó el antropólogo Henry Dobyns, los pimas compraban «azúcar, café y productos enlatados para reemplazar los comestibles tradicionales que se habían perdido desde que los blancos se establecieran en su territorio». Además, la gran cantidad de raciones que el Gobierno había distribuido en las reservas consistía, básicamente, en harina blanca, así como en una considerable cantidad de azúcar, al menos según los estándares de los pimas de hace un siglo. Estos fueron, con bastante probabilidad, los factores críticos, tal y como voy a defender a lo largo de este libro.

Si los pimas fueran el único ejemplo de población que, siendo muy pobre, se vio al mismo tiempo afectada por la obesidad, podríamos descartarlos como una excepción a la regla; podría tratarse de los únicos testigos presenciales cuyo testimonio está en desacuerdo con todos los demás. Pero, como ya he comentado, hubo numerosas poblaciones similares, numerosos testigos de la presencia de altos niveles de obesidad en poblaciones extremadamente pobres. Los pimas fueron los abanderados en una serie de testigos cuyo testimonio nunca llegó a oírse, y demostraron que es posible engordar cuando uno es pobre y trabajador incansable, incluso aunque esté malnutrido. Examinaremos, en primer lugar, lo que ellos tienen que decir y después seguiremos adelante.

Un cuarto de siglo después de que Russell y Hrdlička visitaran a los pimas, dos investigadores de la Universidad de Chicago estudiaron otra tribu nativa americana, los siux, que vivían al sur de Dakota, en la reserva Crow Creek. Estos siux habitaban en cabañas «que no se encontraban en condiciones» y en las que a menudo vivían de cuatro a ocho miembros de familia por estancia. Muchas no tenían instalación sanitaria ni agua corriente. El 40 % de los niños vivían en casas sin ningún tipo de baño. Quince familias, con treinta y dos niños, vivieron «esencialmente de pan y café». Aquello era pobreza más allá de lo que nos podemos imaginar en la actualidad.

Y, aun así, sus niveles de obesidad no eran muy diferentes de los de nuestra sociedad, en medio de nuestra epidemia: el 40 % de las mujeres adultas de la reserva, más de una cuarta parte de los hombres y el 10 % de los niños, según el informe de la Universidad de Chicago, «se calificarían, sin lugar a dudas, como gordos». Se podría argumentar que su vida en la reserva, que Hrdlička había caracterizado como «marcada por la desidia», estaba siendo la causa de su obesidad, pero los investigadores advirtieron otro hecho característico de los siux: una quinta parte de las mujeres adultas, una cuarta de los hombres y una cuarta parte de los niños eran «extremadamente delgados».

Las dietas de la reserva, muchas de las cuales, una vez más, procedían de las raciones que proporcionaba el Gobierno, carecían de las calorías necesarias, así como de las proteínas, las vitaminas y los minerales esenciales. Era difícil pasar por alto el impacto de estas deficiencias alimenticias: «Aunque no se hicieron cuentas, ni siquiera un observador ocasional podría haber dejado de advertir el gran predominio de dientes con caries, piernas arqueadas, ojos lastimados y ceguera entre estas familias».

Actualmente, las autoridades hablan de esta combinación de obesidad y malnutrición o desnutrición (falta de calorías suficientes) existente en una misma población como si fuera un fenómeno nuevo, pero no lo es. En nuestra sociedad, la malnutrición o desnutrición coexiste con la obesidad desde hace ochenta años. Esta es una observación importante, y volveremos a retomarla antes de terminar el libro.

Observemos varios ejemplos más:

1951: Nápoles, Italia

Ancel Keys, nutricionista de la Universidad de Minnesota, casi el único responsable de convencernos de que la grasa que comemos y el colesterol en la sangre son causas de enfermedades cardiacas, visita Nápoles para estudiar la dieta y la salud de los napolitanos. «No hay error alguno en el cuadro general —escribió posteriormente—: lo normal era tomar un poco de carne sin grasa una o dos veces a la semana; la mantequilla casi no se conocía; la leche nunca se bebía excepto con el café o para los niños; la *colazione* [el desayuno] en el trabajo, con frecuencia, se limitaba a media rebanada de pan cubierta de lechuga o espinacas cocinadas. La pasta se comía todos los días, normalmente también con pan (sin untarlo con nada) y un cuarto de las calorías las proporcionaban el aceite de oliva y el vino. No había pruebas de deficiencia nutricional pero las mujeres de la clase trabajadora estaban gordas».

Lo que Keys no dijo es que la mayoría de la gente de Nápoles y, en realidad, de todo el sur de Italia era terriblemente pobre en aquellos tiempos. Los napolitanos habían quedado devastados por la Segunda Guerra Mundial; tanto es así que durante los últimos años de la guerra era trágico ver las filas de madres y esposas que se prostituían con los soldados aliados para conseguir dinero con el que alimentar a sus familias. Una investigación parlamentaria posterior a la guerra señaló aquella zona como una nación tercermundista. No se podía conseguir mucha carne, de ahí que se consumiera poca, y la malnutrición era algo habitual. Solo a finales de la década de 1950, mucho después de la visita de Keys, los esfuerzos de la reconstrucción empezaron a mostrar algún progreso significativo.

Otro hecho que vale la pena destacar es lo mucho que tiene que ver la descripción de Keys de la dieta napolitana con la dieta mediterránea que tanto está dando que hablar en nuestros días, e incluso la abundante cantidad de aceite de oliva y vino tinto o las dietas de la abuela que Michael Pollan recomienda en su obra *En defensa de la comida*: «Tomar alimentos, no demasiados, sobre todo vegetales». Desde luego, aquella gente no estaba comiendo más de lo necesario. Una encuesta de 1951 clasificó Italia y Grecia como los países europeos que disponían de menos comida per cápita: dos mil cuatrocientas calorías diarias, comparadas con las tres mil ochocientas calorías per cápita de Estados Unidos en aquellos tiempos. Y, aun así, «las mujeres de la clase trabajadora estaban gordas». No las mujeres ricas, sino las que tenían que trabajar duro para ganarse la vida.

1954: Los pimas de nuevo

Unos investigadores de la Bureau of Indian Affairs [Departamento de asuntos indios] pesan y miden a los niños pimas e informan de que más de la mitad, tanto niños como niñas, son obesos a los once años. Condiciones de vida en la reserva del río Gila: «Pobreza generalizada».

1959: Charleston, Carolina del Sur

Entre los norteamericanos de origen africano, el 18 % de los hombres y el 30 % de las mujeres son obesos. Los ingresos en efectivo de los cabezas de familia van de los 9 a los 53 dólares a la semana, lo que en la actualidad equivaldría a entre unos 65 y 390 dólares a la semana.

1960: Durban, Sudáfrica

Entre los zulúes, el 40 % de las mujeres adultas son obesas. Las mujeres de cuarenta y tantos años pesan como media casi 80 kilos. Las mujeres, de media, pesan 10 kilos más que los hombres y son unos 10 centímetros más bajas, pero eso no significa que estén mejor alimentadas que ellos: la excesiva adiposidad que señalan los investigadores va acompañada con frecuencia de numerosos signos de malnutrición.

1961: Nauru, el océano Pacífico Sur

Un médico local describe de forma abierta la situación: «Según los criterios europeos, al pasar la pubertad, todo el mundo se vuelve terriblemente obeso».

1961-1963: Trinidad, Indias Occidentales

Un equipo de nutricionistas de Estados Unidos informa de que la malnutrición es un problema médico serio en la isla, pero también lo es la obesidad. Casi un tercio de las mujeres mayores de veinticinco años son obesas. La ingesta media de calorías entre estas mujeres se estima en menos de dos mil calorías al día: menos del mínimo que la Organización de las Naciones Unidas para la Alimentación y la Agricultura estima necesario para llevar una dieta saludable.

1963: Chile

La obesidad se describe como «el principal problema nutricional de los chilenos adultos». El 22 % del personal militar y el 32 % de los trabajadores administrativos son obesos. Entre los trabajadores de las fábricas, el 35 % de los varones y el 39 % de las mujeres son obesos. El caso de los empleados de las fábricas es el más interesante, porque sus trabajos probablemente exigen un esfuerzo físico considerable.

1964-1965: Johannesburgo, Sudáfrica

Unos investigadores del South African Institute for Medical Research estudian a los «pensionistas» bantúes urbanos mayores de sesenta años, «los más indigentes de los bantúes mayores», lo que quiere decir que son los miembros más pobres de una población extremadamente pobre. Las mujeres de esta población pesan una media de 75 kilos. El 30 % de ellas presenta un «sobrepeso extremo». Se informa de que el peso medio de las mujeres blancas pobres» es de unos 75 kilos.

1965: Carolina del Norte

El 29 % de los adultos cherokees de la reserva Qualla son obesos.

1969: Ghana

El 25 % de las mujeres y el 7 % de los hombres que asisten a clínicas médicas para pacientes ambulatorios en Accra son obesos, incluida la mitad de las mujeres de cuarenta y tantos años. «Se puede llegar a la razonable conclusión de que la obesidad aguda es común en las mujeres de entre treinta y sesenta años —escribe un profesor asociado a la universidad Ghana Medical School— [y es] sabido que muchas mujeres que trabajan en los mercadillos callejeros de los pueblos costeros del África Occidental están gordas».

1970: Lagos, Nigeria

El 5 % de los hombres son obesos, igual que casi el 30 % de las mujeres. El 40 % de las mujeres con edades comprendidas entre los cincuenta y cinco y los sesenta y cinco años, son muy obesas.

1971: Rarotonga, Pacífico Sur

El 40 % de las mujeres adultas son obesas; el 25 % son «extremadamente obesas».

1974: Kingston, Jamaica

Rolf Richards, un médico formado en el Reino Unido que se ocupaba de una clínica especializada en diabetes en la Universidad de West Indies, informa de que el 10 % de los hombres adultos de Kingston y dos tercios de las mujeres son obesos.

1974: Chile (de nuevo)

Un nutricionista de la Universidad Católica de Santiago lleva a cabo un informe sobre un estudio de tres mil trescientos trabajadores de una fábrica, la mayoría de los cuales se ocupan de labores pesadas. «Solo» el 11 % de los hombres y el 9 % de las mujeres se muestran «extremadamente desnutridos»; «solo» el 14 % de los hombres y el 15 % de las mujeres presentan un «sobrepeso extremo». De los de cuarenta y cinco años o más, casi el 40 % de los hombres y el 50 % de las mujeres son obesos. También informa de los estudios que se realizaron en Chile a partir de la década de 1960 y advierte que «la incidencia [de obesidad] más baja se da entre los trabajadores agrícolas. Los empleados de oficina presentan la mayor tasa de obesidad, pero también es común entre los habitantes de los barrios pobres».

1978: Oklahoma

Kelly West, la principal epidemióloga especializada en diabetes de aquella época, informa acerca de las tribus nativas americanas locales y dice que «los hombres son muy gordos y las mujeres lo son todavía más».

1981–1983: Starr County, Texas

En la frontera mexicana, a más de doscientos kilómetros al sur de San Antonio, William Mueller y unos compañeros de trabajo de la Universidad de Texas pesan y miden a más de mil cien residentes locales americano-mexicanos. El 40 % de los hombres de treinta y tantos años son obesos, aunque la mayoría de ellos están «empleados en labores de agricultura y/o trabajan en los campos petrolíferos del país». Más de la mitad de las mujeres de cincuenta y tantos años son obesas. En cuanto a las condiciones de vida, Mueller las describe posteriormente como «muy simples [...]. Había un restaurante [en todo Starr County], un restaurante mexicano, y no había nada más».

Entonces, ¿por qué estaban gordos? Lo que hace que el argumento del sobrepeso, el argumento de las calorías ingeridas/calorías gastadas, sea tan conveniente —sospechosamente tanto— es que siempre proporciona una respuesta a esa pregunta. Supongamos que la población era tan pobre y estaba tan desnutrida que incluso el más incondicional de los partidarios de la teoría de que comer con desmesura es la causa de la obesidad debía aceptar que no disponían de demasiada comida como para engordar —por ejemplo, los pimas a principios del siglo XX o en la década de 1950, los siux en la de 1920, y los trinitenses o los habitantes de los barrios pobres de Chile en las décadas de 1960 y 1970—; en ese caso, siempre se podría afirmar que esa población había sido sedentaria, o lo había sido demasiado. Si, por el contrario, resultaba obvio que eran físicamente activos —las mujeres pimas, los trabajadores chilenos de las fábricas o los jornaleros mexicano-americanos y los trabajadores de los campos petrolíferos—, entonces la explicación era que comían demasiado.

Los mismos argumentos se pueden emplear, y se emplean, para casos individuales. Si estamos gordos y podemos demostrar que comemos con moderación —no comemos más que nuestros amigos o hermanos delgados—, los expertos darán por sentado que somos físicamente poco activos. Si, en cambio, llevamos a nuestras espaldas un exceso de grasa, pero está claro que hacemos bastante ejercicio, los expertos concluirán con la misma confianza que comemos más de lo necesario. Si no somos unos comilones, entonces sin duda somos perezosos. Si nuestro pecado no es la pereza, entonces lo es la gula.

Y estas afirmaciones se pueden hacer (y con frecuencia se hacen) sin conocer ningún otro hecho pertinente con respecto a las poblaciones o a las personas en cuestión. En efecto, a menudo se sacan estas conclusiones con pocas ganas y menos interés por saber más.

A principios de la década de 1970, los nutricionistas y los médicos dedicados a la investigación presentaban explicaciones de los elevados niveles de obesidad que se observaban en estas poblaciones pobres, y en ocasiones lo hacían con una mente abierta en lo que se refería a la causa del problema. Eran prudentes (como deberíamos serlo nosotros) y reacios (como deberíamos serlo nosotros) a la hora de asegurar que sabían la respuesta.

En aquellos tiempos, la obesidad todavía se consideraba

más un problema de «falta de nutrición» que uno de «exceso de nutrición», como ocurre en la actualidad. Por ejemplo, en 1971, una encuesta que se hizo en Checoslovaquia reveló que casi el 10% de los hombres y un tercio de las mujeres eran obesos. Cuando estos datos se reflejaron en las actas de una conferencia de hace unos años, el investigador que se ocupó de analizarlos comenzó con esta afirmación: «Incluso una breve visita a Checoslovaquia revelaría que la obesidad es extremadamente común y que, igual que en otros países industriales, se trata probablemente de la forma de malnutrición más extendida».

Referirse a la obesidad como una «forma de malnutrición» no implica la intervención de juicios morales, ni de sistemas de creencias, ni tampoco de veladas insinuaciones de gula y de pereza: simplemente nos dice que hay algún fallo en la provisión de alimentos y probablemente nos corresponde a nosotros averiguar cuál es.

En 1974, Rolf Richards, el especialista en diabetes británico que obtuvo la nacionalidad jamaicana, hablaba sobre las pruebas y el dilema de la obesidad y la pobreza sin ninguna idea preconcebida: «Es difícil explicar la elevada presencia de la obesidad en sociedades con pocos medios económicos [muy pobres] como la de las Indias Occidentales, cuando se comparan con el nivel de vida que se disfruta en los países más desarrollados. La malnutrición y la subnutrición son trastornos comunes en los dos primeros años de vida en estas zonas, y el diagnóstico de casi el 25 % de todas las admisiones en las salas de pediatría de Jamaica. La subnutrición continúa en la más tierna infancia hasta los primeros años de la adolescencia. La obesidad empieza a manifestarse en la población femenina a partir de los veinticinco años de vida y alcanza enormes proporciones de los treinta en delante».

Cuando Richards habla de «subnutrición» se refiere a que no había suficiente comida. Desde el nacimiento hasta los primeros años de la adolescencia, los niños de las Indias Occidentales eran excepcionalmente delgados y padecían un retraso en el crecimiento. Necesitaban más comida, no solo más comida nutritiva. Entonces se manifestó la obesidad, en especial entre las mujeres, y se disparó entre estos individuos cuando alcanzaron la madurez. Esta es la combinación que vimos entre los siux en 1928 y, posteriormente, en Chile: malnutrición y/o desnutrición o subnutrición que coexistían con la obesidad en la misma población, a menudo incluso en las mismas familias.

Nos encontramos aquí ante la misma situación que he explicado recientemente, pero ahora inmersa en el paradigma de que comer más de lo necesario es la causa de la obesidad. Estas palabras proceden de un artículo de la *New England Journal of Medicine* de 2005, «A Nutrition Paradox-Underweight and Obesity in Developing Countries» [«Paradoja» de la nutrición: desnutrición-«obesidad» en los países en vías de desarrollo], escrito por Benjamin Caballero, director del Center for Human Nutrition de la Universidad Johns Hopkins. Caballero describe su visita a una clínica de los barrios pobres de São Paulo, Brasil. La sala de espera, escribe, estaba «llena de madres con niños pequeños delgados, raquíticos, que mostraban los típicos signos de la desnutrición crónica. Su apariencia, lamentablemente, sorprendería a pocos de los que visitan las zonas urbanas pobres del mundo en vías de desarrollo. Lo que tal vez sí resultaría sorprendente es que muchas de las propias madres que llevaban a aquellos pequeños desnutridos se veían afectadas por el sobrepeso».

Caballero describe luego la dificultad que, a su entender, presenta este fenómeno: «La coexistencia de la falta de peso y el sobrepeso *supone un desafío para los programas de salud pública,* puesto que los objetivos de los programas para reducir la desnutrición se encuentran, obviamente, en conflicto con los que pretenden prevenir la obesidad». Dicho de otro modo, si queremos prevenir la obesidad, tenemos que conseguir que la gente coma menos, pero si queremos prevenir la desnutrición, tenemos que poner más comida a disposición de los afectados. ¿Qué debemos hacer?

Las cursivas en la cita de Caballero son mías, no suyas. Tal como sugirió Caballero, la coexistencia de niños delgados y raquíticos, que muestran los típicos signos típicos de desnutrición crónica, con madres que presentan sobrepeso no supone ningún reto para los programas de salud pública; supone un reto para nuestras creencias: nuestro paradigma.

Si creemos que esas madres tenían sobrepeso porque comían demasiado y sabemos que los niños estaban delgados y raquíticos porque no ingerían suficiente comida, estamos dando por suspuesto que las madres consumían calorías superfluas que podrían haber reservado para que sus hijos crecieran con vigor. En otras palabras, esas madres estaban dispuestas a privar a sus hijos de alimentos para poder comer ellas más de lo necesario. Esto va en contra de todo lo que sabemos del comportamiento materno.

Entonces, ¿qué hacemos? ¿Echamos por tierra todo lo que pensamos acerca del comportamiento materno para mantener intactas nuestras creencias acerca de la obesidad y el exceso de comida? ¿O nos cuestionamos nuestras creencias acerca de la causa de la obesidad y dejamos intactas nuestras creencias con respecto a los sacrificios que las madres harían por sus hijos?

De nuevo, la coexistencia de la falta de peso y el sobrepeso en una misma población e incluso en una misma familia no plantea ningún desafío a los programas de salud pública, pero sí a nuestras creencias sobre la causa de la obesidad y el sobrepeso. Y, tal y como veremos en los siguientes capítulos, no debería ser lo único que nos lo planteara.

2

LOS EFÍMEROS BENEFICIOS
DE COMER MENOS DE LO NECESARIO

A principios de la década de 1990, el National Institutes of Health se propuso investigar algunos temas críticos de la salud femenina. El resultado fue la Women's Health Initiative (WHI) [Iniciativa para la Salud de la Mujer], una serie de estudios que costaron cerca de mil millones de dólares. Entre las preguntas que los investigadores esperaban responder estaba la cuestión de si las dietas bajas en grasa realmente previenen las enfermedades cardiacas o el cáncer, al menos en las mujeres. Así que convocaron a casi cincuenta mil mujeres para hacer una prueba, eligieron a veinte mil al azar y les enseñaron a comer de acuerdo con una dieta baja en grasa, con mucha fruta, verdura y fibra. A estas mujeres se les brindó apoyo psicológico regularmente con el fin de motivarlas para que cumplieran con la dieta.

Uno de los efectos de este apoyo psicológico, o quizá de la dieta en sí misma, es que, consciente o inconscientemente, las mujeres también decidieron comer menos. Según los investigadores de la WHI, de media, esas mujeres consumían 360 calorías al día menos de lo que solían tomar antes de empezar la dieta. Si creemos que la causa de la obesidad es comer más de lo necesario, podríamos decir que esas mujeres estaban «comiendo menos de lo necesario», concretamente 360 calorías diarias menos. Estaban comiendo casi un 20 % menos de calorías de lo que las agencias de salud pública recomiendan para las mujeres.

¿Los resultados? Después de ocho años comiendo menos, esas mujeres perdieron una media de un kilo cada una. Y la media del perímetro de su cintura —una medida de la grasa abdominal— aumentó. Esto indica que todos los kilos que perdieron, si es que perdieron alguno, no eran de grasa, sino de tejido magro, de músculo.[1]

¿Cómo es esa posible? Si nuestro peso está determinado por la diferencia entre las calorías que ingerimos y las que gastamos, esas mujeres deberían haber adelgazado de forma considerable. Aproximadamente, 450 gramos de grasa contienen un valor energético de 3.500 calorías. Si esas mujeres estuvieron comiendo 360 calorías menos cada día, deberían haber perdido más de 1 kilo de grasa (el valor de 700 calorías) en las primeras tres semanas y más de 16 kilos en el primer año.[2] Y lo cierto es que tenían bastante grasa que perder. Casi la mitad empezaron el estudio siendo obesas; la gran mayoría como mínimo sufría de sobrepeso.

Por supuesto, existe la posibilidad de que los investigadores fracasaran rotundamente al evaluar lo que comían esas mujeres. Es posible que esas mujeres engañaran a los investigadores y también a sí mismas. Tal vez no ingirieron 360 calorías menos al día. Tal y como sugirió Michael Pollan en *The New York Times*: «No tengo ni idea de lo que aquellas mujeres estuvieron

1. Este no fue el único resultado decepcionante del estudio. Los investigadores de la WHI también informaron de que la dieta baja en grasas no logró prevenir las enfermedades cardiacas, el cáncer ni nada por el estilo.

2. Este cálculo es demasiado simple para demostrar algo. Si es correcta la observación de que los sujetos que pierden peso en estudios de dietas gastan menos energía cuando se someten a esos estudios, la cantidad de peso perdido esperado con este déficit energético debería ser menor: aproximadamente siete kilos cada tres semanas y unos cien kilos en un año. Esta corrección se la debo a Kevin Hall, un biofísico del NIH, que señala que los números corregidos «¡todavía están a años luz del valor observado!».

comiendo realmente, porque, como hace la mayoría de la gente cuando le preguntan por su dieta, mintieron al respecto».

Otra posibilidad es que esta reducción de calorías, este ejercicio de muchos años comiendo poco, sencillamente, no ofreciera los resultados que se esperaban.

De todas las razones para poner en duda que la causa de la obesidad es comer más de la cuenta, la más obvia ha sido siempre el hecho de que comer menos de lo necesario no es ningún remedio contra el sobrepeso.

De acuerdo: si acaba usted en una isla desierta y no come durante meses, se va a quedar en los huesos, independientemente de que haya llegado allí gordo o delgado. Aunque no pase demasiada hambre, su grasa desaparecerá, igual que buena parte de su musculatura. Pero pruebe la misma receta en el mundo real, trate de mantenerla de manera indefinida —trate de mantener el peso perdido— y verá, en efecto, que raramente funcionará.

Esto no debería sorprendernos. Como he explicado antes, con la ayuda de la sabiduría y la experiencia de Hilde Bruch, la mayoría de las personas con sobrepeso pierden mucho tiempo de su vida tratando de comer menos. Si esta vía no funciona cuando uno está motivado por las muchas consecuencias negativas que acarrea la obesidad —ostracismo social, discapacidad física, aumento del índice de enfermedades—, ¿cómo vamos a esperar que funcione únicamente porque una figura de autoridad con bata blanca insista en que intentemos comer menos? La persona gorda que nunca ha intentado comer menos es una *rara avis*. Tal y como Bruch señaló, si seguimos estando gordos, tenemos una buena razón para dar por supuesto que comer menos de lo necesario no nos ha curado de esta particular aflicción, aunque a corto plazo nos haya ayudado a combatir el síntoma más evidente: la adiposidad excesiva.

La primera vez que se publicó un estudio sobre la eficacia de comer menos como tratamiento para la obesidad —el psicólogo Albert Stunkard y su compañero de trabajo Mavis McLaren-Hume, en 1959— se concluyó precisamente eso. Desde entonces, no ha cambiado gran cosa. Stunkard afirmó que su estudio estaba motivado por lo que él llamó la «paradoja» entre su propio fracaso a la hora de tratar de forma satisfactoria a los pacientes obesos de su clínica del New York Hospital restringiéndoles lo que comían y «la aceptación generalizada de que dicho tratamiento era fácil y efectivo».

Stunkard y McLaren-Hume revisaron la bibliografía médica y lograron encontrar ocho artículos en los que los médicos informaban de los niveles de éxito que habían alcanzado al tratar a pacientes obesos y con sobrepeso en sus clínicas. Los resultados, dijo Stunkard, eran «increíblemente similares e increíblemente pobres». La mayoría de estas clínicas recomendaban dietas que permitían ingerir 800 o 1.000 calorías al día —tal vez la mitad de lo que las mujeres de la WHI dijeron que estaban comiendo— y, aun así, solo uno de cuatro pacientes llegó a perder hasta 9 kilos; solo uno de veinte pacientes consiguió perder hasta 18 kilos. Stunkard también se basó en su propia experiencia y recomendó «dietas equilibradas» de 800 a 1.500 diarias a 100 pacientes obesos de su propia clínica: solo doce perdieron hasta 9 kilos y únicamente uno perdió 18 kilos. «Dos años después del final del tratamiento —escribió Stunkard— solo dos de los pacientes habían conseguido no recuperar el peso perdido».[3]

3. Aunque, por lo general, el análisis de Stunkard ha sido considerado una denuncia de todos los métodos de tratamiento alimenticio de la obesidad, los estudios que él revisaba solo incluían dietas restringidas en calorías.

Las valoraciones más recientes se benefician del uso de los ordenadores y elaboran análisis estadísticos, pero los resultados, como Stunkard diría, son todavía increíblemente similares e increíblemente pobres. Según un estudio llevado a cabo en 2007 por la Universidad Tufts, recomendar dietas bajas en calorías a pacientes obesos y con sobrepeso lleva, como mucho, a «una ligera pérdida de peso» que es «transitoria», es decir, temporal. Por lo general, en los primeros seis meses se pierden alrededor de unos cuatro o cinco kilos, y, al cabo de un año, el paciente ya ha recuperado mucho de lo que había perdido.

El estudio de la Tufts era un análisis de todos los ensayos de dietas relevantes de las publicaciones médicas desde 1980. El ensayo de estas características más importante que nunca se ha hecho nos proporciona la misma respuesta.[4] Los investigadores procedían de Harvard y el Pennington Biomedical Research Center (Baton Rouge, Louisiana), el instituto académico de investigación sobre la obesidad con más influencia de Estados Unidos. Juntos reunieron a más de ochocientos sujetos obesos y con sobrepeso, y después les asignaron de forma aleatoria la ingestión de una de cuatro dietas. Estas dietas diferían ligeramente en cuanto a la composición de sus nutrientes (proporciones de proteínas, grasas e hidratos de carbono), pero en todas y cada una de ellas los sujetos tomarían a diario 750 calorías menos de las necesarias, una cantidad considerable. A estos sujetos también se les proporcionó «un intenso apoyo psicológico del comportamiento» para que continuaran manteniendo sus dietas, el tipo de ayuda profesional que pocos de nosotros conseguimos cuando tratamos de perder peso. Incluso se les entregaban planes de alimentación cada dos semanas para ayudarlos

---

4. No cuento la prueba de la dieta baja en grasa de la WHI, porque no estaba orientada a la pérdida de peso, sino a prevenir las enfermedades cardiacas y el cáncer.

en la difícil y rutinaria tarea de preparar platos sabrosos que, al mismo tiempo, fuesen también bajos en calorías.

Los sujetos empezaron el estudio con un sobrepeso medio de 22 kilos y, como media, perdieron solo 4 kilos. Además, de nuevo, tal y como el estudio de Tufts habría predicho, la mayor parte de los 4 kilos se perdieron en los primeros seis meses y, un año después, la mayoría de los participantes ya había empezado a aumentar peso. No es extraño que la obesidad se combata con éxito en tan pocas ocasiones. Comer menos —es decir, comer menos de lo necesario—, sencillamente, solo funciona durante unos cuantos meses, si es que llega a funcionar.

Esta realidad, no obstante, no ha impedido que las autoridades recomienden esta vía; como consecuencia de ello, cuando leemos estas recomendaciones, experimentamos lo que los psicólogos llaman «disonancia cognitiva», la tensión que resulta de intentar mantener dos creencias incompatibles al mismo tiempo.

Cojamos, por ejemplo, el *Handbook of Obesity,* un libro de texto de 1998 editado por tres de las autoridades más destacadas en este campo: George Bray, Claude Bouchard, y W. P. T. James. «La terapia de la dieta sigue siendo el principio básico del tratamiento y la reducción del consumo de energía continúa siendo la base de los programas de reducción de peso exitosos», dice el libro. Pero, unos cuantos párrafos después, puede leerse que se sabe que los resultados de esta dieta restringida con una reducción de la energía «son escasos y poco duraderos». Entonces, ¿por qué el principio básico del tratamiento es una terapia tan ineficaz? El *Handbook of Obesity* no lo dice.

La última edición (2005) de *Joslin's Diabetes Mellitus,* un libro de texto especialmente respetado por los médicos y los investigadores, es un ejemplo más reciente de esta discordancia cognitiva. El capítulo sobre la obesidad lo escribió Jeffrey Flier, un investigador de la obesidad que ahora es decano de la Harvard Medical School, y su esposa y colega, Terry Maratos-Flier. Los Flier también describen la «reducción del consumo de calorías» como «el principio básico de cualquier terapia para la obesidad», pero a continuación enumeran todos los aspectos en los que este principio básico fracasa. Después de haber examinado enfoques que van desde reducciones de calorías muy sutiles (ingerir 100 calorías menos al día con la esperanza de perder medio kilo cada cinco semanas) hasta dietas muy bajas en calorías (de 200 a 600 calorías) e incluso la total inanición, pasando por dietas hipocalóricas de entre 800 y 1.000 calorías diarias, concluyen que «ninguno de estos enfoques ha demostrado ventaja alguna». Por desgracia.

Hasta la década de 1970, las dietas bajas en calorías aparecían en la bibliografía médica como dietas de «inanición parcial». Después de todo, lo que se espera de estas dietas es que comamos la mitad o incluso menos de lo que normalmente nos apetecería comer. Pero no pueden pretender que casi nos muramos de hambre durante varios meses, y no digamos ya de forma indefinida, que es lo que este tipo de dietas exigen de modo implícito si pretendemos mantener el peso que hayamos conseguido alcanzar. Las dietas bajas en calorías son conocidas como «rápidas» porque apenas permiten ingerir comida alguna. De nuevo, es difícil imaginarse a nadie ayunando durante más de unas cuantas semanas, quizás un mes o dos como mucho, y, desde luego, no podemos mantener ese ritmo indefinidamente una vez que nos hemos desprendido del exceso de grasa.

Los dos investigadores que han tenido la mejor trayectoria a la hora de tratar la obesidad en el ámbito académico fueron

George Blackburn y Bruce Bistrian, de la Harvard Medical School. En la década de 1970, empezaron a tratar a pacientes obesos con una dieta de 600 calorías al día solo a base de carne magra, pescado y aves. Trataron a miles de pacientes, dijo Bistrian. La mitad de ellos perdieron más de 18 kilos. «Esta es una forma extraordinariamente efectiva y sana de perder grandes cantidades de peso», aseguró Bistrian. Pero después, Bistrian y Blackburn perdieron la confianza en la terapia, porque no sabían qué dieta recomendarles a sus pacientes una vez ya habían perdido el peso deseado. No podían esperar que vivieran con 600 calorías diarias durante el resto de sus vidas, y si volvían a comer de forma normal, sin duda recuperarían el peso anterior. La única alternativa aceptable desde el punto de vista médico, dijo Bistrian, era recetar a los pacientes medicamentos para quitarles el apetito, pero ninguno se mostró dispuesto a tomarlos.

Por eso, aunque perdamos la mayor parte de nuestro exceso de grasa con una de esas dietas, después tendremos que enfrentarnos con el problema «¿y ahora qué?». ¿Si perdemos peso ingiriendo solo 600 calorías al día, o incluso 1.200, acaso debe sorprendernos que volvamos a engordar cuando ingiramos 2.000 calorías diarias de nuevo? Esta es la razón por la que los expertos defienden que una dieta tiene que ser algo que podamos hacer durante toda la vida: un programa para un estilo de vida. Pero ¿cómo conseguir ayunar durante un periodo de tiempo que no sea corto? Como me dijo Bistrian, cuando lo entrevisté hace unos cuantos años, haciéndose eco de las palabras que Bruch había pronunciado medio siglo antes, comer menos de lo necesario no es un tratamiento ni un remedio para la obesidad; es una forma de reducir temporalmente el síntoma más obvio. Así pues, si comer menos de lo necesario no es ni un tratamiento ni un remedio, comer más de lo necesario no es ninguna causa.

3

LOS EFÍMEROS BENEFICIOS DE HACER EJERCICIO

Imaginemos que nos invitan a una cena de celebración. El talento del chef es bien conocido y la invitación asegura que esta cena especial va a ser una fiesta de proporciones monumentales. Nos recomiendan que «vayamos con hambre». ¿Cómo lo haremos?

Quizás intentaremos comer menos a lo largo del día, tal vez incluso nos saltaremos el almuerzo, o también el desayuno. Puede que vayamos al gimnasio para entrenarnos especialmente a fondo o que hagamos un poco de *footing* o que nademos durante más tiempo de lo habitual para que se nos abra bien el apetito. Incluso puede que, en lugar de coger el coche, vayamos andando a la cena.

Pero recapitulemos un momento. Las instrucciones que se nos dan cuando queremos perder peso —comer menos (disminuir la cantidad de calorías que ingerimos) y hacer más ejercicio (aumentar la cantidad de calorías que gastamos)— son las mismas que deberíamos seguir si quisiéramos tener más apetito, acabar comiendo más. De pronto la existencia de una epidemia de obesidad que coincide con medio siglo de consejos que nos recomiendan comer menos y hacer más ejercicio ya no nos parece tan paradójica.[1]

---

1. Chris Williams, que escribe un blog bajo el nombre de Asclepius, tenía esta percepción.

Hemos visto los problemas que acarrea comer menos para conseguir perder peso. Examinemos ahora la otra cara de la moneda de la equiparación calorías ingeridas/calorías gastadas. ¿Qué ocurre cuando aumentamos el gasto de energía incrementando el nivel de nuestra actividad física?

En la actualidad, una creencia muy extendida es que la actitud sedentaria es tan culpable de nuestros problemas de peso como la cantidad de alimentos que ingerimos. Y, puesto que la posibilidad de que padezcamos alguna enfermedad cardiaca, diabetes o cáncer es mayor cuanto más engordamos, la supuestamente naturaleza sedentaria de nuestras vidas se considera un factor que también favorece la aparición de estas enfermedades. Hoy en día, hacer ejercicio con regularidad se considera un medio de prevención esencial para todas las enfermedades crónicas de nuestro tiempo (con la excepción, por supuesto, de las afecciones de las articulaciones y los músculos cuyas causas se deben al exceso de ejercicio).

Teniendo en cuenta la omnipresencia del mensaje, el control que ejerce en nuestras vidas y la elegante simplicidad de la idea —quemar calorías, perder peso, prevenir enfermedades—, ¿no sería bonito que fuese cierto? Como cultura, sin duda alguna creemos que lo es. La fe en el beneficio saludable de la actividad física está ahora tan profundamente arraigada en nuestra consciencia que, a menudo, se considera el único hecho de la controvertida ciencia de la salud y el estilo de vida saludable que no hay que poner en duda.

Lo cierto es que hay excelentes razones para hacer ejercicio con regularidad. Podemos aumentar nuestra resistencia y nuestra forma física al hacerlo; puede que, como dicen los expertos, reduzcamos el riesgo de padecer enfermedades cardiacas o diabetes y que, por lo tanto, acabemos viviendo más tiempo. (Aunque esto todavía se tiene que comprobar de forma rigurosa.) Sencillamente, hacer ejercicio puede ayudarnos a sentirnos mejor con nosotros mismos, y no cabe duda de que muchas de las personas que practican ejercicio con regularidad, como yo mismo, se aficionan realmente a esa actividad. Pero la cuestión que yo quiero examinar aquí no es si el ejercicio es agradable o bueno para nosotros (con independencia de lo que esto signifique) o si es un complemento necesario para un estilo de vida saludable, tal y como las autoridades no se cansan de repetirnos, sino si nos va a ayudar a mantener nuestro peso, en caso de que estemos delgados, o a perderlo, si no lo estamos.

La respuesta parece ser que no.

Echemos un vistazo a las pruebas. Quiero empezar por la observación que he hecho en el primer capítulo: la obesidad está asociada a la pobreza. En Estados Unidos, Europa y otras naciones desarrolladas, las personas más pobres son tan gordas que ya no pueden serlo más. También es verdad que cuanto más pobres somos, más probable es que tengamos que ocuparnos de tareas físicamente agotadoras, que debamos ganarnos la vida con el cuerpo más que con el cerebro.

Son los pobres y los desfavorecidos los que se encargan de hacer los peores trabajos en los países desarrollados, los que sudan para ganarse el pan, y no lo digo solo en sentido figurado. Probablemente no serán socios de ningún gimnasio, ni pasarán su tiempo libre (si es que lo tienen) entrenando para la siguiente maratón, pero tienen muchas más probabilidades que los más ricos de acabar trabajando en el campo, en alguna fábrica, como empleados domésticos y jardineros, en las minas y en la construcción. Cuanto más pobres somos, más probabilidades hay de que seamos gordos: esta es una muy buena razón para dudar de la afirmación de que la cantidad de energía que gastamos para sobrevivir a diario tiene alguna relación con el hecho de engordar. Si, como he expuesto antes, los trabajadores de las fábricas, como los operarios de las plantas petrolíferas, pueden ser obesos, es difícil imaginar que el gasto diario de energía suponga una diferencia tan grande.

Otra buena razón para dudar de la afirmación es, de nuevo, la epidemia de la obesidad en sí misma. Hemos ido engordando a un ritmo constante durante las últimas décadas, y esto, tal y como aseguran muchas autoridades —la Organización Mundial de la Salud, entre ellas—, podría indicar que nos hemos ido convirtiendo en seres cada vez más sedentarios. Pero las pruebas indican lo contrario, sobre todo en Estados Unidos, donde la epidemia de obesidad ha coincidido con lo que podríamos llamar una epidemia de ocio centrado en la actividad física, de gimnasios y de innovadores medios para gastar energía (patines en línea, bicicleta de montaña, máquinas de *step* y elípticas, *spinning* y aeróbic, clases de artes marciales brasileñas... La lista es interminable); y todo eso fue inventado o rediseñado prácticamente desde los inicios de la epidemia de obesidad.[2]

Antes de la década de 1970, los americanos no creían en la necesidad de pasarse el tiempo libre sudando; si podían, lo evitaban. A mediados de esa década, como señalaron William Bennett y Joel Gurin en el libro sobre la obesidad que publicaron en 1982, *El Dilema de Dieter*, «todavía resultaba un poco

---

2. Hay muchas formas de cuantificar esta epidemia de actividad física. Los ingresos de la industria de los gimnasios y centros de *fitness*, por ejemplo, pasaron de una estimación de 200 millones de dólares en 1972 a 16.000 millones en 2005, un aumento multiplicado por diecisiete cuando se ajustó debido a la inflación. El primer año en que la maratón de Boston tuvo más de 300 participantes fue 1964; en 2009, corrieron más de 26.000 hombres y mujeres. La primera maratón de Nueva York se celebró en 1970, con 137 participantes; en 1980, había 16.000 corredores oficiales; y, en 2008, 39.000, aunque se apuntaron casi 60.000. Según la página web MarathonGuide.com, en 2009 había previstas casi 400 maratones en Estados Unidos, sin mencionar las innumerables medias maratones, más de 50 carreras (de 160 kilómetros) y más de 160 carreras de otro tipo (hasta casi 500 kilómetros).

extraño ver a la gente bajar corriendo por una calle de la ciudad con una especie de ropa interior colorida». Pero ese ya no es el caso. En efecto, *The New York Times* informó en 1977 de que Estados Unidos estaba entonces en medio de una «explosión de ejercicio», y esto ocurría solo porque la creencia extendida de la década de 1960 de que el ejercicio era «malo» se había transformado en la «nueva opinión general de que el ejercicio agotador es bueno». En 1980, *The Washington Post* informó de que cien millones de americanos se habían convertido en miembros activos de la «nueva revolución de la buena forma física» y que, solo una década antes, a muchos de ellos «se los habría ridiculizado tildándolos de "fanáticos de la salud"». «Lo que estamos viendo —decía el *Post*— es uno de los acontecimientos sociológicos más importantes de finales del siglo xx».

Pero si el comportamiento sedentario nos hace engordar y la actividad física evita que subamos de peso, ¿no deberían la «explosión de ejercicio» y la «nueva revolución de la buena forma física» haber creado una epidemia de delgadez en lugar de coincidir con una epidemia de obesidad?

Y el caso es que existen muy pocas pruebas que apoyen la creencia de que el número de calorías que gastamos tiene algún efecto en nuestro peso. En agosto de 2007, la American Heart Association (AHA) y el American College of Sports Medicine (ACSM) trataron estas evidencias de forma especialmente concluyente y publicaron unas directrices comunes sobre la actividad física y la salud. Los diez autores expertos incluyeron a muchos de los principales defensores del papel fundamental que desempeña el ejercicio en el estilo de vida saludable. Dicho de otro modo: se trataba de personas que realmente querían que hiciéramos ejercicio y que podían tener la tentación de reunir las pruebas necesarias a favor de que lo hiciéramos. Según dijeron, hacer treinta minutos de una actividad física moderadamente vigorosa, cinco días a la semana, era necesario para «mantener y favorecer la salud».

Pero cuando se llegó a la pregunta de cómo influye el hacer ejercicio en el hecho de engordar o mantenerse delgado, los expertos solo pudieron decir: «Es razonable pensar que las personas que a diario gastan una cantidad de energía relativamente alta son menos propensas a ganar peso con el tiempo, si se comparan con las que gastan una escasa cantidad de energía. Hasta el momento, los datos que apoyan esta hipótesis no resultan especialmente convincentes».

Las directrices de la AHA y el ACSM supusieron un punto de partida de las recientes pautas de otras organizaciones autorizadas —el U.S. Departament of Agriculture (USDA), la International Association for the Study of Obesity y la International Obesity Taskforce—, todas las cuales recomendaban que deberíamos dedicar una hora al día a hacer ejercicio. Pero la razón por la que estas otras organizaciones defienden la necesidad de hacer más ejercicio nada tiene que ver con la pérdida de grasa, algo que, según admiten de forma tácita, no se puede conseguir solo con el ejercicio; este más bien nos ayuda a no engordar más.

La lógica que hay tras la recomendación de hacer una hora de ejercicio se basa, precisamente, en la escasez de pruebas que apoyen la idea de que hacer menos ejercicio tiene algún efecto. Puesto que hay pocos estudios que nos digan lo que ocurre cuando la gente hace ejercicio durante menos de sesenta minutos al día, estas organizaciones dan por supuesto que debe de ser esa la cantidad de ejercicio que podría marcar la diferencia. Las directrices del USDA han sugerido que podría ser necesario hacer hasta noventa minutos al día de ejercicio moderadamente vigoroso —¡una hora y media todos los días!— solo para mantener el peso perdido, pero no nos han especificado que el peso se pueda perder haciendo ejercicio durante más de noventa minutos.

Las pruebas dejan poco margen para la discusión. Decir que el argumento «no es especialmente convincente», como hicieron la AHA y el ACSM, diría que es ser demasiado generoso. En el año 2000, dos fisiólogos del ejercicio finlandeses publicaron un informe donde señalaban que estas directrices especializadas a menudo se aceptan como base para sus valoraciones. Estos investigadores se fijaron en los resultados de las pruebas experimentales enfocadas en el mantenimiento del peso mejor elaboradas, es decir, los casos de personas que habían tenido éxito al realizar una dieta y que estaban tratando de no recuperar los kilos que habían perdido. Se dieron cuenta de que en esos estudios todo el mundo recuperaba el peso. Dependiendo del tipo de prueba, hacer ejercicio disminuía el índice de aumento de peso (en menos de un kilo al mes) o lo aumentaba (en medio kilo). Como los propios finlandeses concluyeron —con el habitual comedimiento—, la relación entre hacer ejercicio y la pérdida de peso es «más compleja» de lo que podían haber imaginado.

En 2006, seis años después de la publicación del informe de los finlandeses, se publicó un estudio que resulta especialmente revelador, tanto por sus conclusiones como por la forma en que se interpretaron. Los autores fueron Paul Williams, un experto en estadística del Lawrence Berkeley National Laboratory de Berkeley, California, y Peter Wood, un investigador de la Universidad de Stanford que lleva estudiando los efectos del ejercicio en la salud desde la década de 1970. Williams y Wood recogieron información detallada de casi trece mil corredores habituales (todos ellos suscriptores de la revista *Runner's World*) y después compararon la distancia que recorrían semanalmente con los kilos que pesaban de un año para otro. Los que corrían más tendían a pesar menos, pero todos los corredores tenían tendencia a engordar con el paso de los años, incluso los que corrían más de sesenta y cinco kilómetros a la semana (casi trece kilómetros al día, cinco días a la semana).

A la luz de estos datos, Williams y Wood, ambos convencidos de la teoría de las calorías ingeridas/calorías gastadas, sugirieron que incluso los corredores más entregados tenían que ir aumentando la distancia que corrían en algunos kilómetros a la semana, año tras año —para gastar aún más energía a medida que se iban haciendo mayores—, si querían mantenerse delgados. Según Williams y Wood, si cada año aquellos hombres añadían unos tres kilómetros a su recorrido semanal, y las mujeres unos cinco, deberían mantenerse delgados, porque, al correr, eliminarían las calorías que, de otro modo, parecían predestinados a acumular como grasa.

Veamos adónde nos lleva esta lógica. Imaginemos a un hombre de veintitantos años que corre 32 kilómetros a la semana, es decir, 6,4 kilómetros al día, cinco días a la semana. Según Williams y Wood (y la lógica y las matemáticas de las calorías ingeridas/calorías gastadas), a los treinta y tantos tendría que duplicar esa distancia (13 kilómetros al día, cinco días a la semana) y a los cuarenta y tantos, triplicarla (más de 19 kilómetros al día, cinco días a la semana), para evitar la acumulación de grasa. Una mujer de veintitantos años que corre alrededor de cinco kilómetros al día, cinco veces por semana —una cantidad considerable, pero no excesiva— tendría que pasar a correr 24 kilómetros diarios a los cuarenta y tantos para mantener su figura juvenil. Si recorre un kilómetro y seiscientos metros en ocho minutos, un ritmo agradable para esa distancia, haría bien en prepararse para correr dos horas diarias para mantener su peso bajo control.

Si creemos en el paradigma de las calorías ingeridas/calorías gastadas, y esto a su vez nos lleva a la conclusión de que tenemos que correr medias maratones cinco días a la semana (a los cuarenta y tantos años, más aún a los cincuenta y tantos, y todavía más a los sesenta y tantos...) para mantener nuestro peso, puede que, de nuevo, sea el momento de poner en duda nuestras creencias subyacentes. Es posible que, en lugar de las calorías que consumimos y gastamos, sea otra cosa la responsable de que aumentemos o no de peso.

Esa fe casi universal en la creencia de que cuantas más calorías gastemos, menos vamos a pesar, se basa, en última instancia, en una observación y en una hipótesis. La observación consiste en que las personas que están delgadas tienden a ser físicamente más activas que las que no lo están. Esto es indiscutible. Los corredores de maratones, por lo general, no presentan sobrepeso ni obesidad; los corredores que van a la cabeza en las maratones a menudo ofrecen un aspecto demacrado.

Pero esta observación no nos dice nada acerca de lo que nos interesa: ¿estarían los corredores más gordos si no corrieran?, ¿se convertiría en un corredor delgado un hombre gordo que se aficionara a pasarse el día haciendo *footing*?

Creemos que el ejercicio tiene la propiedad de quemar grasas porque nos basamos en la hipótesis de que podemos aumentar nuestro gasto de energía (calorías gastadas) sin vernos obligados a aumentar nuestro consumo de energía (calorías ingeridas). Si cada día quemamos 150 calorías extra haciendo ejercicio y mantenemos este ritmo durante un mes, tal y como calculó la periodista del *New York Times* Gina Kolata en el libro que publicó en 2004, *Ultimate Fitness*, podríamos perder 450 gramos «si no cambiamos la dieta».

Pero la cuestión es si esta posibilidad resulta razonable. ¿Es cierto que podemos aumentar nuestro gasto de calorías quemando, por ejemplo, unas 150 calorías extras al día o que podemos pasar de ser sedentarios a ser activos, o de ser activos a ser muy activos, sin cambiar nuestra dieta —sin comer más— y, tal vez, sin disminuir la cantidad de energía que gastamos en las horas que transcurren entre las sesiones de ejercicio?

De nuevo, la respuesta es sencillamente «no». Ya he introducido el concepto que explica el porqué, un concepto que en otros tiempos resultaba perfectamente obvio, pero que hoy en día ha quedado relegado en el cajón del olvido, en el cajón de la práctica de ejercicio y la historia de la nutrición. La idea es que si aumentamos nuestra actividad física, tendremos más apetito. Si salimos a dar un paseo, nos ponemos a barrer las hojas del jardín, nos vamos de excursión un buen rato, jugamos un poco al tenis o al golf, tendremos más apetito. Estaremos hambrientos o más hambrientos. Pruebe a gastar más energía y es muy probable que aumente las calorías que consume para compensar.

Que tanto en nuestras vidas como en la ciencia del ejercicio, la nutrición y el peso hayamos llegado al punto de olvidarnos de la idea de que el cuerpo incrementa el consumo de energía para compensar un incremento del gasto es una de las cosas más extrañas en la historia de la investigación médica moderna, o al menos eso espero.

Hasta la década de 1960, la mayoría de los médicos que trataban a pacientes con obesidad descartaron la idea de que podemos perder peso haciendo ejercicio o aumentarlo manteniendo una actitud sedentaria, porque la consideraban ingenua. Cuando Russell Wilder, un especialista en diabetes y obesidad de la Clínica Mayo, dio una conferencia sobre la obesidad en 1932, dijo que sus pacientes gordos perdían más peso quedándose en la cama, «mientras que el ejercicio físico inusualmente intenso hace que pierdan peso de forma más lenta». «El paciente piensa, de forma muy acertada —decía Wilder—, que cuanto más ejercicio hace más grasa debería quemar y que la pérdida de peso debería ser proporcional, y se siente decepcionado cuando las básculas no le muestran ningún progreso».

Tal y como señalaron los contemporáneos de Wilder, el razonamiento del paciente tenía dos fallos. En primer lugar, quemamos un número sorprendentemente bajo de calorías haciendo ejercicio de forma moderada y, en segundo lugar, puede que el esfuerzo no sirva para nada, y con toda probabilidad así será, si los cambios en la dieta resultan insignificantes. Un hombre de unos 113 kilos quemará tres calorías extra al subir un tramo de escaleras, tal y como calculó Louis Newburgh de la Universidad de Michigan en 1942. «¡Ese hombre tendrá que subir veinte tramos de escaleras para desprenderse de la energía que contiene una rebanada de pan!».

Entonces, ¿por qué no nos saltamos lo de las escaleras, nos saltamos lo del pan y nos olvidamos del tema? Después de todo, ¿cuáles son las posibilidades de que una persona de 113 kilos que sube veinte tramos de escalera extra al día no coma el equivalente de una rebanada extra de pan antes de que se acabe el día?

De acuerdo, cuanto más ejercicio hagamos, más calorías quemaremos («Realmente es más efectivo hacer ejercicio de manera intensa, hasta llegar a sudar —nos dice Kolata—, y esa es la única forma de quemar un gran número de calorías»), pero, como estos médicos argumentaron, también nos abrirá aún más el apetito.

«El ejercicio muscular vigoroso normalmente tiene como consecuencia la inmediata necesidad de ingerir una buena comida —advirtió Hugo Rony, de la Universidad Northwestern, en 1940—. Los gastos de energía especialmente altos o bajos tienen como consecuencia niveles de apetito especialmente altos o bajos. De este modo, los hombres que hacen un trabajo físico duro suelen comer más que los hombres que se ocupan de tareas sedentarias. Las estadísticas muestran que el consumo calórico medio diario de los leñadores es de más de 5.000 calorías, mientras que el de los sastres es de solo unas 2.500 calorías. Las personas que cambian de ocupación y pasan de un trabajo ligero a otro duro o viceversa pronto experimentan cambios correspondientes en su apetito». De modo que, si cuando un sastre se hace leñador, empieza a comer como tal, ¿qué nos hace pensar que a un sastre con sobrepeso que decidiese trabajar como leñador durante una hora al día no le ocurriría lo mismo, aunque en menor grado?[3]

El dudoso mérito de que veamos las cosas de otro modo lo tiene casi exclusivamente un hombre, Jean Mayer, que comenzó su carrera profesional en Harvard en 1950, se convirtió en el nutricionista con más influencia de Estados Unidos y, después, durante dieciséis años, fue presidente de la Universidad Tufts (donde se ha creado el Jean Mayer USDA Human Nutrition Research Center on Aging). Todo aquel que ha creído alguna vez que puede perder grasa y mantener el peso haciendo ejercicio tiene que agradecérselo a Jean Mayer.

Como experto en la regulación del peso humano, Mayer se encontraba entre los primeros de una nueva generación, una clase que desde entonces empezó a dominar el campo. Sus antecesores —Bruch, Wilder, Rony, Newburgh y otros— habían sido físicos que trabajaron estrechamente con pacientes obesos y con sobrepeso. Mayer no lo hizo. Se formó en química fisio-

---

3. Actualmente, cuando los investigadores hablan de la relación entre la actividad física y el consumo de calorías en las poblaciones, como opuestas a los individuos, esto todavía se da por sentado. Tal como Walter Willett y Meir Stampfer, de Harvard, advirtieron en *Nutritional Epidemiology*, publicado en 1998: «En la mayoría de los ejemplos, el consumo de energía se puede interpretar como una burda medida de la actividad física».

lógica; escribió una tesis doctoral sobre la relación entre las vitaminas A y C en las ratas y la leyó en la Universidad de Yale. Con el tiempo, llegó a publicar cientos de artículos sobre nutrición, entre ellos varios sobre la razón por la que engordamos, pero su trabajo nunca le exigió ayudar a una persona gorda a alcanzar un peso saludable, de ahí que sus ideas estuvieran menos centradas en la experiencia de la vida real.

Mayer fue el pionero de la extendida práctica de presentar la vida sedentaria como el «factor más importante» que conduce a la obesidad y que conlleva las enfermedades crónicas que la acompañan. Según Mayer, los norteamericanos modernos eran poco activos comparados con sus «antepasados pioneros», que estaban «constantemente ocupados con duras labores físicas». Desde esta lógica, todas las comodidades modernas, desde las cortadoras de césped al cepillo de dientes eléctrico, solo sirven para reducir las calorías que gastamos. «El desarrollo de la obesidad —escribió Mayer en 1968— es, en gran medida, el resultado de la falta de previsión de una civilización que gasta diez mil millones anuales en coches, pero que no está dispuesta a incluir una piscina o una pista de tenis en los planes de la escuela secundaria».

En realidad, Mayer empezó a ensalzar el ejercicio como medio para controlar el peso a principios de la década de 1950, pocos años después de haber terminado la escuela secundaria, tras haber estudiado una variedad de ratones obesos que, sorprendentemente, tenían poco apetito. Esto parecía descartar que el exceso de comida fuera la causa de su obesidad, de modo que Mayer asumió con toda naturalidad que la causa de su obesidad tenía que ser su comportamiento sedentario. Y, en verdad, eran sedentarios: apenas se movían. En 1959, *The New York Times* le concedía a Mayer el mérito de haber «desprestigiado» las «teorías populares» acerca de que el ejercicio tenía poco que ver en el control del peso, algo que él no había hecho.

Mayer había declarado que el apetito tendía a aumentar con la actividad física, pero el centro de esta argumentación era que tenía que ser así «necesariamente». Pensaba que había un resquicio en la relación entre gastar más energía y comer más como consecuencia de ello. «Si se reduce el ejercicio por debajo de un cierto punto —explicaba Mayer en 1961—, el consumo de comida ya no disminuye. En otras palabras, andar una media hora al día podría equivaler a solo cuatro rebanadas de pan,[4] pero aunque no andemos esa media hora, vamos a querer comernos las cuatro rebanadas de todos modos». Por eso, si somos lo bastante sedentarios, comeremos simplemente lo mismo que comeríamos si fuéramos un poco activos y gastáramos más energía.

Mayer basó esta conclusión en dos (y solo dos) de sus propios estudios de mediados de la década de 1950.

El primero era un estudio realizado con ratas de laboratorio, en el que pretendía demostrar que el grupo de ratas al que se obligaba a hacer ejercicio durante unas cuantas horas al día comía menos que el que no hacía nada de ejercicio. Mayer no dijo que el primer grupo pesara menos: solo que comía menos. Y la realidad es que las ratas de esos programas de ejercicios comen más los días en que no se ven obligadas a correr y gastan menos energía cuando no están haciendo ejercicio. Sin embargo, su peso sigue siendo el mismo que el de las ratas sedentarias. Y cuando las ratas salen de estos programas de ejercicios, comen más que nunca y, con el paso del tiempo, ganan peso de forma más rápida que las ratas que han tenido la oportunidad de ser sedentarias. En el caso de los hámsteres y los jerbos, el ejercicio contribuye a que aumenten de peso y a que se incremente el porcentaje de grasa corporal. De ahí que, con ejercicio, esos roedores especiales acaben siendo más gordos, no más delgados.

---

4. Mayer estaba exagerando para dejar claro su punto de vista. Lo hacía con frecuencia.

El segundo estudio de Mayer fue una valoración de la dieta, la actividad física y el peso de los trabajadores y los comerciantes de un molino en Bengala Occidental, India. Este artículo todavía es citado —por el Institute of Medecine, por ejemplo— como la única prueba que existe de que la actividad física y el apetito no tienen que ir necesariamente de la mano. Pero este enfoque tampoco se retomó, a pesar de (o quizá debido a) medio siglo de mejoras en los métodos de evaluación de las dietas y el gasto de energía en los humanos.[5]

Esto ayudó a que Mayer promocionara su mensaje a favor del ejercicio con un fervor parecido al de una cruzada moral. Y como la influencia política de Mayer creció a lo largo de la década de 1960, la sensación general acabó siendo que esta fe en los beneficios del ejercicio para reducir el peso se compartía ampliamente. En 1966, cuando el U.S. Public Health Service recomendó por primera vez la dieta y el aumento de la actividad física como las claves para perder peso, Mayer escribió el informe. Tres años después, presidió una conferencia sobre la

5. La investigación bengalí es un caso práctico del daño que puede hacer la investigación supuestamente trascendental en el campo de la nutrición. Tal y como indicó Mayer, los hombres que trabajaban en aquel molino hindú iban desde personas «extraordinariamente inactivas» que tenían un puesto en el mercado y que «se pasan el día sentadas en su puesto» hasta trabajadores de las calderas que, para ganarse la vida, «remueven con sus palas las cenizas y el carbón». La prueba que Mayer presentaba en su artículo se podía haber usado para demostrar cualquier cosa. Los trabajadores más activos del molino, por ejemplo, pesaban más y comían más que los trabajadores menos activos. En cuanto a los trabajadores sedentarios, cuanto más sedentarios eran, más comían y menos pesaban. Los empleados que vivían en el lugar y estaban todo el día sentados pesaban de cuatro a seis kilos menos, y se informó de que ingerían una media de cuatrocientas calorías más que los empleados que tenían que andar de 4,5 kilómetros a 9 para llegar al trabajo —o incluso que aquellos que, además de ir andando a trabajar, jugaban al fútbol todos los días.

comida, la nutrición y la salud celebrada en la Casa Blanca. «El tratamiento exitoso de la obesidad tiene que suponer cambios de gran alcance en el estilo de vida —concluyó el informe de la conferencia—. Estos cambios incluyen alteraciones en los patrones alimenticios y de la actividad física». En 1972, cuando Mayer empezó a escribir una columna sindicada en un periódico sobre nutrición, dio la impresión de ser un doctor especializado en dietas que vendía la reivindicación de una patente. Gracias al ejercicio, escribió, «el peso disminuye de forma más rápida» y «en contra de la opinión popular, el ejercicio no estimula el apetito».

Mientras tanto, las pruebas nunca respaldaron la hipótesis de Mayer, ni en los animales, como ya he dicho, ni, desde luego, en los humanos. Un equipo de investigadores daneses publicó en 1989 un notable estudio sobre los efectos de la actividad física en la pérdida de peso. Los daneses, en realidad, entrenaron a sujetos sedentarios para que corrieran maratones (casi 42 kilómetros). Después de dieciocho meses de entrenamiento y después de haber corrido realmente una maratón, los dieciocho hombres del estudio habían perdido una media de 2,5 kilos de grasa corporal. Y en lo que respecta a las nueve mujeres que participaron, los daneses informaron de que «no se observó ningún cambio en la composición de su cuerpo». El mismo año, Xavier Pi-Sunyer, director del Roosevelt Hospital Obesity Research Center de St. Luke, en Nueva York, revisó las pruebas ya existentes que analizaban la idea de que el aumento del ejercicio llevaba a la pérdida de peso. Su conclusión fue idéntica a la del estudio de los finlandeses del año 2000: «Disminuciones, aumentos, y no se ha observado ningún cambio en el peso ni la composición corporal».

Nos creímos que podíamos hacer más ejercicio sin tener que compensarlo comiendo más, porque los periodistas de la salud se lo creyeron, y los artículos que publicaron en la prensa no especializada tuvieron una gran difusión. No ocurrió lo mismo con las publicaciones de las investigaciones.

En 1977, por ejemplo, en pleno *boom* del ejercicio, el National Institutes of Health fue la sede de su segunda conferencia sobre obesidad y control de peso, y los expertos allí reunidos llegaron a la conclusión de que «la importancia del ejercicio en el control del peso es menor de lo que se podría creer, porque el aumento del gasto de energía que provoca el ejercicio conlleva también un aumento del consumo de alimentos, y no es posible predecir si la ingesta de alimentos será superior a las calorías consumidas». Ese mismo año, el *New York Times Magazine* escribió que por entonces había «pruebas significativas de que hacer ejercicio de forma regular puede conllevar y conlleva una pérdida de peso sustancial y —siempre que el ejercicio sea continuo— permanente».[6]

En 1983, Jane Brody, periodista de salud personal del *Times*, consideraba que las numerosas formas de hacer ejercicio eran «la clave» para perder peso con éxito. En 1989, el mismo año en que Pi-Sunyer hizo su pesimista valoración de las auténticas pruebas, *Newsweek* declaró que el ejercicio era un elemento «esencial» en cualquier programa para perder peso. Ahora bien, según el *Times*, en esas ocasiones tan poco frecuentes «en las que el ejercicio no basta [para hacernos alcanzar el peso adecuado], tenemos que asegurarnos además de no comer más de lo necesario».

La razón por la que los investigadores de la obesidad y las autoridades sanitarias finalmente llegaron a creerse la historia ya es harina de otro costal. Umberto Eco ofreció una posible respuesta en su novela *El péndulo de Foucault*. «Yo creo que se puede alcanzar el punto —escribió Eco— en el que ya no hay

---

6. Estas pruebas eran los «experimentos cuidadosamente controlados» de Jean Mayer que demostraban «que una cantidad moderada de ejercicio en verdad quita ligeramente el apetito».

ninguna diferencia entre desarrollar el hábito de fingir que crees y desarrollar el hábito de creer».

Desde finales de la década de 1970 en adelante, el factor principal que alimentó la creencia de que podemos mantener o perder peso gracias al ejercicio pareció ser el deseo que tenían los investigadores de creer que esto era verdad y la reticencia de estos a reconocer públicamente lo contrario. Aunque, tal como escribió la antigua discípula de Mayer, Judith Stern, en 1986, no podíamos evitar sentirnos «poco impresionados» por las auténticas pruebas, decir que el ejercicio no era efectivo habría sido «tener poca visión de futuro», porque eso implicaba ignorar las posibles aportaciones del ejercicio a la prevención de la obesidad y al mantenimiento del peso que se hubiera podido alcanzar gracias a la dieta. Por supuesto, esto tampoco se había demostrado nunca.

Esta filosofía llegó incluso a dominar las discusiones científicas del ejercicio y el peso, pero no era conciliable con la simple idea de que es de esperar que el apetito y la cantidad de alimentos que ingerimos aumenten cuanto más ejercicio hagamos. De ahí que esa idea fuera descartada sobre la marcha. Los médicos, los investigadores, los fisiólogos del ejercicio e incluso los entrenadores personales de los gimnasios empezaron a pensar en el hambre como si fuera algo que solo existiese en el cerebro, una cuestión de fuerza de voluntad (sea eso lo que sea), y no la consecuencia natural de un esfuerzo del cuerpo para recuperar la energía que ha gastado.

En cuanto a los propios investigadores, siempre encontraban el modo de continuar fomentando el ejercicio y la actividad física en sus artículos y sus estudios, con independencia de lo que mostraran las pruebas realmente. Un método habitual era (y todavía lo es) comentar de forma exclusiva los resultados que parecen apoyar la creencia de que la actividad física y el gasto de energía pueden determinar nuestro grado de gordura, y simplemente ignorar las pruebas que refutan esa idea, aunque sean mucho más frecuentes.

En el *Handbook of Obesity*, por ejemplo, dos expertos presentaron como una razón para hacer ejercicio que el intento de los daneses de convertir a sujetos sedentarios en corredores de maratón había tenido como consecuencia una pérdida de menos de 2,5 kilos de grasa corporal en los varones participantes; pero olvidaron mencionar que no tuvo ninguna influencia en las mujeres que participaron en la prueba, algo que se podía tomar como un gran aliciente para no hacer ejercicio. (Si su objetivo fuera perder peso —aunque su salud y su vida dependieran de ello, como muy bien podría suceder—, ¿se entrenaría usted para correr una carrera de 40 kilómetros después de que le hubieran dicho que, tras un año y medio de esfuerzo, probablemente no perdería más que 2,5 kilos de grasa?)

Otros expertos empezaron a argumentar que, para perder peso, debíamos hacer levantamiento de pesas o entrenamientos de resistencia en lugar de actividades de tipo aeróbico como correr, enfocadas únicamente a incrementar el gasto de calorías. La idea aquí era que podíamos desarrollar la musculatura y perder grasa, y, de este modo, estaríamos en forma aunque nuestro peso siguiera siendo el mismo, debido a la compensación. Después, el músculo extra contribuiría a mantener la pérdida de grasa, porque, al ser metabólicamente más activo que la grasa, quemaría más calorías.

Pero, para construir este argumento, dichos expertos ignoraron los números reales, porque también tienen poca trascendencia. Si reemplazamos 2,5 kilos de grasa por 2,5 kilos de músculo, algo que supone un logro significativo para la mayoría de los adultos, aumentaremos nuestro gasto de energía en dos docenas de calorías por día. Una vez más, estamos hablando del equivalente de calorías de un cuarto de rebanada de pan, y no tenemos garantía alguna de que, como consecuencia de ello, vayamos a tener apetito como para ingerir dos docenas de calorías al día. Y, una vez más, volvemos a la idea de que tal vez sea más fácil limitarnos a olvidarnos del pan y del levantamiento de pesas.

Antes de que termine con esta exposición del ejercicio y del gasto de energía, me gustaría volver brevemente a las directrices publicadas por la American Heart Association y el American College of Sports Medicine en agosto de 2007. «Es razonable aceptar que, comparadas con las personas que consumen poca energía, las que tienen un gasto de energía diario relativamente elevado tendrán menos posibilidades de ganar peso con el tiempo», habían escrito los autores expertos. «Hasta el momento, los datos que apoyan esta hipótesis no son en especial convincentes».

Por perjudicial que esto pudiera ser para la idea de que el ejercicio contribuye a la pérdida de peso, los autores estaban dispuestos a mostrarse firmes. Habían introducido una salvedad: las palabras «hasta el momento». Al hacerlo, estaban dejando abiertas las puertas de la posibilidad. Tal vez alguien, algún día, demostraría científicamente que lo que aquellos expertos creían de corazón era en verdad cierto.

Pero esa salvedad les impidió ver la verdad. Veámoslo: la idea de que engordamos porque somos sedentarios y que podemos adelgazar o evitar engordar aumentando nuestro gasto energético tiene, por lo menos, un siglo. Una de las autoridades europeas más influyentes en el tema de la obesidad y la diabetes, Carl von Noorden, lo sugirió en 1907. De hecho, podemos ubicarlo en la década de 1860, cuando el empresario británico William Banting, que sufría de obesidad, habló de sus numerosos intentos fallidos de perder peso en el *best seller Letter on Corpulence*. Un amigo médico, escribió Banting, le sugirió adelgazar «aumentando el esfuerzo corporal». Banting empezó entonces a remar «unas cuantas horas por la mañana, temprano». Ganó en fuerza muscular, escribió, «pero, al mismo tiempo, tenía un apetito terrible que me veía obligado a calmar y, en consecuencia, mi peso aumentó, hasta que mi querido y viejo amigo me aconsejó que abandonara el ejercicio».

A los expertos de la AHA y del ACSM les gustaría pensar que tal vez si nos esforzáramos más en estudiar la relación entre el ejercicio y el peso —si hiciéramos los experimentos como se tienen que hacer— finalmente confirmaríamos lo que Von Noorden y el amigo médico de Banting, así como cientos de investigadores, doctores y aficionados al ejercicio desde entonces han sostenido.

La historia de la ciencia sugiere otra explicación: si la gente ha estado pensando en esta idea durante más de un siglo, ha tratado de probarla durante décadas y todavía no ha conseguido encontrar pruebas convincentes de que sea cierta, con toda probabilidad no lo es. No podemos decir que no lo sea con absoluta certeza, porque la ciencia no funciona de esa manera. Pero podemos decir que nos encontramos realmente ante una buena ocasión para ver que, sencillamente, está equivocada, que se trata de una de las muchas ideas en apariencia razonables de la historia de la ciencia que no ha dado nunca resultado. Así que si reducir las calorías que ingerimos no nos hace perder peso y si aumentar las calorías gastadas ni siquiera evita que lo ganemos, quizá deberíamos volver a plantearnos todo el asunto y ver qué pasa.

4

LA IMPORTANCIA
DE VEINTE CALORÍAS AL DÍA

Veinte calorías.

La próxima vez que nos digan —tal como hace la Organización Mundial de la Salud en su página web— que la forma de prevenir «la carga de la obesidad» es «conseguir un equilibrio energético y un peso saludable», ese es el número de calorías que debería venirnos inmediatamente a la cabeza. La próxima vez que nos digan —como hace el U.S. Department of Agriculture [Ministerio de Agricultura de Estados Unidos]— que «para prevenir el aumento de peso gradual que conlleva el paso del tiempo» lo único que tenemos que hacer es «disminuir un poco la cantidad de calorías de los alimentos y las bebidas y aumentar la actividad física», más nos vale tener presente ese número.

Si alguna de estas afirmaciones oficiales acerca del peso fueran ciertas, la obesidad no sería el problema de salud pública más apremiante de nuestros días, sino simplemente un producto de nuestra imaginación colectiva.

Tal y como sugiere el USDA, el aumento de peso es un proceso gradual. Una vez que nos damos cuenta de que estamos aumentando de peso, podemos acatar la lógica de las calorías ingeridas/calorías gastadas, y tras disminuir de forma apropiada el número de calorías consumido y aumentar la actividad física, todo debería ir bien de nuevo. Si nos saltamos un aperitivo por aquí y un postre por allá, andamos un poco más e invertimos unos minutos de más en el gimnasio, el problema debería solucionarse. Aunque hayamos engordado cuatro kilos antes de caer en la cuenta de que hemos subido de peso, ya sabemos lo que hay que hacer para librarnos de ellos.

Entonces, ¿por qué no funciona este mecanismo? ¿Por qué existe la obesidad y por qué su índice de curación es tan deprimentemente bajo? Al fin y al cabo, se supone que lo único que hay que hacer para prevenirla es compensar el exceso de calorías, dejar de comer más de lo necesario.

Y aquí es donde aparecen las veinte calorías. Cuatrocientos cincuenta gramos de grasa contienen un valor energético de alrededor de tres mil quinientas calorías. Esta es la razón por la que los nutricionistas nos dicen que para perder cuatrocientos cincuenta gramos a la semana debemos crear un déficit energético medio de quinientas calorías al día: quinientas calorías siete días a la semana, es decir, tres mil quinientas calorías a la semana.[1]

Observemos ahora las matemáticas ya no desde la perspectiva de la pérdida de peso, sino del aumento. ¿Cuántas calorías tenemos que ingerir diariamente de más para acumular novecientos gramos de grasa cada día, es decir, 250 kilos en un cuarto de siglo? ¿Cuántas calorías tenemos que ingerir y no gastar (esto es, acumular, por lo tanto, en el tejido graso) para pasar de ser una persona delgada de veinticinco años a una persona obesa de cincuenta?

Veinte calorías al día.

Veinte calorías diarias los 365 días del año hacen poco más de siete mil calorías de grasa almacenadas todos los años: novecientos gramos de exceso de grasa.

Si fuera verdad que nuestra adiposidad está determinada

1. Una vez más, la cosa se ha simplificado demasiado y, en la práctica, no funciona, pero el cálculo es correcto, y así es como las autoridades lo perciben. Esto es todo lo que necesitamos saber por el momento.

por las calorías ingeridas/calorías gastadas, ya tendríamos la conclusión: solo necesitamos comer unas 30 calorías diarias más de lo necesario para ganar 225 kilos extras de grasa en veinte años. Si logramos controlarnos para no llegar a ingerir esta cantidad —veinte calorías de más al día—, habremos solucionado el problema.

Veinte calorías es menos que un cruasán o un simple bocado a una hamburguesa de McDonald. Es menos de 57 gramos de Coca-Cola o de Pepsi o de la cerveza normal. Menos de tres patatas fritas de bolsa. Tal vez tres pequeños mordiscos a una manzana. En resumidas cuentas, casi nada.

Veinte calorías es menos que un 1 % del consumo calórico diario que la U.S. National Academy of Sciences ha recomendado para una mujer de mediana edad cuya actividad física diaria es cocinar y coser; eso es menos de la mitad del tanto por ciento de la cuota diaria de calorías recomendada para un hombre de mediana edad igual de sedentario. El hecho de que la cantidad sea tan insignificante es lo que pone en cuestión la teoría de las calorías ingeridas/calorías gastadas. Si, tal como dice el National Institutes of Health, lo que es necesario «para mantener el peso» es «equilibrar la energía que ingerimos con la energía que usamos», entonces consumir una media de veinte calorías diarias más de las que gastamos, según la lógica de las calorías ingeridas/calorías gastadas, nos convertirá en obesos.

Hagámonos la siguiente pregunta: ¿cómo es posible que alguien consiga estar delgado a lo largo de los años, si sobrepasando ese punto de equilibrio energético con solo veinte calorías diarias acabamos engordando gradualmente? De ahí que tan pocas personas se mantengan delgadas. Y, de hecho, incluso las personas obesas y con sobrepeso consiguen mantener su peso durante años y décadas, por muy gordas que estén. Puede que estén obesas, pero no cabe duda de que están manteniendo el equilibrio entre las calorías que ingieren y las calorías que gastan para no superar esa media de veinte calorías al día; de lo contrario, se estarían engordando más. ¿Cómo lo hacen?

Uno o dos mordiscos de más, o incluso un solo trago (aparte de los cien o los doscientos que deberíamos dar para consumir la cantidad de sustento de un día), y ya estamos sentenciados. Si la diferencia entre no comer demasiado y comer demasiado es menor de una centésima parte de la cantidad total de las calorías que consumimos, y esto, a su vez, se tiene que ajustar a nuestro gasto energético diario, respecto a lo cual estamos casi completamente a oscuras, ¿cómo puede alguien comer con semejante precisión? Para decirlo de forma simple, la pregunta que deberíamos hacernos no es por qué algunos de nosotros engordamos, sino por qué algunos conseguimos librarnos de ese destino.

Esta es una pregunta que los investigadores se hicieron en la primera mitad del siglo XX a raíz de este cálculo, antes de que la teoría de las calorías ingeridas/calorías gastadas se convirtiera en una opinión generalizada. En 1936, Eugene Du Bois, de la Universidad Cornell, considerada por aquel entonces la autoridad sobre nutrición y metabolismo de primer orden en Estados Unidos, calculó que un hombre de unos setenta y dos kilos que consigue mantener su peso durante dos décadas —no gana más de novecientos gramos durante esos veinte años— está ajustando sus calorías ingeridas a sus calorías gastadas en un margen de una veinteava parte del 1 %, «una precisión —escribió Du Bois— que pocos dispositivos mecánicos igualan».

«Todavía no sabemos por qué algunos individuos engordan —afirmó Du Bois—. Quizá sería más apropiado decir que no sabemos por qué los individuos de esta comunidad sobrealimentada no engordan». Teniendo en cuenta la precisión que se requiere para mantener un peso estable, añadió, «no hay un fenómeno más extraño que el mantenimiento del peso corporal constante por debajo de la variación marcada en la actividad corporal y el consumo de alimentos».

El hecho de que muchas personas se mantengan delgadas durante décadas (aunque esto es menos común en la actualidad que en la época de Du Bois), y que incluso las que están gordas no sigan engordando de forma continua, indica que la regulación del peso no puede explicarse únicamente recurriendo a las calorías.

Vamos a plantearnos algunas posibilidades. Quizá mantengamos un equilibrio energético observando la escala o esperando detectar otras señales del aumento de la adiposidad, y ajustando luego nuestra alimentación en consecuencia. Esta era una idea que los expertos de la década de 1970 se tomaban muy en serio: «Caramba, el cinturón me aprieta demasiado, estoy engordando otra vez, será mejor que coma menos».

Pero los animales, obviamente, no hacen eso, y no hay ninguna razón para pensar que la teoría de las calorías ingeridas/calorías gastadas no se les aplique también. Aun así, algunas especies que comienzan su vida adulta siendo flacas (dejemos por el momento al margen a las que no lo hacen, como las morsas y los hipopótamos) se mantienen flacas con poco esfuerzo aparente. ¿Cómo lo hacen?

Puede que la única forma de mantenerse delgado sea quedarse con hambre, no con mucha hambre, pero al menos con un poco. Si siempre nos dejamos algo en el plato, si nos quedamos un poco insatisfechos, podemos estar seguros de que nuestros errores acumulados se decantarán hacia el lado de comer muy poco en lugar de hacia el de comer demasiado. Es mejor comer unos cientos de calorías menos de lo que nos apetecería que veinte calorías más de las que necesitamos cada día. Por eso, o vivimos en un mundo donde raramente tenemos a nuestra disposición suficiente comida o comemos conscientemente con moderación, lo que significa levantarnos de la mesa (o, en el caso de los animales, alejarse de su última pieza o interrumpir su comida) antes de que nos sintamos saciados.

Pero si comer con moderación significa decantarnos conscientemente por ingerir muy pocos alimentos, ¿por qué no acabamos todos en los huesos? El cálculo de las calorías ingeridas/calorías gastadas no hace ninguna diferenciación entre perder o ganar peso; solo dice que tenemos que ajustar las calorías ingeridas a las calorías gastadas. Y si, simplemente, se trata de que las poblaciones delgadas son solo las que no tienen a su disposición suficiente comida como para comer más de lo necesario (veinte calorías, como media, todos los días), ¿por qué en las poblaciones que se encuentran en esta situación —como aquellas de las que hemos hablado antes y cuyos niños están delgados, raquíticos y muestran «los típicos signos de la desnutrición crónica»— tantos de sus miembros adultos están obesos?

Seguramente, algo más determina que hagamos acopio de grasa o nos desprendamos de ella, no solo el malabarismo consciente o inconsciente de ajustar las calorías ingeridas a las gastadas. Volveré a este tema a su debido tiempo. Primero quiero hablar de lo que la teoría de las calorías ingeridas/calorías gastadas tiene que decir (o no) acerca de dónde engordamos, cuándo engordamos y por qué algunas personas y algunos animales no engordan.

5

¿POR QUÉ YO? ¿POR QUÉ AHÍ? ¿POR QUÉ?

Normalmente hablamos de la grasa corporal en términos de si tenemos o no un exceso: una cuestión de sí o no. Pero esto es una simplificación de un fenómeno bastante más complejo. También es importante saber qué partes de nuestro cuerpo engordan e incluso cuándo. Los expertos lo reconocen de modo implícito al decir que la obesidad abdominal (el exceso de grasa en la tripa) acostumbra a aumentar el riesgo de enfermedades cardiacas, cosa que no ocurre cuando el sobrepeso está localizado en las caderas o en las nalgas. Que dos personas hayan comido e ingerido más calorías de las que han gastado no nos dice nada acerca de la razón por la que la grasa se ha distribuido de forma distinta en sus cuerpos y, por lo tanto, el riesgo de fallecer de muerte prematura es también distinto.

¿Por qué algunas personas tienen papada y otras no? ¿Y qué decir de los tobillos gruesos? ¿De los michelines? ¿Por qué algunas mujeres tienen una gran acumulación de grasa en los pechos y en otras no? ¿Y qué decir de los grandes traseros? Las mujeres africanas que tienen esos prominentes depósitos de grasa en los glúteos (conocidos como «esteatopigia»), considerados un signo de belleza en estas poblaciones, probablemente no los consiguieron comiendo en exceso ni haciendo poco ejercicio.

Entonces, ¿por qué hay que admitir que estas son explicaciones aceptables con respecto a la grasa que podamos estar acumulando en nuestros propios traseros?

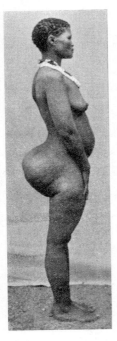

La esteatopigia, los prominentes depósitos de grasa que las mujeres africanas tienen en el trasero, es un rasgo genético, no el resultado de una alimentación excesiva ni de un comportamiento sedentario.

Antes de la Segunda Guerra Mundial, los médicos que estudiaron la obesidad creían que la observación de la distribución de la grasa en sus pacientes obesos podía ayudar a explicar muchas cosas. Exhibir fotos de estos sujetos en los libros de texto sirvió para comunicar hechos importantes sobre la naturaleza del aumento de peso. Incluiré aquí algunas de esas fotos de hace unos setenta años para poder exponer mi planteamiento de forma más gráfica. (En la actualidad, los libros de texto sobre la obesidad, por razones que nunca he acabado de entender, no suelen incluir fotos de personas obesas.) En efecto, mucho de lo que vamos a tratar procede directamente de esas investigaciones acerca de la obesidad anteriores a la Segunda Guerra Mundial, especialmente de la obra de Gustav von Bergmann, el experto alemán líder en medicina interna durante la primera mitad del siglo XX, y de Julius Bauer, un pionero en el estudio de las hormonas y la genética que trabajó en la Universidad de Viena y al que, en 1930, el *The New York Times* definió como el «experto en enfermedades internas más destacado de Viena».

Desde la década de 1930, se sabe que la obesidad tiene un amplio componente genético. Si nuestros padres son gordos, tenemos muchas más probabilidades de ser gordos que las personas cuyos padres son delgados. Otra forma de decirlo es que el tipo de complexión es un rasgo familiar. Las similitudes entre los tipos de complexión de padres e hijos, y de hermanos, como dijo Hilde Bruch, acostumbran a ser «tan impresionantes como el parecido de la cara». Ciertamente, este no es siempre el caso, porque los padres y los hijos no siempre se asemejan. Pero todos conocemos familias en las que los padres y los hijos, las madres y las hijas tienen, en efecto, los mismos cuerpos; es muy habitual. Y los gemelos idénticos no solo se parecen en la cara; sus cuerpos también son iguales.

Aquí tenemos fotos de dos pares de gemelas idénticas. Las primeras son delgadas; las segundas, obesas.

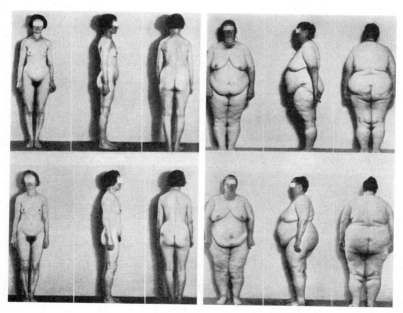

Dos pares de gemelas idénticas: las primeras delgadas; las segundas, obesas. ¿Tuvieron sus genes alguna influencia en la cantidad de comida que ingerían y el ejercicio que hacían, o tal vez en su tanto por ciento de grasa corporal y el modo en que esa grasa estaba distribuida?

De acuerdo con el modelo de las calorías ingeridas/calorías gastadas, comer más de lo necesario posiblemente sería la razón por la que el primer par de gemelas es delgado y el segundo no. El par de la izquierda comía con moderación, equilibraba las calorías ingeridas y las calorías gastadas con la precisión exquisita que ahora sabemos que se requiere; el segundo par no lo hacía: las gemelas comían más de lo necesario. Pero ¿qué decir de las relaciones verticales de las fotos? ¿Por qué las gemelas delgadas tienen cuerpos idénticos? ¿Y por qué los tienen las gemelas obesas? ¿Por qué su acumulación de grasa es prácticamente idéntica? ¿Tenemos que asumir que comieron el mismo número exacto de calorías de más a lo largo de sus vidas porque sus genes determinaron con precisión el tamaño de las raciones que consumían en cada comida y la cantidad de ejercicio que hacían (las horas que pasaban sentadas en casa en lugar de trabajar en el jardín o salir a pasear)?

Los criadores de ganado siempre han sido tácitamente conscientes del componente genético de la gordura. Las personas que se han ocupado del arte y la ciencia de la cría de animales se han pasado muchas décadas alimentando ganado, cerdos y ovejas para que fueran más o menos gordos, del mismo modo que se ocupan de las vacas para que aumente su producción de leche o de los perros para que aprendan a cazar o a cuidar del ganado. Esto nos hace pensar que esos criadores de ganado simplemente manipulan rasgos genéticos que determinan la voluntad de comer con moderación y el impulso de hacer ejercicio.

La primera vaca de la imagen es una abderdeen angus y se la alimenta para que su carne tenga un alto contenido de grasa. La segunda es la vaca de Jersey. Se trata de una especie flaca; podemos verle las costillas a través de la piel. El ganado de Jersey está formado por vacas lecheras, productoras de leche, y esa es la razón por la que las ubres de esta vaca especial se desarrollan especialmente.

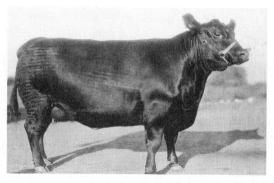

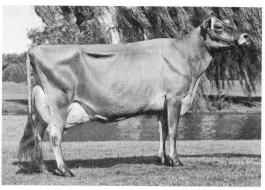

La vaca fornida que aparece en la primera foto es una aberdeen angus; la de abajo es una vaca flaca de Jersey. Sus genes probablemente determinan el modo en que reparten las calorías que consumen —en grasa, músculo o leche—, no su forma de comer ni de moverse.

Ahora bien, ¿vamos a concluir, una vez más, que las reses de aberdeen angus tienen lo que en el negocio se conoce como grasa «veteada» o «intramuscular», porque pastan más tiempo o de forma más eficaz que las reses flacas de Jersey? ¿Que los genes de las aberdeen angus las programan para que sus mordiscos sean más grandes y que, de este modo, consigan ingerir más calorías por hora? O tal vez las reses de Jersey hacen un poco más de ejercicio. Mientras las aberdeen angus están paciendo o durmiendo, quizá las reses de Jersey están trotando por los campos, emulando a sus antiguos antepasados, que tenían que correr para escapar de los depredadores. Esto parece absurdo, por supuesto, pero todo es posible.

Las ubres cargadas de leche de la vaca de Jersey y la grasa intramuscular de la de aberdeen angus sugieren otra posibilidad. Después de todo, lo que queremos de las vacas lecheras es que sean animales que conviertan la máxima cantidad de la energía que consumen en leche. Esa es su utilidad. No queremos que malgasten energía acumulando grasa. En el caso de la de la vaca aberdeen angus, en cambio, lo que se quiere es un animal que convierta eficazmente el combustible en carne, en proteínas y grasas. Y ahí es adonde va dirigida la energía, y también donde se acumula.

Por lo tanto, una posible explicación es que los genes que determinan la adiposidad relativa de estos dos tipos de reses tienen poco o nada que ver con el apetito o la actividad física del animal, sino, más bien, con la forma en que reparten su energía (si la transforman en proteínas y grasas que concentran en los músculos o en leche). Los genes no determinan cuántas calorías consumen estos animales, sino lo que hacen con ellas.

Otra prueba evidente que está en contra de la teoría de las calorías ingeridas/calorías gastadas es que los hombres y las mujeres engordan de forma diferente. Normalmente, los hombres almacenan la grasa por encima de la cintura —la tripa cervecera— y las mujeres, por debajo. Las mujeres hacen acopio de grasa en la pubertad, especialmente en los senos, las caderas, el trasero y los muslos, mientras que en esa época de su vida, los hombres se deshacen de parte de su grasa y ganan en musculatura.

Cuando los niños se convierten en hombres, se hacen más altos, más musculosos y más delgados. Las chicas entran en la pubertad con una cantidad de grasa corporal ligeramente superior a la de los chicos (el 6 % más, como media), pero cuando la pubertad ya ha pasado, tienen un 50 % más. «La concepción energética puede no aplicarse a este ámbito», dijo el médico alemán Erich Grafe sobre esa distribución de la grasa y lo diferente que es según el sexo en su libro de 1933 *Metabolic Diseases and Their Treatment*. En otras palabras, cuando una chica entra en la pubertad tan delgada como un chico y sale de esta con la figura de una mujer, esta transformación no se debe a que haya comido más de lo necesario o a que haya llevado una vida sedentaria, aunque haya sido sobre todo la grasa lo que le ha conferido esas formas femeninas y haya tenido que ingerir más calorías de las que gastaba para poder acumular esa grasa.

Una rara alteración conocida técnicamente como «lipodistrofia progresiva» nos proporciona todavía más pruebas en contra de la opinión general. («Lipo» significa «grasa» en griego; y la «lipodistrofia» es un trastorno de la acumulación de grasa.)

A mediados de la década de 1950, se tenía noticia de unos doscientos casos afectados por ese trastorno, la gran mayoría mujeres. Se caracteriza por la completa pérdida de grasa subcutánea (la grasa que hay inmediatamente por debajo de la piel) en la parte superior del cuerpo, y por un exceso de grasa debajo de la cintura. Este trastorno se considera «progresivo» porque la grasa de la parte superior del cuerpo se va perdiendo poco a poco con el tiempo. El proceso empieza por la cara, a continuación baja lentamente hasta el cuello y luego hasta los hombros, los brazos y el tronco. La fotografía de la siguiente página es de un caso del que se informó por primera vez en 1913.

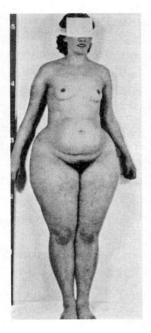

Un caso del curioso trastorno conocido como «lipodistrofia progresiva». Esta mujer de veinticuatro años se consideraría obesa según los estándares actuales; sin embargo, prácticamente toda su grasa corporal estaba localizada de la tripa para abajo.

Esta joven empezó a perder la grasa de la cara cuando tenía diez años; la pérdida de grasa se detuvo en la cintura a la edad de trece años. Dos años más tarde, empezó a engordar por debajo de la cintura. La foto se tomó cuando la joven tenía veinticuatro años; medía un metro y sesenta y dos centímetros y pesaba 84 kilos. Los estándares actuales la considerarían clínicamente obesa, con un índice de masa corporal de casi 32.[1] Pero, efectivamente, la totalidad de su grasa corporal se encontraba debajo de la cadera. Era tan gorda como un luchador de sumo de la cadera para abajo y tan delgada como los corredores que van a la cabeza de una maratón olímpica de la cadera para arriba.

Entonces, ¿qué tiene esto que ver con las calorías que se ingieren y las calorías que se gastan? Si creemos que engordamos porque comemos en exceso y que adelgazamos porque comemos poco, ¿debemos concluir que estas mujeres pierden grasa en la parte superior de sus cuerpos porque comen muy poco y que acumulan grasa en la parte inferior porque comen más de lo que necesitan?

---

1. El índice de masa corporal se define como el peso en kilogramos dividido por el cuadrado de la altura en metros. Se considera que una persona es obesa cuando tiene un índice de masa corporal de 30 o más.

Como es obvio, esta sugerencia es ridícula. Pero ¿por qué cuando una pérdida y un aumento de grasa están localizados, como en este caso —cuando la obesidad o la delgadez extrema afecta solo a la mitad del cuerpo o únicamente a una parte—, está claro que el problema no tiene nada que ver con lo mucho que esa persona comía o la cantidad de ejercicio que hacía? En cambio, cuando la obesidad o la delgadez afectan a todo el cuerpo, todo el mundo está convencido de que la explicación está en la diferencia entre las calorías ingeridas y las calorías quemadas.

Si esta joven tuviera algún kilo que otro de grasa en la parte superior de su cuerpo, justo lo suficiente para suavizar sus rasgos, redondear sus curvas, cualquier médico actual le diagnosticaría un trastorno de obesidad y enseguida le diría que comiera menos e hiciera más ejercicio. Y esto parecería perfectamente razonable. Pero ¿puede una explicación válida para la obesidad y sus causas realmente depender de un par de kilos de grasa, la diferencia entre la sensatez y la falta de sensatez? Con estos kilos de más, la culpa de la afección de esa joven la habría tenido el haber comido en exceso, la diferencia entre las calorías que habría ingerido y gastado. Sin embargo, sin estos kilos de más, con toda la lipodistrofia a la vista, esta explicación resulta ridícula.

Hay un ejemplo moderno de una lipodistrofia que parece bastante común: la lipodistrofia relacionada con el VIH (virus de inmunodeficiencia humana), aparentemente causado por los medicamentos antirretrovirales que toman las personas infectadas por el VIH para contener el virus y mantener a raya el sida.

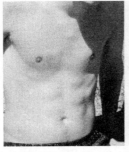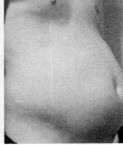

Fotos de antes y después de un hombre que desarrolló una lipodistrofia relacionada con el VIH tras haber iniciado una terapia antirretroviral.

Estas personas también pierden la grasa subcutánea de la cara, así como la de los brazos, las piernas y los glúteos, y acumulan asimismo grasa en otros lugares; el aumento y la pérdida de la grasa con frecuencia tienen lugar en diferentes momentos. Llegan a tener papada y se les acumula la grasa en la parte de arriba de la espalda, lo que genera la conocida «joroba de camello». Sus pechos aumentan, incluso en el caso de los hombres, y, con frecuencia, llegan a tener un abultado vientre que no se puede distinguir del que podríamos atribuir a las personas que beben demasiada cerveza, como vemos en la foto de esta página. La foto de la izquierda se tomó antes de que el paciente comenzara la terapia antirretroviral para su VIH; la de la derecha corresponde a cuatro meses después.

Cuesta creer que comer en exceso y hacer poco ejercicio no haya tenido nada que ver con la grasa que ha acumulado este hombre. Así que, si no podemos responsabilizar la teoría calorías ingeridas/calorías gastadas de la grasa de su vientre tampoco deberíamos responsabilizarla de la nuestra.

6

TERMODINÁMICA PARA NOVATOS
PRIMERA PARTE

> La FDA ha dicho que quiere iniciar una campaña de educación de los consumidores centrada en un mensaje de «recuento de calorías». Después de promocionar una dieta baja en grasas durante años, ya está lista para enfatizar un mensaje científico nuevo, aunque en realidad sea viejo e inmutable: las personas que consuman más calorías que las que gastan en energía aumentarán de peso. No se puede ir en contra de las leyes de la termodinámica.
>
> *The New York Times*, 1 de diciembre de 2004

No se puede ir en contra de las leyes de la termodinámica. No cabe duda de que este es un mensaje viejo e inmutable. Desde principios del siglo XX, cuando Carl von Noorden, un especialista en diabetes alemán, alegó por primera vez que engordamos porque ingerimos más calorías de las que gastamos, tanto expertos como no expertos insistieron en que las leyes de la termodinámica, de algún modo, determinaban que eso era cierto.

Alegar lo contrario, es decir, que realmente podríamos engordar por razones ajenas a esos dos pecados (comer más de lo necesario y tener una vida sedentaria) o que podríamos perder grasa sin comer menos de forma consciente y/o sin hacer más ejercicio, se ha considerado siempre una posición típica de charlatanes, «emocional e infundada», como estableció John Taggart, médico de la Universidad de Columbia, en su introducción a un simposio sobre obesidad que se celebró en la década de 1950. «Tenemos una fe incondicional en la validez de la primera ley de la termodinámica», añadió.

Es razonable tener esa fe. Pero eso no quiere decir que las leyes de la termodinámica tengan algo más que decir acerca del hecho de engordar que cualquier otra ley de la física. Las leyes del movimiento de Newton, la relatividad de Einstein, las leyes electrostáticas, la mecánica cuántica, todas ellas describen propiedades del universo que ya no ponemos en duda. Pero ninguna de ellas nos explica por qué engordamos. No dicen nada acerca de ello, y lo mismo ocurre con las leyes de la termodinámica.

Es sorprendente hasta qué punto la mala ciencia —como también el mal asesoramiento y muchos de los problemas de obesidad que empeoran día a día— ha sido el resultado de la incapacidad de los expertos a la hora de entender este hecho tan simple. La teoría de que engordamos porque ingerimos más calorías de las que gastamos no existiría sin la creencia indebidamente aplicada de que las leyes de la termodinámica hacen que esto sea cierto. Cuando los expertos escriben que la «obesidad es un trastorno del equilibrio energético» —una declaración que se encuentra expresada de un modo u otro en muchos de los escritos técnicos sobre el tema—, están afirmando implícitamente que las leyes de la termodinámica determinan que esto sea cierto. Pero no lo dicen de forma abierta.

La obesidad no es un trastorno del equilibrio energético, ni tampoco se explica con la teoría de las calorías ingeridas/calorías gastadas, ni con haber o no comido demasiado, y la termodinámica no tiene nada que ver con todo eso. Si no podemos entender esto, seguiremos atrapados en la explicación convencional del porqué engordamos, y esa es precisamente la trampa que estamos tratando de evitar, el barrizal en el que nos hemos visto atrapados durante todo un siglo.

Hay tres leyes de la termodinámica, pero la que los expertos creen que determina la razón por la que engordamos es la primera. También se conoce como la ley de la conservación energética: lo único que dice es que la energía ni se crea ni se destruye, solo se transforma de una forma a otra. Al volar un cartucho de dinamita, por ejemplo, la energía potencial contenida en los enlaces químicos de la nitroglicerina se transforma en calor y en la energía cinética de la explosión. Debido a que cualquier materia —el tejido graso, los músculos, los huesos, los órganos, un planeta o una estrella, Oprah Winfrey— está compuesta de energía, otra forma de expresar la misma ley es decir que no podemos sacar algo de nada o nada de algo.

Oprah, por ejemplo, no puede llegar a ser más grande —más gorda y más pesada— sin asimilar más energía de la que gasta, porque la Oprah más gorda y más pesada contiene más energía que la Oprah más delgada y más ligera.[1] Tiene que ingerir más energía de la que gasta para acumular más materia. Y no puede llegar a ser más delgada ni más ligera sin gastar más energía de la que ingiere. La energía se conserva. Eso es lo que nos dice la primera ley de la termodinámica.

Esto es tan simple que empieza a ser obvio que los expertos no interpretan la ley adecuadamente. Todo lo que dice la primera ley es que si algo se hace más o menos grande, tiene que entrar más energía o menos energía de la que sale. No dice nada acerca

1. Es posible engordar sin ganar más peso si perdemos músculo y acumulamos grasa. Además, no tenemos que ingerir más energía de la que gastamos, porque podríamos mover energía del músculo a la grasa. Por eso digo más gordo y más pesado, en lugar de únicamente más pesado.

de la razón por la que esto ocurre. No dice nada acerca de la causa y el efecto. No nos dice por qué ocurre una cosa; solo nos dice lo que va a ocurrir cuando determinada situación se produce. Un lógico diría que la ley contiene información no causal.

Los expertos de la salud creen que la primera ley es relevante a la hora de entender la razón por la que engordamos, porque, como hizo *The New York Times*, se dicen a sí mismos y también a los demás: «Las personas que ingieren más calorías de las que gastan en energía aumentarán de peso». Esto es cierto. Tiene que serlo. Para estar más gordo y acumular más peso, tenemos que comer más de lo que necesitamos. Tenemos que ingerir más calorías de las que gastamos. Eso es un hecho. Pero la termodinámica no nos dice nada acerca de la razón por la que esto ocurre, no nos dice por qué ingerimos más calorías de las que gastamos. Solo dice que si lo hacemos, pesaremos más y que si pesamos más, es que lo hemos hecho.

Imaginemos que, en lugar de hablar sobre la razón por la que engordamos, estuviéramos hablando sobre la razón por la que se llena una habitación. Ahora bien, la energía de la que estamos hablando no solo se encuentra en el tejido graso de las personas, sino en todo su ser. Hay mucha energía en diez personas, y aún hay más en once, y así sucesivamente. Bien, pues lo que queremos saber es por qué esa habitación está tan atiborrada de energía, es decir, de gente.

Si me hace usted esa pregunta y yo le respondo: «Bueno, porque entra en la habitación más gente de la que sale», probablemente pensará o bien que soy un tipo muy sabio o un idiota rematado. «Claro que ha entrado más gente de la que ha salido —me dirá—. Eso es obvio. Pero ¿por qué?». Y, de hecho, decir que una habitación está abarrotada de gente porque han entrado más personas de las que han salido es redundante —es decir lo mismo de dos formas diferentes— y no tiene ningún sentido.

Ahora bien, me gustaría aclarar este punto recurriendo a la

lógica con la que funciona la opinión general acerca de la obesidad. Así que digo: «Escuche, las habitaciones donde entra más gente de la que sale acabarán estando más abarrotadas. No se puede ir en contra de las leyes de la termodinámica». Aun así, usted dirá: «Sí, ¿y qué?», porque yo todavía no le he dado ninguna información causal. Simplemente estoy repitiendo algo obvio.

Esto es lo que ocurre cuando la termodinámica se usa para llegar a la conclusión de que comer más de lo necesario nos hace aumentar de peso. La termodinámica nos dice que si estamos más gordos y somos más pesados, es que en nuestro cuerpo ha entrado más energía de la que ha salido. Comer más de lo necesario quiere decir ingerir más energía de la que estamos gastando. Es decir lo mismo de forma diferente. No se responde ni por asomo a la pregunta «¿por qué?». ¿Por qué ingerimos más energía de la que gastamos? ¿Por qué comemos en exceso? ¿Por qué engordamos?[2]

Responder a la pregunta «por qué» habla de causas reales. El National Institutes of Health dice en su página web: «La obesidad se manifiesta cuando una persona consume más calorías de las que quema». Al usar las palabras «se manifiesta», los expertos del NIH en realidad no están diciendo que comer más de lo necesario sea la causa, sino solamente una condición necesaria. Están siendo técnicamente correctos, pero ahora depende de nosotros decir: «Vale, ¿y qué? ¿Nos vas a decir por

---

2. Jean Mayer, que descubrió algunos detalles acertados acerca de la regulación de la obesidad y del peso, pero que se equivocó en los temas importantes, formuló el asunto de esta forma en 1954: «Demasiada gente piensa que obesidad se explica por comer más de lo necesario; en realidad, se debería reconocer que esto está simplemente replanteando el problema de una forma diferente, y reafirmando (de algún modo de forma innecesaria [...]) nuestra fe en la primera ley de la termodinámica. "Explicar" la obesidad diciendo que es comer más de lo necesario es tan esclarecedor como "explicar" el alcoholismo diciendo que es beber más de lo necesario de forma crónica».

qué se manifiesta la obesidad, en lugar de decirnos qué más sucede cuando esta se manifiesta?».

Los expertos que dicen que engordamos porque comemos más de lo necesario o que engordamos como consecuencia de comer más de lo necesario —que son la inmensa mayoría— están cometiendo el mismo tipo de error que les valdría un suspenso en la clase de ciencias de secundaria (o al menos así debería ser). Cogen, por un lado, una ley de la naturaleza que no dice absolutamente nada acerca de por qué engordamos y, por el otro, un fenómeno que tiene que ocurrir si engordamos —comer más de lo necesario—, y, partiendo de ahí, dicen todo lo que necesitan decir. Este era un error común en la primera mitad del siglo XX y, desde entonces, se ha convertido en algo recurrente. Para hallar respuestas, tenemos que buscar en otros lugares.

Un buen sitio por donde empezar podría ser un informe del National Institutes of Health publicado en 1998. Por aquel entonces, los expertos del NIH eran un poco más comunicativos y, por lo tanto, un poco más científicos, en lo referente a los factores que podrían ser la causa de la obesidad: «La obesidad es una enfermedad crónica compleja y multifactorial que se desarrolla a partir de una interacción del genotipo y del medio ambiente —explicaban—. Nuestro conocimiento de cómo y por qué se desarrolla la obesidad es incompleto, pero involucra la interacción de factores sociales, del comportamiento, culturales, fisiológicos, metabólicos y genéticos».

Por eso, las respuestas que hay que hallar se encuentran en esta integración de factores, empezando por los fisiológicos, los metabólicos y los genéticos, y dejando que estos nos lleven hasta los desencadenantes medioambientales. Porque lo único que deberíamos saber con seguridad es que las leyes de la termodinámica, por muy ciertas que sean, no nos dicen nada acerca de por qué engordamos o por qué ingerimos más calorías de las que gastamos.

TERMODINÁMICA PARA NOVATOS

SEGUNDA PARTE

Antes de dejar atrás la termodinámica, aclararemos otra de las extrapolaciones erróneas de estas leyes del mundo de la dieta y el peso. La idea de que gastar más energía de la que ingerimos —comer menos y hacer más ejercicio— nos puede solucionar el problema del peso, puede lograr que nos mantengamos más delgados y más ligeros, está basada en otra suposición acerca de las leyes de la termodinámica que no es correcta.

La suposición es que la energía que ingerimos y la energía que gastamos tienen poca influencia la una en la otra, que podemos cambiar una de forma consciente sin que eso repercuta en nada en la otra, y viceversa. La idea es que si optamos por comer menos o reducir las calorías ingeridas, esto no tendrá ningún efecto en la cantidad de energía que gastemos posteriormente (calorías gastadas) o, incluso, en nuestro apetito. Nos sentiremos igualmente llenos de vitalidad tanto si ingerimos 2.500 calorías al día como si consumimos la mitad de esa cantidad. Y, por la misma razón, si aumentamos nuestro gasto energético, esto no tendrá ninguna repercusión en nuestro apetito (no estaremos más hambrientos) ni en la cantidad de energía que gastemos cuando no estamos haciendo ejercicio.

Intuitivamente, sabemos que eso no es cierto, y las investigaciones realizadas tanto en animales como en humanos un siglo atrás lo confirman. Las personas que deciden comer menos por decisión propia o que lo hacen obligadas por las circunstancias (durante las guerras, las hambrunas o los experimentos científicos) no solo viven siempre con hambre (y sintiéndose deprimidas y malhumoradas), sino que también están apáticas y gastan menos energía. Su temperatura corporal baja y suelen tener frío todo el tiempo. El incremento de la actividad física también contribuye a incrementar la sensación de hambre; el ejercicio abre el apetito; los leñadores comen más que los sastres. La actividad física también nos causa fatiga; nos agota. Gastamos menos energía cuando la actividad se ha terminado.

En pocas palabras, la energía que ingerimos y la energía que gastamos dependen la una de la otra. Los matemáticos dirían que se trata de variables dependientes, no de variables independientes, tal y como se han tratado normalmente. Si cambiamos una, las otras cambiarán para compensar. En gran medida, si no de forma completa, la energía que gastamos día a día, semana a semana, determinará la cantidad de energía que ingerimos, mientras que la energía que ingerimos y le proporcionamos a nuestras células (un asunto clave, tal y como explicaré más adelante) determinará la cantidad de energía que gastamos. Las dos están íntimamente ligadas. Cualquiera que presente una argumentación diferente estará tratando a un organismo vivo extraordinariamente complejo como si fuera un simple dispositivo mecánico.

En el 2007, Jeffrey Flier, decano de la Escuela Médica de Harvard, y Terry Maratos-Flier, su esposa y compañera de trabajo en la investigación de la obesidad, publicaron un artículo en *Scientific American* titulado «What fuels fat» [Qué alimenta la grasa]. En él describen el estrecho nexo que hay entre el apetito y el gasto de energía, y dejan claro que no se trata simplemente de variables que un individuo puede decidir cambiar de forma consciente con el objetivo de obtener un único efecto: que su tejido graso aumente o disminuya para compensar.

Un animal al que de repente le restringen la comida tiende a reducir su gasto de energía, ya sea mostrándose menos activo o reduciendo el ritmo del consumo de energía en las células, limitando de ese modo la pérdida de peso. El animal también experimenta un aumento del apetito, de modo que, una vez que la restricción acaba, come más de lo que antes lo hacía hasta alcanzar el peso anterior.

Lo que los Flier consiguieron en solo dos frases fue explicar por qué un centenar de años de advertencias alimenticias obviamente intuitivas —comer menos— no funciona en los animales. Si restringimos la cantidad de alimentos que un animal puede comer (no le podemos decir que coma menos, no podemos darle esa opción), no solo conseguimos que esté hambriento, sino que también gaste realmente menos energía. Su metabolismo se ralentiza. Sus células queman menos energía (porque tienen menos energía que quemar). Y cuando se le presenta la oportunidad de comer lo que quiere, vuelve a aumentar de peso.

Lo mismo ocurre con los humanos. No sé por qué los Flier dijeron «un animal» en lugar de «una persona», puesto que los mismos efectos que se han visto en los estudios sobre animales se han demostrado repetidamente en los humanos. Una posible respuesta es que los Flier (o los editores de la publicación) no querían que la implicación fuese tan obvia: que las dietas que nuestros doctores y las autoridades de la salud pública nos están recomendando invariablemente son erróneas; que comer menos y/o hacer más ejercicio no es un tratamiento viable para la obesidad ni para el sobrepeso y no se debería considerar como tal. Debería tener efecto a corto plazo, pero no puede durar más de unos cuantos meses o un año. Al final, nuestros cuerpos se compensan.

8

CASOS PERDIDOS

Entre todas las ideas peligrosas que las autoridades de la salud han aceptado mientras trataban de entender por qué engordamos, es difícil encontrar una más perjudicial que la de las calorías ingeridas/calorías gastadas. Lo que la hace tan atractiva es que confirma lo que parece obvio —la obesidad como castigo por la gula y la pereza—, lo que es tan erróneo y descabellado a tantos niveles que cuesta explicarse que haya sobrevivido indemne y prácticamente intacta durante los últimos cincuenta años.

Ha hecho un daño incalculable. Esta forma de pensar no solo es en parte responsable del creciente número de personas obesas y con sobrepeso que hay en el mundo —mientras se mantiene la atención apartada de las auténticas razones por las que engordamos—, sino que también ha servido para reforzar la percepción de que las personas gordas son las únicas responsables de su obesidad: no pueden culpar a nadie más. Que comer menos fracasa de forma invariable como remedio para la obesidad raramente se percibe como la razón más importante para que pongamos en duda nuestras suposiciones, tal y como Hilde Bruch sugirió hace medio siglo. Más bien se considera una prueba todavía más contundente de que tanto las personas obesas como las que tienen sobrepeso son incapaces de seguir una dieta y comer con moderación. Y eso echa la culpa de su condición física directamente a su comportamiento, algo que no podría estar más lejos de la realidad.

Por supuesto, tiene que haber una razón por la que una persona ingiere más calorías de las que gasta, especialmente porque el castigo por hacerlo es sufrir las crueldades físicas y emocionales de la obesidad. Tiene que estar relacionada con algún fallo, algún defecto; la pregunta es: ¿dónde está?

La lógica de las calorías ingeridas/calorías gastadas solo permite una respuesta aceptable a esta pregunta. El defecto no puede encontrarse en el cuerpo —quizá, como el endocrinólogo Edwin Astwood sugirió hace medio siglo, se encuentra en las «docenas de enzimas» y en la «variedad de hormonas» que controlan cómo «convierte [nuestro cuerpo] lo que comemos en grasa»—, porque eso implicaría que hay algo distinto al comer más de lo necesario que es fundamentalmente responsable de que engordemos. Y eso no puede ser. Así que el problema debe de estar en el cerebro. Y, de forma más concreta, en el comportamiento, lo que lo convierte en una cuestión de carácter. Tanto comer demasiado como hacer poco ejercicio, después de todo, son comportamientos, no estados fisiológicos, un hecho que es todavía más obvio si usamos la terminología bíblica: la gula y la pereza.

Toda la ciencia de la obesidad, en efecto, se ha quedado atrapada en la lógica circular de la hipótesis de las calorías ingeridas/calorías gastadas, y nunca ha podido librarse de ella. Establecer la causa de la obesidad como algo que tiene que ocurrir cuando las personas engordan —ingieren más calorías de las que gastan— evita cualquier respuesta legítima a la pregunta de por qué alguien haría una cosa semejante. O, al menos, por qué lo haría sin que lo obligaran a ello fuerzas fuera de su control.

Nos encontramos ante el mismo problema si preguntamos por qué fallan las dietas. ¿Por qué es tan difícil —si es que es posible— que la obesidad se cure mediante una acción aparentemente tan simple como comer menos? Si sugerimos como respuesta que las personas gordas responden a la restricción de alimento del mismo modo que lo hacen los animales —estos reducen su gasto de energía mientras experimentan un aumento del hambre (tal y como Jeff Flier y Terry Maratos-Flier explicaron en *Scientific American*)—, habremos establecido, pues, la posibilidad de que el mismo mecanismo fisiológico que hace que los individuos obesos mantengan su nivel de grasa cuando pasan hambre puede haber sido la causa primera de su obesidad. Pero esto tampoco es posible. Por eso, en su lugar, echamos la culpa del fracaso de la dieta a la persona gorda que trataba de seguirla. Es un fracaso de la voluntad, de no tener la fuerza de carácter necesaria para hacer lo que hacen las personas delgadas: comer con moderación.

Una vez que comer más de lo necesario ha quedado establecido como la causa fundamental de la obesidad, echarle la culpa al comportamiento —y, por lo tanto, a la falta de carácter y fuerza de voluntad— es la única explicación aceptable. Es la única que no se presta a más investigaciones significativas y, por lo tanto, quizá, a la identificación de un defecto todavía más importante que explicaría por qué las personas comerían en exceso de buen grado si tuvieran la ocasión, es decir, por qué han engordado realmente.

Esta lógica insidiosa empezó a introducirse en las discusiones científicas sobre la obesidad a finales de la década de 1920, gracias a Louis Newburgh, un profesor de medicina de la Universidad de Michigan que al final se convertiría en la autoridad en obesidad en Estados Unidos. Hasta que llegó Newburgh, la mayoría de los doctores que reflexionaban sobre la obesidad daban por sentado que algo tan inextricable tenía que ser un trastorno físico y no el producto final de un estado mental. Newburgh argumentó lo contrario, insistiendo en que las personas que engordaban tenían un «apetito distorsionado», lo cual era (por aquel entonces) una forma técnica de decir que esos individuos sentían el impulso de consumir más calorías de las que gastaban, un impulso del que carecían las personas delgadas. Newburgh basó esta conclusión en el hecho de que todas las personas obesas, literalmente, tienen que comer más de lo necesario para engordar más, algo que es verdad, por supuesto, pero irrelevante.

Esto, como ya he dicho, dejó sin respuesta las preguntas obvias: ¿Por qué las personas que engordan comen en exceso? ¿Por qué estas personas no controlan sus impulsos? ¿Por qué no comen con moderación y hacen ejercicio como las personas delgadas? Bueno, en los tiempos de Newburgh las opciones no eran diferentes de las que tenemos en la actualidad: las personas gordas no están dispuestas a hacer el esfuerzo, les falta fuerza de voluntad o simplemente no son conscientes de lo que deberían estar haciendo. En pocas palabras, según Newburgh, las personas gordas sufren «varias debilidades humanas como el exceso de indulgencia y la ignorancia». (El propio Newburgh era delgado.)

Si las declaraciones de Newburgh se hubieran tomado con el más mínimo escepticismo —todas las declaraciones médicas deberían tomarse así, hasta que cuenten con el apoyo de datos científicos rigurosos—, la obesidad sería mucho menos común en la actualidad de lo que lo es (y este libro no habría hecho falta). Pero Newburgh inculcó sus ideas a un centro médico, al que se había instruido para venerar a las figuras de autoridad, fueran cuales fueran sus opiniones. En los años que siguieron inmediatamente a la Segunda Guerra Mundial, una serie de médicos norteamericanos que deberían haber sido más sensatos tomaron las palabras de Newburgh como si del Evangelio se tratara. Decidieron creer que lo que Newburgh proponía era cierto, que las personas obesas y las que tienen sobrepeso pertenecen a una de dos categorías: las que han sido educadas desde la infancia por sus padres para ingerir más alimentos de los que necesitan (que fue la explicación de Newburgh para la observación, tan clara entonces como lo es ahora, de que en las familias existe una disposición a la obesidad) y aquellas cuya obesidad es fruto de «la combinación de una voluntad débil y el placer de buscar una perspectiva en la vida». Y esa ha sido la actitud predominante desde entonces, aunque resulte inexcusablemente simplista y errónea.

Lo único que ha cambiado con el paso de los años es que, en la actualidad, los expertos expresan los conceptos con palabras que, de manera inmediata, no parecen tener semejantes implicaciones degradantes. Si, por ejemplo, nos referimos a la obesidad como un trastorno de la alimentación, como ha sido habitual desde la década de 1960, en realidad no estamos diciendo que las personas obesas no puedan comer como las delgadas porque les falte fuerza de voluntad, sino que no comen como las personas delgadas.

Es posible que las personas que engordan sean simplemente demasiado susceptibles a las señales externas de los alimentos, que era una de las explicaciones típicas de la década de 1970, y no lo bastante susceptibles a las señales internas, que les indican cuándo han comido suficiente, pero aún no demasiado. Esto no dice explícitamente que no tengan fuerza de voluntad; por el contrario, sugiere que en su cerebro hay algo que les hace más difícil resistirse al olor de un bollo de canela o a la visión de un McDonald. O es más probable que las personas obesas pidan porciones más grandes o se las coman enteras, mientras que la persona delgada, para empezar, no las pediría o no se sentiría obligada a comérselo todo.[1]

---

1. Julius Bauer, un profesor de la Universidad de Viena, tenía un modo de pensar en la obesidad mucho más racional, del que voy a hablar un poco. «Aquellos que todavía creen que el problema de la obesidad se resuelve con la afirmación de que hay un desequilibrio entre la entrada y la salida de energía —escribió proféticamente en 1947— dan por sentado que solo un com-

En la década de 1970, había surgido todo un campo de lo que se llama técnicamente (y de forma reveladora) «medicina del comportamiento» para tratar a individuos obesos con terapias del comportamiento, todas las formas sutiles o no tan sutiles de inducir a la persona obesa a comportarse como la delgada, es decir, a comer con moderación.[2] Nunca se ha demostrado que ninguna de estas terapias llegara a funcionar; a pesar de ello, algunas todavía siguen vigentes en nuestros días. Disminuir el ritmo de la ingestión de alimentos es un tratamiento del comportamiento típico. No comer en otro sitio que no sea en la cocina o en la mesa del comedor es otro tratamiento.

Actualmente, todavía se da el caso de que muchos de los principales expertos en obesidad, si no la mayoría, son psicólogos y psiquiatras, personas cuyas habilidades están orientadas hacia los senderos de la mente, no del cuerpo. Imaginemos cómo aumentaría el número de las personas fallecidas por culpa de la diabetes si las víctimas de esta enfermedad fueran tratadas por psicólogos en lugar de por médicos. Y, a pesar de todo, la diabetes y la obesidad están tan estrechamente relacionadas —la mayoría de los diabéticos del tipo 2 son obesos y muchas personas obesas se convierten en diabéticas— que algunos expertos han empezado a llamar «diabesidad» a ambos trastornos, como si fueran dos caras de la misma moneda patológica, algo que seguramente es cierto.

---

portamiento especial (el ansia de comer basándose en razones emocionales) tiene en cuenta la alimentación excesiva y la consiguiente obesidad. ¿Querían estos autores incluir la obesidad como "problema del comportamiento" entre las enfermedades psiquiátricas en lugar de entre las metabólicas? Esta sería al menos la lógica, aunque absurda, consecuencia de su teoría».

2. La moderación, por supuesto, se tendría que definir para que fuera lo bastante frugal para que realmente se llegara a perder peso: una cantidad que pudiera ser considerablemente inferior a la consumida por una persona delgada de altura y estructura ósea similares.

Gran parte del discurso profesional sobre la obesidad de la última mitad del siglo se puede percibir como intentos de eludir lo que podríamos llamar las implicaciones de «caso perdido» de la teoría calorías ingeridas/calorías gastadas: cómo se puede culpar a la obesidad de comer demasiado sin culpar realmente a la persona gorda por la debilidad humana de la autocomplacencia y/o la ignorancia. Si la epidemia de obesidad es una consecuencia de la «prosperidad», como ya comenté anteriormente, o de un «ambiente de comida nociva», podemos quitarle a la responsabilidad por la obesidad al carácter de las personas obesas sin dejar de reconocer que estas llegaron a ese estado por no poder comer con moderación. Si hay que culpar a la industria alimenticia por poner a nuestra disposición demasiados alimentos sabrosos y tentadores, esto la hace todavía más culpable. Se nos ha dicho que es el ambiente en el que vivimos el que nos hace engordar, no solo nuestra falta de voluntad. Entonces, ¿por qué las personas delgadas no engordan en ese ambiente perjudicial? ¿Es la única respuesta la fuerza de voluntad?

En la década de 1930, Russell Wilder, de la Clínica Mayo, hizo la pertinente pregunta de la idea del apetito distorsionado de Newburgh; esta es la pregunta que todavía deberíamos hacernos cuando alguien trata de responsabilizar a la sociedad o a la industria alimenticia de nuestro aumento de peso: «Tiene que haber algún mecanismo distinto del apetito para regular el peso, porque la mayoría de nosotros vivimos protegidos contra la obesidad —decía Wilder—, aunque engañemos el apetito con diversas artimañas, como cócteles y vinos con las comidas. Todo el arte de la cocina, de hecho, se desarrolla con el objetivo principal de inducirnos a comer más de lo que deberíamos. Entonces, ¿por qué no todos engordamos?». Si algunas personas no lo hacemos, ¿a qué es debido? ¿Por qué algunos estamos protegidos contra la obesidad a pesar de «todo el arte de la cocina» y otros no?

En 1978, Susan Sontag publicó un ensayo titulado *La enfermedad y sus metáforas,* en el que hablaba del cáncer y la tuberculosis, y de la mentalidad de «culpar a la víctima» que ha acompañado a esas enfermedades en diferentes épocas. «Las teorías de que las enfermedades están causadas por estados mentales y que se pueden curar con la fuerza de voluntad —escribió Sontag— son siempre un indicador de todo lo que no sabemos acerca del ámbito físico de las enfermedades».

En la medida en que creamos que las personas engordan porque comen más de lo necesario, porque ingieren más calorías de las que gastan, estaremos atribuyendo toda la culpa a un estado mental, a una debilidad de carácter, y dejaremos la biología humana completamente fuera de la ecuación. Sontag estaba en lo cierto: es un error pensar de esa forma con respecto a cualquier enfermedad. Y hacerlo ha sido desastroso a la hora de tratar de responder a la pregunta acerca de por qué engordamos. ¿Cómo deberíamos enfocar el problema? ¿De qué forma tenemos que pensar en él para poder hacer progresos? Estas son las preguntas que empezaré a responder en el siguiente capítulo.

LIBRO II

Adiposidad 101

I

LAS LEYES DE LA ADIPOSIDAD

El destino de las ratas de laboratorio no suele ser demasiado envidiable. La historia que voy a contar no es ninguna excepción. Aun así, podemos aprender de la experiencia de la rata, igual que hacen los científicos.

A principios de la década de 1970, un joven investigador de la Universidad de Massachusetts llamado George Wade se puso a estudiar la relación que había entre las hormonas sexuales, el peso y el apetito. Para hacerlo, les extirpó los ovarios a las ratas (hembras, obviamente) e hizo después un seguimiento de su consiguiente peso y comportamiento.[1] Los efectos de la intervención fueron verdaderamente impresionantes: las ratas empezaron a comer de forma voraz y enseguida se volvieron obesas. Si no nos engañamos, podríamos deducir de esto que extirparles a las ratas los ovarios las convierte en glotonas. La rata come demasiado, el exceso de calorías encuentra la forma de llegar al tejido graso y el animal se vuelve obeso. Esto confirmaría nuestra idea preconcebida de que comer

---

1. Tanto en los escritos médicos como en las publicaciones científicas de divulgación, se tiende a hablar como si el trabajo lo hubiera hecho un solo investigador; la idea es no sobrecargar la prosa teniendo que repetir frases como «Wade y sus estudiantes». Yo estoy haciendo lo mismo aquí. Wade llevó a cabo estos experimentos con varios estudiantes, algunos ya graduados, otros que todavía no habían finalizado sus estudios. El trabajo se hacía en colaboración, como acostumbra a ocurrir en la ciencia.

más de lo necesario es también una causa de la obesidad en los humanos.

Pero Wade llevó a cabo un segundo experimento revelador: les extirpó los ovarios a las ratas y las sometió a una dieta muy estricta después de la intervención. A pesar de que, tras extirparles los ovarios, las ratas se mostraban terriblemente hambrientas y estaban desesperadas por saciar su apetito, no lograban satisfacer sus necesidades. En el lenguaje de la ciencia experimental, este segundo experimento «controló» la ingestión excesiva de alimentos. Después de la intervención, no se permitió que las ratas ingirieran más cantidad de alimento que el que tomaban antes de la operación.

Lo que ocurrió no es lo que probablemente esté pensando. Las ratas engordaron lo mismo, igual de rápido. Pero estas ratas eran ahora del todo sedentarias. Solo se movían cuando tenían que hacerlo para conseguir alimento.

Si solo conociéramos el segundo experimento, este también confirmaría nuestras ideas preconcebidas. Entonces daríamos por sentado que el hecho de extirparle los ovarios a una rata la vuelve perezosa; gasta muy poca energía y es por eso por lo que engorda. En esta interpretación, de nuevo hemos apoyado nuestra creencia en la prioridad de la hipótesis de las calorías ingeridas/calorías gastadas como el factor que determina la obesidad.

Pero, si prestamos atención a los dos experimentos, la conclusión a la que llegamos es radicalmente diferente. Al extirparle los ovarios a una rata, su tejido graso absorbe de forma literal calorías del riego sanguíneo y se expande. Si el animal puede comer más para compensar las calorías que ahora se están acumulando como grasa (el primer experimento), lo hará. Si no puede (el segundo), gastará entonces menos energía, porque ahora cuenta con menos calorías a su disposición para gastar.

De la forma en que Wade me lo explicó, el animal no engorda porque coma demasiado: come demasiado porque está engordando. La causa y el efecto están invertidos. Tanto la gula como la pereza son efectos del impulso para engordar más. Su causa es fundamentalmente un defecto en la regulación del tejido graso del animal. El hecho de extirparle los ovarios hace que la rata acumule literalmente grasa corporal; el animal tampoco come más ni gasta menos energía, o ambas cosas, para compensar.

Para explicar por qué ocurre esto, voy a tener que ponerme técnico durante un rato. La realidad es que extirparles los ovarios a las ratas es útil para la función de eliminación de estrógeno, la hormona sexual femenina que normalmente es secretada por los ovarios. (Cuando se les inyectó estrógeno a las ratas después de la intervención, estas no comieron con voracidad, no se volvieron perezosas ni se engordaron. Se comportaron como ratas por completo normales.) Y una de las cosas que el estrógeno hace en las ratas (y en los humanos) es influir en una enzima llamada lipoproteína lipasa: LPL, para abreviar. Lo que la LPL hace, a su vez, de forma muy simple, es arrastrar la grasa desde el riego sanguíneo hasta cualquier célula que casualmente «exprese» esta LPL. Si la LPL se acopla a una célula grasa, esta arrastrará la grasa hasta la célula grasa. El animal (o la persona) en el que se encuentra la célula grasa engordará de forma infinitesimal. Si la LPL se acopla a una célula muscular, esta arrastrará la grasa hasta la célula muscular, y la célula muscular la quemará como combustible.[2]

2. Así es como el *Williams Textbook of Endocrinology*, un libro de texto muy respetado sobre las hormonas y las enfermedades relacionadas con las hormonas, describe el mismo concepto: «La actividad de la LPL en los tejidos individuales es un factor clave en la separación de los triglicéridos [por ejemplo, la grasa] entre diferentes tejidos corporales».

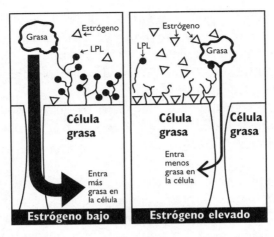

Cuando los niveles de estrógeno son bajos (izquierda), la enzima LPL se «regula gracias al incremento» de las células grasas, y, a través del riego sanguíneo, se lleva más grasa a la célula. Cuando los niveles de estrógeno son elevados (derecha), la actividad de la LPL se suprime y las células grasas acumulan menos grasa.

El estrógeno casualmente suprime o «inhibe» la actividad de la LPL en las células grasas. Cuanto más estrógeno haya alrededor, menos grasa arrastrará la LPL hasta las células grasas, y menos grasa acumularán esas células. Si eliminamos el estrógeno (extirpando los ovarios), las células grasas estarán repletas de LPL. La LPL hace entonces lo de siempre —lleva grasa a las células—, pero ahora el animal se engorda mucho más de lo normal porque las células grasas tienen mucha más cantidad de LPL.

El animal tiene la necesidad de comer vorazmente porque las células grasas están absorbiendo calorías que se necesitan en otro lugar para el buen funcionamiento del cuerpo. Cuantas más calorías se lleven las células grasas, más tiene que comer para compensar. En efecto, las células grasas están acaparando calorías, y no hay suficientes para que otras células puedan tener las suyas. Ahora, una comida que previamente habría satisfecho al animal, ya no lo consigue. Y debido a que el animal se está poniendo más gordo (y más pesado), sus exigencias calóricas aumentan todavía más. Por eso el animal tiene un apetito voraz, y si no puede satisfacerlo, tiene que hacer reposo para gastar menos energía.

El único modo (aparte de nuevas intervenciones quirúrgicas) de impedir que estos animales sigan engordando —la dieta no tiene ningún efecto, y podemos estar seguros de que tratar de obligarlos a hacer ejercicio sería inútil— es devolverles su estrógeno. Cuando esto se ha hecho, vuelven a adelgazar y su apetito y sus niveles de energía recuperan la normalidad.

Por lo tanto, al extirparle a una rata los ovarios, sus células grasas literalmente engordan. Y es muy probable que sea eso lo que les ocurre a muchas de las mujeres que ganan peso en cuanto les extirpan los ovarios o después de la menopausia. Secretan menos estrógenos, y sus células grasas sueltan más LPL.

La historia de estas ratas ovariectomizadas cambia radicalmente nuestra percepción de la causa y el efecto de la obesidad: nos indica que dos comportamientos —la gula y la pereza— que parecen ser las razones por las que cogemos peso pueden, en efecto, ser las consecuencias del aumento de peso. De modo que si les prestamos atención a las hormonas y a las enzimas que regulan el propio tejido graso, entenderemos con precisión por qué ocurre algo así: no solo la razón por la que las ratas engordan, sino también por qué tienen los mismos comportamientos que normalmente relacionamos con las personas gordas.

Otra característica significativa de la última mitad del siglo de discusiones acerca de la obesidad y de la pérdida de peso es que, sorprendentemente, los expertos médicos no han mostrado el más mínimo interés por el tejido graso ni por el modo en que nuestros cuerpos llegan a regularlo. Salvo muy pocas excepciones, sencillamente han ignorado el tejido graso, porque ya habían decidido que la obesidad era un problema del comportamiento y que, por lo tanto, la explicación se encontraba en el cerebro, no en el cuerpo. Si hubiéramos estado hablando de trastornos del crecimiento —por qué algunas personas crecen hasta medir más de dos metros y otras no consiguen llegar al metro cuarenta—, el único tema de discusión sería el de las hormonas y las enzimas que regulan el crecimiento. Y, aun así, cuando el síntoma que regula uno de esos trastornos es un crecimiento anormal del tejido graso, las hormonas y las enzimas que regulan este crecimiento se consideran poco relevantes.[3]

Pero, cuando prestamos atención a la regulación de nuestro tejido graso, encontramos una explicación de la razón por la que engordamos y de que lo que hay que hacer al respecto es radicalmente diferente de la idea convencional derivada del enfoque del equilibrio entre la energía ingerida y la energía gastada. Debemos concluir, tal como hizo Wade con sus ratas, que las personas que engordan lo hacen como consecuencia del modo que sus cuerpos regulan la grasa, y que una notable consecuencia de esta regulación va a ser su comportamiento a la hora de comer (la gula) y su tendencia a la inactividad física (la pereza), ambas características que tan rápidamente hemos aceptado como las auténticas causas.

Primero presentaré esta idea como una hipótesis, una forma de pensar en la razón por la que engordamos que podría ser

---

3. En julio de 2009, cuando escribí este capítulo, la entrada «obesidad» de la Wikipedia no incluía ningún estudio de la regulación del tejido graso, aunque sí podía encontrarse en la entrada «tejido adiposo». La suposición implícita sería que la regulación del tejido graso no es relevante para un trastorno de exceso de acumulación de grasa.

correcta, y, a continuación, explicaré por qué podemos considerar casi con toda seguridad que lo es.[4] Pero, antes de entrar en materia, hay varios puntos críticos acerca de las grasas y del proceso de engordar en sí mismo que deberíamos entender bien. En honor a las leyes de la termodinámica a las que estos procesos están reemplazando, los vamos a llamar leyes de la adiposidad.

LA PRIMERA LEY

La grasa del cuerpo se regula con esmero, por no decir escrupulosamente.

Esto es cierto a pesar de que algunas personas engordan con tanta facilidad que cuesta creerlo. Lo que quiero decir con «se regula» es que nuestros cuerpos, cuando están sanos, trabajan de forma diligente para mantener una cantidad de grasa determinada en nuestro tejido graso —ni demasiada ni demasiado poca— y que esta, a su vez, se usa para asegurar un suministro continuo de combustible para las células. La implicación (nuestra hipótesis de trabajo) es que si una persona se convierte en obesa no es porque esa regulación haya dejado de existir, sino porque se ha vuelto inestable.

4. Cuando uso las palabras «casi con toda seguridad», quiero decir que creo con tanta convicción en este supuesto que me jugaría mi reputación por él. Pero he estado escribiendo sobre ciencia durante tanto tiempo y creo tan firmemente en el proceso científico, que considero que no puedo quitar ese «casi». En ciencia no podemos dar nada por sentado hasta que no haya superado pruebas rigurosas, especialmente cuando estamos desafiando creencias aceptadas. Cuando alguien lo hace, es una buena razón para no desconfiar, ya se trate de autores de libros de dietas o de expertos académicos. A pesar de todo, si donde pone «casi con toda seguridad» prefiere usted leer «con toda seguridad», está justificado a hacerlo, casi con toda seguridad.

Las pruebas de que el tejido graso se regula con esmero, que no es solo un cubo de basura en el que vertemos todas las calorías que no quemamos, son incontestables. Podemos empezar con todas las observaciones del capítulo 5 acerca del dónde, el cuándo y el quién del hecho de engordar. Que los hombres y las mujeres engorden de forma diferente nos indica que las hormonas sexuales desempeñan algún papel en la regulación de la grasa corporal (tal como indican también los experimentos de Wade y lo que sabemos sobre los estrógenos y la LPL). Que algunas partes de nuestro cuerpo estén relativamente libres de grasa —la parte trasera de las manos, por ejemplo, y la frente— y otras no tanto nos indica que los factores locales desempeñan un papel a la hora de determinar las zonas en las que engordamos, del mismo modo que lo desempeñan cuando se trata de establecer las zonas donde nos crece pelo: en unas sí y en otras no.

Que la obesidad se presente en determinadas familias (tenemos mayor probabilidad de ser gordos si nuestros padres lo eran) y que la distribución local de la propia grasa puede ser un atributo genético (la esteatopigia de algunas tribus africanas) nos dice que la grasa corporal se regula, porque ¿de qué otro modo los genes que pasan de una generación a otra influirían en nuestra grasa y en la zona en donde la colocamos, si no a través de las hormonas, las enzimas y otros factores que la regulan?

Que la cantidad de grasa (e incluso el tipo de grasa) que tienen los animales se regula con esmero también apoya esta conclusión. Después de todo, solo somos otra especie animal. Los animales en estado salvaje pueden ser gordos de forma natural (los hipopótamos, por ejemplo, y las ballenas). Estos engordarán según la estación para proveerse de un aislamiento térmico contra el frío del invierno o de combustible para las migraciones o las hibernaciones anuales. Las hembras engordarán con el fin de prepararse para dar a luz; los machos engordarán para obtener una ventaja de peso en los enfrentamientos por las hembras. Pero nunca llegarán a ser obesos, lo que significa que su salud no será gravemente afectada por la grasa como nos ocurre a los humanos. No llegarán a ser diabéticos, por ejemplo.

Por muy abundante que sea su suministro de comida, los animales salvajes mantendrán un peso estable —ni demasiado gordos, ni demasiado flacos—, lo que nos dice que sus cuerpos se están asegurando de que la cantidad de grasa del tejido graso funcione siempre a su favor y no se convierta nunca en un obstáculo para su supervivencia. Si un animal acumula una cantidad de grasa considerable, esa grasa estará ahí por alguna buena razón.[5] Los animales estarán igual de sanos con o sin ella.

Un ejemplo excelente del esmero con que los animales (y, por lo tanto, presuntamente también los humanos) regulan su acumulación de grasa son los roedores que hibernan, como por ejemplo las ardillas terrestres, que duplican su peso y su grasa corporal en solo unas cuantas semanas al final del verano. Diseccionar a esas ardillas en su peso máximo, tal y como me lo describió un investigador, es como «abrir una lata de aceite Crisco: enormes montones de grasa por todas partes».

Pero estas ardillas acumularán esa grasa independientemente de la cantidad de alimento que tomen, igual que las ratas sin ovarios de Wade. Se las puede meter en un laboratorio y someterlas a una estricta dieta desde la primavera, cuando se despierten de la hibernación, hasta finales del verano, y se pondrán

---

5. La joroba del camello es otro ejemplo de una gran masa de grasa que existe con un propósito: la joroba proporciona una reserva de grasa para sobrevivir en el desierto, sin que el camello tenga que guardar esa grasa en depósitos subcutáneos, como hacemos nosotros, donde el aislamiento sería insuficiente bajo el calor del desierto. Lo mismo ocurre con las ovejas con depósitos de grasa en la parte trasera o en la cola, y con los ratones marsupiales con depósitos de grasa en la cola, todos ellos habitantes del desierto que acumulan la grasa casi exclusivamente en las zonas epónimas.

tan gordas como las ardillas a las que se haya permitido comer hasta hartarse. Quemarán la grasa durante el invierno y la perderán al mismo ritmo, ya sea quedándose despiertas en un cálido laboratorio con comida a su disposición o entrando en una hibernación total, sin probar ni un bocado y sobreviviendo únicamente de sus depósitos de grasa.

El hecho es que los investigadores pueden hacer muy poco para evitar que estos animales aumenten o disminuyan su peso en el tiempo acordado. Manipular los alimentos disponibles y prácticamente matarlos de hambre no es efectivo. La cantidad de grasa de esos roedores en un momento especial del año está totalmente regulada por factores biológicos, no por el propio suministro de alimentos, ni por la cantidad de energía que se requiere para conseguir esos alimentos. Y lo cierto es que tiene sentido. Si un animal que necesita enormes montones de grasa para abastecerse durante el invierno tuviera que ingerir excesivas cantidades de comida para acumular esa grasa, hace mucho tiempo que un mal verano habría aniquilado a toda la especie.

Tal vez sea cierto que la evolución ha señalado a los humanos como la única especie del planeta cuyos cuerpos no trabajan para regular los almacenamientos de grasa en función de futuros periodos tanto de abundancia como de hambruna, que muchas personas acumulan gran cantidad de grasa solo porque tienen alimentos de sobra a su disposición y llegan por ello a quedarse prácticamente inmóviles, pero aceptar esta conclusión exige que desestimemos prácticamente todo lo que sabemos sobre la evolución.

Un último argumento que apoya la idea del esmero con que el cuerpo regula su grasa es que hace lo mismo con todo lo demás. ¿Por qué iba a ser la grasa una excepción? Cuando la regulación fracasa, como sucede en el cáncer y en las enfermedades cardiacas, el resultado es, con frecuencia, tristemente obvio. Cuando las personas acumulan un exceso de grasa, esto nos dice que algo ha salido mal en la regulación del tejido graso. Lo que tenemos que saber es en qué consiste ese defecto y qué podemos hacer para solventarlo.

LA SEGUNDA LEY

La obesidad puede estar causada por un defecto regulador tan leve que no lo detectaría ninguna de las técnicas ya inventadas.

¿Recuerda el lector el problema de las veinte calorías al día del que le he hablado anteriormente? Si cada día ingerimos solo veinte calorías más de las necesarias —añadiendo únicamente un 1 % o menos a nuestra cuota calórica diaria normal, sin que aumentemos de forma compensatoria el gasto de calorías—, eso bastará para hacer que pasemos de estar delgados a los veintitantos años a ser obesos a los cincuenta y tantos. En el contexto de la lógica de la teoría calorías ingeridas/calorías gastadas, esto nos conduce a la pregunta obvia: ¿cómo conseguimos algunos mantenernos delgados si para hacerlo debemos equilibrar de forma consciente las calorías que ingerimos y las que gastamos con una exactitud del 1 %? La verdad es que parece una hazaña imposible, y seguramente lo sea.

Bien, para que acabemos siendo obesos, nuestro sistema regulador no tiene más que enviar de más a nuestras células esas veinte calorías. Se aplica el mismo cálculo. Si, por alguna desafortunada combinación de los genes y del ambiente, un error regulador manda a nuestras células grasas un exceso de solo el 1 % de las calorías que, de otro modo, se usaría como combustible, estaremos destinados a llegar a ser obesos.

Si este uso indebido de las calorías se presenta en un tanto por ciento ligeramente mayor, podremos acabar siendo grotescamente gordos. Aun así, esto todavía se consideraría un error relativamente insignificante en la valoración reguladora, solo un pequeño porcentaje de puntos, algo en extremo difícil de tener en cuenta, pero no demasiado difícil de imaginar.

LA TERCERA LEY

Lo que nos hace ser más gordos y más pesados, sea lo que sea, también nos empuja a comer más de lo necesario.

Esta fue la última lección que nos dieron las ratas de Wade. Puede que vaya en contra de la intuición, pero tiene que ser cierto para todas las especies, para todas las personas que acumulan kilos de grasa. Podría decirse que esta es la única lección que tanto nosotros como nuestros expertos en salud tenemos que aprender para entender por qué engordamos y qué podemos hacer para remediarlo.

Esta ley es un hecho que viene respaldado por la primera ley de la termodinámica, la ley de la conservación de la energía, la que los expertos en la salud han estado tan dispuestos a aplicar de forma errónea. Cualquier cosa que incremente su masa, por la razón que sea, acumulará más energía de la que gasta. Por eso, si un defecto regulador nos hace más gordos y más pesados, está garantizado que nos empujará a consumir más calorías (y, por lo tanto, incrementará nuestro apetito) y/o a gastar menos de lo que gastaríamos si la regulación estuviera funcionando como es debido.

Aquí es donde tener hijos resulta una buena metáfora a la hora de entender la causa y el efecto de engordar y comer más de lo necesario. Voy a utilizar dos fotos de mi hijo mayor para demostrar este planteamiento. La foto de la página siguiente, a la izquierda, se hizo cuando todavía no había cumplido dos años y pesaba unos quince kilos.

La foto de la derecha se hizo tres años más tarde, después de haber crecido casi veintitrés centímetros y pesar veintitrés kilos.

Engordó más de siete kilos en tres años, por lo tanto, sin duda alguna, consumía más calorías de las que gastaba. Comía más de lo que necesitaba. Este exceso de calorías se usó para crear todos los tejidos y las estructuras que necesita un cuerpo más grande, incluyendo todavía más grasa. Pero el niño no creció porque consumiera un exceso de calorías. Consumía ese exceso de calorías —comía más de lo necesario— porque estaba creciendo.

El crecimiento de mi hijo, como el de cualquier niño, se debe fundamentalmente a la actividad de las hormonas del crecimiento. A medida que va creciendo, da estirones ocasionales que van acompañados por un apetito voraz y, probablemente, por una parte justa de pereza; el apetito y la pereza, no obstante, estarán marcados por el crecimiento, no lo contrario. Su cuerpo requerirá un exceso de calorías para satisfacer las exigencias del crecimiento —para construir un cuerpo más grande— y descubrirá el modo de conseguirlas: aumentando el apetito, reduciendo el gasto de energía, o ambas cosas a la vez. Cuando pase por la pubertad, perderá grasa y desarrollará la musculatura; todavía seguirá ingiriendo más calorías de

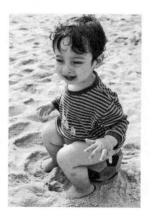
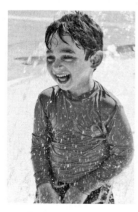

Agosto de 2007: quince kilos   *Agosto de 2010: veintitrés kilos*

las que gasta, algo que también determinarán los cambios hormonales.

Podemos afirmar casi con total seguridad que, también en nuestro tejido graso, el crecimiento es la causa y comer más de lo necesario, el efecto. Parafraseando las palabras que Gustav von Bergmann, un especialista alemán en medicina interna, dijo acerca de esta idea hace más de ochenta años, ni siquiera consideramos la posibilidad de que los niños ganan en estatura porque comen demasiado y hacen poco ejercicio (o que su crecimiento puede interrumpirse si hacen demasiado ejercicio). Entonces, ¿por qué consideramos que estas son explicaciones válidas cuando uno engorda (o se mantenerse delgado)? «Todo lo que el cuerpo necesita para crecer siempre lo encuentra —escribió Von Bergmann— y lo que necesita para engordar, aunque sea diez veces la misma cantidad, lo guardará para sí mismo sacándolo del equilibrio anual».

La única razón para pensar que esto no es cierto, que la causa y el efecto van en una misma dirección cuando crecemos (el crecimiento hace que se coma más de lo necesario) y en la otra cuando engordamos (comer más de lo necesario ayuda al crecimiento) es que es lo que hemos creído a lo largo de nuestra vida y nunca nos hemos detenido a pensar si realmente tiene sentido. Una suposición mucho más razonable es la de que el crecimiento en ambos casos determina el apetito e incluso el gasto de energía, y no lo contrario. No engordamos porque comamos en exceso: comemos en exceso porque estamos engordando.

Como este planteamiento es antiintuitivo, pero tan importante de comprender, quiero volver a los ejemplos de los animales. Los elefantes africanos son los animales terrestres más grandes del mundo. Los machos pesan más de cuatro mil quinientos kilos, por lo general, aunque, sorprendentemente, solo una mínima parte de su peso es grasa. Las ballenas azules son los animales más grandes, tanto acuáticos como terrestres. Pueden llegar a pesar trece mil quinientos kilos, la mayoría de los cuales son grasa. Los elefantes africanos comerán algunos cientos de kilos de alimento al día y las ballenas azules, miles;[6] son cantidades prodigiosas, pero ninguna especie crece hasta llegar a esas dimensiones solo por comer tanto. Comen cantidades impresionantes de alimento porque son animales enormes. Con o sin grandes cantidades de grasa corporal, el tamaño del cuerpo determina la cantidad de alimento que ingieren.

Las crías de estas especies también comen cantidades relativamente grandes. Lo hacen porque, para empezar, nacen teniendo un tamaño enorme y porque sus genes las predisponen para llegar a pesar aún miles de kilos (los elefantes) o cientos de miles de kilos (las ballenas azules) más. Así pues, tanto el crecimiento como el tamaño del cuerpo son los que controlan el apetito. Esto es cierto tanto si dichos animales están usando las calorías para almacenar grasa como si las emplean para ensanchar los músculos y otros tejidos y órganos. No importa que tengan enormes cantidades de grasa o no: la causa y el efecto siguen siendo los mismos.

Consideremos ahora lo que los investigadores llaman modelos animales de obesidad: animales que, como las ratas de Wade, en el laboratorio acaban siendo obesas, pero eso no les sucedería de forma natural. En los últimos ochenta años, los investigadores han aprendido que pueden lograr que las ratas y los ratones engorden hasta ser obesos mediante la alimentación que les dan, la cirugía (extirpando los ovarios, por ejemplo), la dieta y con una gran variedad de manipulaciones genéticas. Los animales a los que se somete a estas vejaciones, en efecto, se

---

6. Esto ocurre solo en verano. Durante el resto del año, las ballenas viven de la grasa que han almacenado, igual que los roedores que hibernan.

vuelven obesos, no solo funcionalmente gordos (como las ballenas azules o las ardillas terrestres que hibernan). Tienen tendencia a padecer las mismas alteraciones metabólicas, incluida la diabetes, que padecemos nosotros cuando nos convertimos en obesos.

Sin embargo, con independencia de la técnica a la que se recurra para convertir al animal en obeso, seguirá siendo gordo, o al menos significativamente más gordo (igual que las ratas de Wade), tanto si puede ingerir más calorías que otros ejemplares idénticos que se mantienen flacos, como si no. Se vuelven obesos no porque coman más de lo necesario, sino porque la cirugía, la alimentación, la manipulación genética o incluso el cambio de dieta han alterado la regulación de su tejido graso. Empiezan a almacenar calorías como grasa y después sus cuerpos se tienen que compensar: si es posible, comen más; si no lo es, gastan menos energía. Y a menudo hacen ambas cosas.[7]

Consideremos, por ejemplo, el método para convertir en obesos a los roedores de laboratorio que más se empleó entre la década de 1930 y la de 1960. Era una técnica quirúrgica que requería introducir una aguja en una parte del cerebro conocida como el hipotálamo, que controla (no de forma casual) la secreción de las hormonas por todo el cuerpo. Después de la intervención, algunos de estos roedores comían con voracidad y se volvían obesos; algunos pasaban a ser sedentarios y se volvían obesos; otros hacían las dos cosas y se volvían obesos. La

7. Para ser más precisos, todos los modelos animales de obesidad que los investigadores estudian en el laboratorio (a mi buen entender) se pueden dividir en dos categorías: (1) aquellos en los que se mantiene esta misma causa y efecto y (2) aquellos con los que los investigadores no pensaron hacer experimentos para averiguarlo (someter a los animales a una dieta con calorías restringidas y ver si de todas formas engordan), porque los investigadores nunca imaginaron que los animales podrían engordar por otra razón que no fuera comer demasiado.

conclusión obvia, que sugirió antes que nadie el neuroanatomista Stephen Ranson, cuyo laboratorio de la Universidad Northwestern fue pionero en estos experimentos en la década de 1930, es que la cirugía tenía el efecto directo de incrementar la grasa corporal en estos roedores. Después de la cirugía, su tejido graso absorbe calorías para elaborar más grasa; esto deja una cantidad de combustible insuficiente para el resto del cuerpo —lo que Ranson llamó «inanición parcial celular oculta»— y «obliga al cuerpo a aumentar su ingesta de alimento general, a interrumpir el gasto de energía, o las dos cosas».

El único modo de evitar que estos animales se vuelvan obesos es dejarlos sin comer, aplicarles lo que en la década de 1940 un fisiólogo de la Universidad Johns Hopkins llamó restricción de alimentos «severa y permanente». Si a estos animales se les da de comer aunque sean cantidades moderadas de alimento, acaban siendo obesos. Dicho de otro modo, no engordan por comer más de lo necesario, sino por ingerir cualquier alimento. Aunque la cirugía se hace en el cerebro, tiene el efecto de alterar fundamentalmente la regulación de la grasa corporal, no el apetito.

Lo mismo se aplica a los animales que crecen siendo obesos, que llevan la obesidad en los genes. En la década de 1950, Jean Mayer estudió una variedad semejante de ratones obesos en su laboratorio de Harvard. Tal y como explicó, pudo conseguir que su peso fuera más bajo que el de los ratones flacos si los dejaba sin comer lo suficiente, pero, aun así, «seguían teniendo más grasa que los ratones normales, mientras que sus músculos habían desaparecido». Una vez más, comer más de lo necesario no era el problema; estos ratones, tal y como escribió Mayer, «engordarían sin su comida en las circunstancias más insólitas, aunque casi no comieran».

Está también el caso de las ratas Zucker. Los investigadores comenzaron a estudiar estas ratas en la década de 1960 y todavía hoy son uno de los modelos favoritos de la obesidad. A continuación podemos ver una fotografía de una rata Zucker de aspecto convenientemente corpulento.

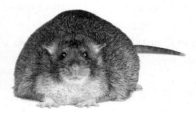

Estas ratas, igual que los ratones de Mayer, están genéticamente predispuestas a engordar. Cuando se somete a las ratas Zucker a una dieta con calorías restringidas desde el momento en que sus madres dejan de amamantarlas, no acaban más flacas que las compañeras de camada a las que se ha permitido comer normalmente. Acaban más gordas. Puede que pesen un poco menos, pero tienen tanta grasa corporal como las demás, o incluso más. Aunque quieran ser glotonas, algo que seguramente desean, no pueden, e incluso engordan más de lo que lo habrían hecho si nunca las hubieran puesto a dieta. Por otra parte, sus músculos y sus órganos, incluidos el cerebro y los riñones, son más pequeños de lo que, de otro modo, deberían ser. Del mismo modo que los músculos de los ratones de Mayer «desaparecieron» cuando los animales estaban pasando hambre, los músculos y los órganos de las ratas Zucker que casi dejaron de comer tenían un tamaño «considerablemente reducido» comparado con los de sus gordas compañeras de camada, que podían comer todo lo que quisieran. «Para desarrollar esta obesa composición corporal ante la restricción de calorías —escribió el investigador que aportó esta observación en 1981— varios de los sistemas de órganos en desarrollo de estas ratas obesas podrían haber quedado afectados».

Pensemos en ello por un momento. Si ponemos a dieta a una cría de rata que esté genéticamente programada para convertirse en obesa desde el momento en que deja de amamantar, de modo que no pueda comer más de lo que comería una rata flaca, si es que llega a eso, y nunca puede comer tanto como le gustaría, responderá poniendo en riesgo los órganos y los músculos para satisfacer su impulso genético de engordar. No solo estará usando la energía que normalmente gastaría en su actividad diaria para engordar; estará recurriendo a la materia y la energía que por lo general dedicaría a desarrollar la musculatura, los órganos e incluso el cerebro, y la usará.

Cuando se deja morir de hambre a estos roedores obesos —un experimento que, por fortuna, no demasiados investigadores han llevado a cabo—, el resultado más habitual que aparece en la bibliografía especializada es que los animales mueren con gran parte del tejido graso intacto. De hecho, a menudo morirán con más grasa corporal que la que tienen los animales flacos que están comiendo todo lo que les apetece. Cuando los animales se mueren de hambre, y lo mismo ocurre con los humanos, consumen sus músculos a falta de combustible, y esto incluye, en último lugar, el músculo del corazón. Cuando son adultos, estos animales obesos están dispuestos a poner en riesgo los órganos, incluso el corazón y la vida, para conservar su grasa.

El mensaje de ochenta años de investigación con animales obesos es simple e incondicional, y vale la pena repetirlo: la obesidad no aparece por culpa de la gula ni de la pereza; solo un cambio en la regulación del tejido graso convierte a un animal flaco en obeso.

La cantidad de grasa corporal en los animales obesos viene determinada por un equilibrio de todas las fuerzas que funcionan en el tejido graso —en las células grasas, tal y como vamos a ver— tanto para acumular grasa como para eliminarla. Sea cual sea el método empleado para hacer aumentar de peso a esos animales (cirugía, manipulación genética), el efecto es, literalmente, modificar ese equilibrio de fuerzas para que los animales incrementen sus almacenamientos de grasa. Una vez visto esto, «comer de forma excesiva» resulta un concepto sin sentido, porque las cantidades normales de alimento son en esos casos «excesivas». El tejido graso no está reaccionando a la cantidad de alimento que ingieren esos animales, sino solo a las fuerzas que los hacen acumular grasa. Y, como incrementar la grasa corporal requiere energía y nutrientes que se necesitan en todas las partes del cuerpo, si pueden, comerán más. Si no pueden —si siguen una dieta estricta—, gastarán menos energía, porque tienen menos que gastar. Pueden incluso poner en riesgo el cerebro, los músculos y otros órganos. Aunque reduzcamos la cantidad de alimento que reciben estos animales al mínimo, encontrarán algún modo de almacenar calorías como grasa, porque eso es lo que su tejido graso está ahora programado para hacer.

Si eso es así en el caso de los humanos, y hay pocas razones para pensar que no lo sea, es la explicación para la paradoja que he mencionado antes, el caso de las madres extremadamente pobres, pero con sobrepeso, que tienen hijos delgados, raquíticos. Tanto la madre como los niños sufren, en efecto, de inanición parcial. En los escuálidos niños, su crecimiento raquítico responde a lo que nosotros esperaríamos. Pero las madres tienen tejidos grasos que han desarrollado su propio plan (dentro de poco veremos cómo puede ocurrir esto). Estos acumularán un exceso de grasa, y lo harán aunque las propias madres, igual que sus hijos, apenas ingieran los alimentos necesarios para sobrevivir. Tienen que gastar menos energía para compensar.

Antes de dejar atrás las leyes de la adiposidad y esta investigación con animales, quiero hacer una pregunta más: ¿qué tienen que decir estas leyes y esta investigación acerca de las personas que son habitualmente delgadas? Con los años, los investigadores han creado también lo que podríamos llamar «modelos animales de delgadez», animales cuyos genes han sido manipulados para que sean más flacos de lo que habrían sido en condiciones normales. Estos animales seguirán siendo flacos aun cuando los investigadores los obliguen a consumir más calorías de las que quieren, por ejemplo, introduciéndoles nutrientes en los intestinos a través de un tubo, atiborrándolos de calorías directamente. En estos casos, no cabe duda de que los animales tendrán que aumentar sus esfuerzos para quemar esas calorías.[8]

La implicación es tan poco intuitiva como todo lo que hemos comentado hasta el momento. Del mismo modo que las investigaciones que se han hecho con animales nos dicen que la gula y la pereza son efectos secundarios de un deseo de acumular grasa corporal, también nos dicen que comer con moderación y ser físicamente activo (literalmente, tener energía para hacer ejercicio) no son pruebas de rectitud moral, sino más bien beneficios metabólicos de un cuerpo que está programado para seguir siendo delgado. Si nuestro tejido graso se regula para que no almacene demasiadas calorías como grasa o nuestro tejido muscular se regula para ingerir más de su parte equitativa de calorías con el objetivo de usarlas como combustible, entonces comeremos menos que las personas que estén predispuestas para ser gordas (el primer caso) o seremos físicamente más activos (el segundo), o ambas cosas.

Esto implica que nuestros esqueléticos corredores de maratones no están delgados porque entrenen de forma religiosa y quemen miles de calorías al hacerlo; más bien se ven obligados a gastar esas calorías —y tal vez a trabajar durante muchas horas al día y convertirse en corredores obsesivos de largas distancias— porque están programados para quemar calorías y ser delgados. De modo similar, un galgo será físicamente más activo que un basset no porque sienta ningún deseo consciente de

---

8. Estos investigadores normalmente no miden el gasto de energía en estos roedores, así que estoy dando por supuesto que esto es cierto.

hacer ejercicio, sino porque su cuerpo alimenta el tejido magro, no el graso.

Tal vez sea más fácil creer que nos mantenemos delgados porque somos virtuosos y que engordamos porque no lo somos, pero las pruebas simplemente dicen lo contrario. La virtud tiene tanto que ver con nuestro peso como con nuestra altura. Cuando nos hacemos más altos, son las hormonas y las enzimas las que están favoreciendo nuestro crecimiento, y, como consecuencia, consumimos más calorías de las que gastamos. El crecimiento es la causa, mientras que aumentar el apetito y disminuir el gasto energético (la gula y la pereza) son los efectos. Cuando engordamos, también ocurre lo mismo.

No engordamos porque comamos en exceso: comemos en exceso porque estamos engordando.

UNA DIGRESIÓN HISTÓRICA
SOBRE LA «LIPOFILIA»

Esta forma de pensar acerca de la razón por la que engordamos no es para nada original, como ya he explicado. Fue en 1908 cuando el especialista alemán en medicina interna Gustav von Bergmann introdujo el término «lipofilia» —«amor a la grasa»— para explicar la razón por la que algunas partes del cuerpo difieren en su tendencia a almacenar grasa. (Uno de los mayores premios que actualmente concede la Sociedad Alemana de Medicina Interna es en honor de Von Bergmann.) Básicamente, en este libro no estoy haciendo mucho más que recoger las ideas de Von Bergmann y actualizar la ciencia.

El visión de Von Bergmann del problema de la obesidad era clara y concisa: consideraba que era un trastorno de la acumulación de un exceso de grasa, y se propuso, por lo tanto, aprender todo lo posible sobre la regulación de nuestro tejido graso. Sus observaciones —muchas de las cuales he citado anteriormente— le llevaron a la conclusión de que, como es obvio, algunos tejidos son «lipofílicos» y acumulan grasa de forma ávida, mientras que otros tejido no lo son. Esta característica, advirtió, es distinta no solo en cada tejido, sino en cada persona. Del mismo modo que hay partes del cuerpo con más tendencia a generar pelo que otras, y que hay personas más peludas que otras, algunas zonas del cuerpo son más dadas a acumular grasa que otras, y algunas personas son más gordas (sus cuerpos son más lipofílicos) que otras. Estas personas engordan con facilidad y a menudo parece que no haya nada que puedan hacer para remediarlo. Otras, cuyos cuerpos no son lipofílicos, son delgadas; les resulta difícil ganar peso, por mucho que se esfuercen.

A finales de la década de 1920, Julius Bauer, de la Universidad de Viena, adoptó y defendió la idea de la lipofilia. Bauer era pionero en la aplicación de la genética y la endocrinología a la medicina clínica en una época en que estas ciencias estaban aún en pañales.[1] Pocos médicos de esos tiempos podían imaginar que los genes podían proporcionar a las personas características para toda la vida y, con ellas, una predisposición para determinadas enfermedades. Bauer sabía más que nadie de esta relación entre los genes y la enfermedad, y llevó a cabo considerables esfuerzos para tratar de conseguir que los médicos de Estados Unidos vieran los errores de la hipótesis del «apetito pervertido» de Louis Newburgh.

Mientras Newburgh argumentaba que, suponiendo que los genes hicieran algo (cosa que él dudaba), tal vez podrían proporcionarle al obeso un incontrolable deseo de comer demasiado, Bauer explicaba que la única forma en que los genes podían causar obesidad era influyendo directamente en la regulación del propio tejido graso. «Regulan la lipofilia», dijo, y luego esta regulación, a su vez, determina «las sensaciones generales que controlan la ingestión de alimentos y el gasto de energía».

Bauer consideraba que el tejido graso de la obesidad era algo comparable a los tumores malignos. Los dos tienen sus propios planes, explicó. Los tumores están obligados a crecer y a extenderse y lo harán independientemente de lo mucho o poco que la persona que tiene el tumor coma o haga ejercicio.

---

1. «Sus conferencias (que daba en inglés) estaban muy solicitadas por los médicos del Reino Unido y Estados Unidos», escribió *The Lancet* cuando Bauer murió en 1979, a la edad de noventa y dos años.

En las personas que están predispuestas a convertirse en obesas, el tejido graso se ve obligado a crecer, a expandirse con la grasa, y cumplirá su objetivo, igual que hace el tumor, sin preocuparse demasiado por lo que el resto del cuerpo pueda estar haciendo. «El tejido lipofílico anómalo se apodera de los alimentos, incluso en el caso de la desnutrición —escribió Bauer en 1929—. Mantiene sus reservas, y puede aumentarlas independientemente de las necesidades del organismo. Existe una especie de anarquía; el tejido adiposo vive por su cuenta y no encaja en la administración de todo el organismo, regulada con precisión».

A finales de la década de 1930, la hipótesis de la lipofilia de Von Bergmann y Bauer había llegado «más o menos a aceptarse de forma general» en Europa.[2] También estaba ganando popularidad en Estados Unidos, donde Russell Wilder, de la Clínica Mayo, escribió en 1938: «Esta concepción merece una atenta consideración».

Al cabo de una década, sin embargo, la hipótesis se había olvidado. Los médicos y los investigadores europeos que no habían muerto en la Segunda Guerra Mundial o escapado al continente (como hizo Bauer en 1938) tenían asuntos mucho más urgentes de los que ocuparse que la obesidad. Después de la guerra, en Estados Unidos apareció una nueva generación de médicos y nutricionistas para llenar el vacío que habían dejado sus colegas europeos, y se quedaron entusiasmados ante la lógica del «apetito pervertido», tal vez porque encajaba con sus ideas preconcebidas sobre las consecuencias de la gula y la pereza.

El sentimiento antialemán de la comunidad médica posterior a la guerra, por muy comprensible que pudiera ser, segura-

---

2. La cita es de *Obesity and Leanness*, un libro del endocrinólogo de la Northwestern University Medical School, Hugo Rony; se publicó en 1940.

mente no solucionó las cosas. Los expertos que escribieron sobre la obesidad en Estados Unidos después de la guerra trataron la bibliografía médica alemana como si no existiera, aunque habían sido los alemanes y los austriacos los responsables de la mayor parte de las investigaciones en los campos de la nutrición, el metabolismo, la endocrinología y la genética, es decir, todos los campos relacionados con la obesidad. (La única excepción notable fue Hilde Bruch, también alemana, que comentó con profusión esta bibliografía anterior a la guerra.) Una vez que los psicólogos tomaron las riendas en la década de 1960 y la obesidad se convirtió oficialmente en un trastorno alimentario —un defecto del carácter, pero dicho de modo más suave—, se desvaneció toda esperanza de que estos expertos prestaran atención al modo en que el tejido graso se regulaba de forma efectiva.

Aun así, algunos médicos que se dedicaban a la investigación de manera ocasional llegaron a las mismas conclusiones después de la guerra. Bruch, que seguía siendo la principal experta en obesidad infantil en la década de 1960, continuó sugiriendo que un defecto en la regulación del tejido graso era la posible causa de la obesidad y manifestó su extrañeza al ver que sus compañeros de trabajo no mostraban interés alguno por la idea. Incluso Jean Mayer, hasta 1968, señaló que «diferentes tipos de cuerpos y contenidos de grasa» estaban relacionados con «diferentes concentraciones de hormonas en la sangre» y sugirió que esas ligeras diferencias en las «concentraciones de hormonas absolutas o relativas» podrían ser la razón por la que algunas personas engordan y otras se mantienen delgadas sin esfuerzo alguno. Para explicarlo de otra forma, como Von Bergmann y Bauer habrían dicho, estas concentraciones de hormonas podrían estar determinando si el tejido graso es lipofílico o no. (Mayer no le prestó atención a lo que Von Bergmann y Bauer habían escrito o se negó a darles crédito.)

El experto de la posguerra que tuvo la perspectiva más intuitiva de la razón por la que engordamos resultó ser el que tenía mayor experiencia en hormonas y en trastornos relacionados con las hormonas: era Edwin Astwood, de la Universidad Tufts. En 1962, siendo Astwood presidente de la Endocrinology Society, dio una conferencia titulada «La herencia de la corpulencia» en el encuentro anual de la asociación. Astwood criticó la idea de que la obesidad fuese la causa de una alimentación excesiva —«el dominio de la gula», tal y como describió esa forma de pensar— y, a mi juicio, su presentación fue la mejor descripción que conozco sobre cómo concebir la obesidad centrándonos simplemente en la grasa y en el tejido graso, prestando atención a las pruebas reales (siempre una buena idea) sin fijarnos en las ideas preconcebidas (también una buena idea).

El primer punto que Astwood destacó fue que la predisposición a engordar con facilidad o a mantenerse delgado, en gran parte, está obviamente determinada por nuestros genes, una herencia, algo que ha pasado de generación en generación. Si los genes determinan nuestra altura, el color de nuestros cabellos y el tamaño de nuestros pies, dijo, entonces, «¿por qué no se le puede atribuir a la herencia que determine nuestra constitución?».

Pero si es cierto que los genes controlan nuestra constitución, ¿cómo lo hacen? En 1962, los bioquímicos y los fisiólogos habían recorrido un largo camino que les permitió establecer exactamente la forma en que se regula la grasa corporal (tal y como voy a explicar en breve), y Astwood, tal como Von Bergmann, Bauer y Bruch habían hecho antes que él, consideró que esa era la respuesta obvia. Ya se había identificado que docenas de enzimas y múltiples hormonas influían en la acumulación de grasa, explicó Astwood. Algunas trabajan para liberar grasa del tejido graso; otras para ponerla ahí. En última instancia, la cantidad de grasa que se almacenaría en cada persona o en cada zona del cuerpo humano estaría determinada por el equilibrio de las fuerzas reguladoras que intervienen en el proceso.

«Ahora, sencillamente, suponga que alguno de esos [...] procesos reguladores saliera mal», dijo Astwood.

Supongamos que la liberación de grasa o su combustión [quemarla como combustible] se viera obstaculizada de algún modo, o que se favoreciera la deposición o la síntesis de la grasa; ¿qué ocurriría? La falta de alimento es la causa del hambre y, para la mayor parte del cuerpo, el alimento es la grasa; es fácil imaginar que una alteración insignificante pueda ser responsable de un apetito voraz. Me parece probable que las personas obesas tengan un hambre tan devastadora y voraz que los médicos no la entienden [...].[3]

Esta teoría explicaría la razón por la que hacer dieta resulta tan raramente efectivo y por la que la mayor parte de las personas gordas están tristes cuando no comen. También sería de ayuda para nuestros amigos, los psiquiatras, que encuentran todo tipo de preocupaciones en los alimentos, que invaden los sueños de los pacientes obesos. ¿Quién de nosotros no pensaría en comida si su organismo se estuviera muriendo de hambre? El hambre es una cosa tan terrible que normalmente se considera uno de los tres peores males de la humanidad, junto con la peste y la guerra. Si al malestar físico añadimos el estrés emocional de ser gordo, las burlas y las bromas de las personas delgadas, la crítica constante, las acusaciones de gula y de falta de «fuerza de voluntad», además de

---

3. En 1940, Hugo Rony describió su concepción de la hipótesis de la lipofilia de una forma parecida: «Debido a algunas anomalías de los [...] tejidos grasos de la persona obesa, estos tejidos eliminan la glucosa y la grasa de la sangre de forma más rápida y a umbrales más bajos de lo normal y, cuando se necesitan calorías para tener energía [...], resisten la movilización de la grasa en mayor medida de lo habitual. De esta forma, se produce un aumento del hambre y un incremento de la ingesta calórica, mucha de la comida consumida es eliminada de nuevo por los ávidos tejidos grasos, y este proceso se repite hasta que se generalizan los resultados de la obesidad».

los constantes sentimientos de culpabilidad, tendremos razones suficientes para comprender las alteraciones que preocupan a los psiquiatras.

Para entender la obesidad y la razón por la que engordamos, tenemos que entender lo que Astwood comprendió y lo que los expertos en obesidad estaban empezando a aceptar antes de que la Segunda Guerra Mundial interrumpiera las investigaciones. Tanto la gula (comer más de lo necesario) como la pereza (el comportamiento sedentario) serán los efectos secundarios del trastorno regulador —por muy insignificante que este sea— que desvía demasiadas calorías al tejido graso para almacenarlas. Las personas que padecen esta aflicción no deberían esperar demasiado tiempo a visitar a un psiquiatra. Pero no son nuestras alteraciones emocionales las que nos hacen engordar, sino el inexorable acto de engordar (junto con el hambre, las burlas, las acusaciones de gula y la falta de «fuerza de voluntad») el que nos trastorna.

UNA INTRODUCCIÓN SOBRE LA REGULACIÓN DE LA GRASA

Ha llegado el momento de arremangarnos y ponernos a trabajar. Lo que necesitamos saber es qué factores biológicos regulan la cantidad de grasa que tiene nuestro tejido graso. Y, más concretamente, de qué modo nuestra dieta afecta a esa regulación, para así poder saber qué estamos haciendo mal y cómo podemos remediarlo. Otra forma de decirlo es que necesitamos saber qué determina nuestra naturaleza —por qué razón podríamos estar predispuestos a engordar o a mantenernos delgados— y qué elementos de la nutrición, la dieta y el estilo de vida se pueden cambiar para influir en esa predisposición o combatirla.

Voy a hablar de nociones básicas de biología y endocrinología que entiendo que al principio puedan costar un poco de entender. Lo único que le puedo prometer al lector es que, si presta atención, pronto sabrá prácticamente todo lo que necesita saber acerca de por qué la gente engorda y qué tiene que hacer para evitarlo.

La ciencia de la que voy a hablar es fruto de la labor que los investigadores llevaron a cabo entre la década de 1920 y la de 1980. Nunca ha sido especialmente controvertida. Las personas que se encargaron de la investigación estuvieron de acuerdo en que sus descubrimientos eran correctos, y todavía lo están. Pero el problema, como espero haber dejado claro, es que los «expertos» en obesidad, incluso los que no eran psicólogos ni psiquiatras, se convencieron de que sabían a la perfección por qué la gente engordaba: comía más de lo necesario y tenía un comportamiento sedentario. Como consecuencia, no tenían interés alguno en saber nada más del tema, incluida la ciencia que estudia cómo se regula el tejido graso. Algunos hicieron caso omiso a las investigaciones y otros las rechazaron enérgicamente porque no les gustaba lo que sugerían (algo de lo que hablaré más tarde). A pesar de que la gran mayoría de esos «expertos» escondieron la cabeza bajo el ala, no cabe duda de que la regulación de nuestro tejido graso sí es importante. El hecho de que engordemos o nos mantengamos delgados depende de ello.

TEMAS FUNDAMENTALES
(POR QUÉ ENGORDAN LAS PERSONAS)

Una pregunta simple: en primer lugar, ¿por qué almacenamos grasa? ¿Cuál es la razón? De acuerdo, parte de la grasa nos proporciona el aislamiento necesario para mantenernos calientes, y un tanto por ciento es una especie de relleno que protege las estructuras internas más frágiles. Pero ¿qué pasa con el resto? ¿La grasa de alrededor de la cintura, por ejemplo?

Por lo general, los expertos consideran que el almacenamiento de grasa funciona como una especie de cuenta de ahorros a largo plazo, como un plan de pensiones al que podemos recurrir solo en necesidades extremas. La idea es que nuestro cuerpo toma un exceso de calorías y las guarda como grasa; esas calorías se quedan en el tejido graso hasta que un día nos encontramos lo bastante desnutridos (ya sea porque estamos haciendo dieta o ejercicio o, tal vez, porque hemos acabado en una isla desierta) para que esa grasa se movilice. Después la usamos como combustible.

Sin embargo, desde la década de 1930, se sabe que esta concepción no es siquiera remotamente acertada. Resulta que la

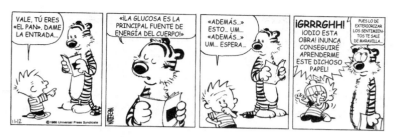

grasa sale continuamente de nuestras células grasas y circula por todo el cuerpo para ser usada como combustible y, cuando no se la utiliza como combustible, vuelve a las células grasas. Esto ocurre con independencia de que hayamos comido o hecho ejercicio recientemente. En 1948, después de que estas investigaciones se desarrollaran con detalle, Ernst Wertheimer, un bioquímico alemán que había emigrado a Israel y que está considerado el padre del campo del metabolismo graso, lo expresó de esta forma: «La movilización y la deposición de la grasa tienen lugar de forma ininterrumpida, sin tener en cuenta el estado nutricional del animal».[1]

A lo largo de cada periodo de veinticuatro horas, la grasa de nuestras células grasas proporciona una considerable porción del combustible que nuestras células quemarán como energía. A los los nutricionistas les gusta pensar (y les gusta explicarnos)

---

[1]. «Sin tener en cuenta el estado nutricional del animal» es una frase que se puede encontrar a menudo en discusiones técnicas de la regulación del tejido graso. Significa que los humanos y otros animales almacenan calorías y grasa incluso cuando no están ingiriendo más calorías de las que gastan («incluso aunque casi no comieran», como decía Jean Mayer). Como ya he señalado antes, solo con esta frase se puede explicar la existencia de mujeres obesas con hijos hambrientos en sociedades empobrecidas. En un sentido, sin embargo, Wertheimer exageraba al hacer esa afirmación, porque, como él sabía muy bien, cuando entra más grasa de la que sale, o a la inversa, el estado nutricional del animal influye de forma efectiva en el equilibrio de la movilización y la deposición.

que la razón de que los hidratos de carbono sean de algún modo el combustible que prefiere nuestro cuerpo, algo que sencillamente es erróneo, es que nuestras células queman los hidratos de carbono antes de que estos quemen la grasa. Lo hacen porque así es el modo como el cuerpo mantiene controlados los niveles de azúcar en sangre después de una comida. Y si estamos siguiendo una dieta rica en hidratos de carbono, como hace la mayoría de la gente, nuestras células tendrán que quemar un montón de hidratos de carbono antes de llegar a la grasa.

Imaginemos que comemos un plato que contiene hidratos de carbono y grasas, como ocurre en la mayoría de comidas. Cuando se digiere la grasa, se envía directamente a las células grasas, donde se almacena. Consideremos que el cuerpo la deja ahí reservada de forma temporal mientras se ocupa de los hidratos de carbono, que requieren una acción más inmediata. Cuando estos hidratos de carbono se digieren, aparecen en el riego sanguíneo en forma de glucosa, que es el «azúcar» que hay en el «azúcar en sangre». (El hidrato de carbono llamado «fructosa» es un caso especial, y hablaré de él más adelante.) Las células de todo el cuerpo quemarán esta glucosa como combustible y la usarán para reabastecer sus suministros de combustible de reserva, pero no pueden seguir el ritmo de esta creciente marea de azúcar en sangre a menos que consigan ayuda para hacerlo.

Y aquí es donde interviene la hormona insulina. La insulina tiene muchos roles en el cuerpo humano, pero uno de los más importantes es el de mantener el azúcar en sangre bajo control. Empezaremos a secretar insulina (desde el páncreas) incluso antes de comenzar a comer. En efecto, ese órgano se estimula con solo pensar en comer. Se trata de una respuesta pavloviana. Este proceso se pondrá en marcha sin necesidad de que intervenga ningún pensamiento consciente. En efecto, esta insulina estará preparando nuestro cuerpo para la comida que estamos a punto de ingerir. Cuando tomamos los primeros bocados, secretaremos más insulina. Y cuando la glucosa de la comida empieza a anegar la circulación, se secreta todavía más.

A continuación, la insulina les indica a las células de todo el cuerpo que absorban la glucosa procedente del riego sanguíneo a mayor velocidad. Las células, como ya he dicho antes, quemarán parte de esta glucosa para conseguir energía inmediata y almacenar una parte que usarán posteriormente. Las células de los músculos almacenan la glucosa en forma de una molécula llamada «glucógeno». Las células del hígado almacenan una parte de la glucosa como glucógeno y convierten una parte en grasa. Y las células grasas la almacenan toda como grasa.

Cuando el azúcar en sangre empieza a disminuir y los niveles de insulina se reducen con ella, la grasa almacenada durante la comida en el tejido graso se irá liberando (o al menos debería ser así) para tensar la cuerda. Una parte de esta grasa comienza siendo hidratos de carbono y otra empieza en forma de grasas en la dieta, pero es imposible distinguirla una vez que se encuentra almacenada en las células grasas. Cuanto más tiempo pase después de una comida, más grasa y menos glucosa quemaremos. La razón por la que podemos dormir durante toda la noche sin levantarnos cada pocas horas para asaltar el frigorífico (o la razón por la que deberíamos poder hacerlo) es que la grasa que sale del tejido graso mantiene las células muy bien alimentadas hasta por la mañana.

Así que la forma correcta de pensar en el tejido graso es que se parece más a un monedero que a una cuenta de ahorros o a un plan de pensiones. Siempre estamos metiéndole grasa y siempre estamos expulsándola. Nos ponemos un poquito más gordos (en nuestras células grasas entra más grasa de la que sale) durante y después de cada comida, y luego, después de haber digerido la comida, volvemos a adelgazar de nuevo un poquito (el proceso contrario). Y todavía adelgazamos más mientras estamos durmiendo. En un mundo ideal, en el que no engordamos, las calorías que almacenamos como grasa inmediatamente después de las comidas durante el día se ven equilibradas, con el paso del tiempo, por las calorías que quemamos como grasa después de haber digerido estas comidas y durante la noche.

Otra forma de explicar este proceso es pensar que las células grasas funcionan como intermediarios energéticos: las células proporcionan un lugar para depositar las calorías que consumimos durante una comida y que no empleamos de manera inmediata, y después vuelven a poner las calorías en la circulación cuando las necesitamos, del mismo modo que nuestro monedero nos proporciona un lugar donde meter el dinero que sacamos del cajero automático y guardarlo hasta que lo necesitemos en algún momento del día. Solamente cuando las reservas de grasa se reducen a una cantidad mínima empezamos a tener hambre de nuevo y a sentirnos motivados para comer. (Del mismo modo que, cuando el dinero que llevamos en el monedero alcanza una cantidad mínima, vamos al cajero automático para sacar más.) A principios de la década de 1960, el fisiólogo suizo Albert Renold, que siguió los pasos de Ernst Wertheimer como científico privilegiado en el campo del metabolismo graso, lo explicó de esta forma: el tejido graso, escribió, es «el lugar principal de regulación activa de almacenamiento y movilización de la energía, uno de los principales mecanismos de control responsables de la supervivencia de cualquier organismo».

Pero el hecho de que la grasa esté entrando y saliendo de nuestras células grasas durante todo el día no explica cómo deciden las células qué grasa debe entrar y salir, y qué grasa se queda encerrada dentro. Esta decisión se toma de manera muy simple: en función de la forma de la grasa. La grasa del cuerpo se presenta de dos formas diferentes que sirven para propósitos completamente distintos. La grasa entra y sale de las células en forma de moléculas llamadas «ácidos grasos»; esta es también la forma en que quemamos para conseguir combustible. Almacenamos grasa en forma de moléculas llamadas «triglicéridos», que están compuestos de tres ácidos («tri-») unidos por una molécula de glicerol («glicérido»).

La razón de esta distribución de roles es, de nuevo, increíblemente simple: los triglicéridos son demasiado grandes para pasar a través de las membranas que rodean cada una de las células, mientras que la medida de los ácidos grasos les permite introducirse en las membranas de las células con relativa facilidad, y eso es lo que hacen. Al fluir una y otra vez, y entrar y salir de las células grasas durante todo el día, se pueden quemar como combustible cada vez que sea necesario. Los triglicéridos son la forma en que la grasa se fija en el interior de las células grasas y se ahorra para usarla en el futuro. Por esta razón, los triglicéridos primero se tienen que elaborar dentro de una célula grasa (el término técnico es «esterificar») a partir de los ácidos grasos que los componen, y eso es lo que ocurre.

Cuando un ácido graso entra en una célula grasa (o cuando se crea en la célula grasa a partir de la glucosa), se une a una molécula de glicerol y a otros dos ácidos grasos, y el resultado es un triglicérido, una molécula demasiado grande para salir de la célula grasa. Ahora estos tres ácidos grasos se quedan estancados en la célula grasa hasta que el triglicérido queda desensamblado o se rompe; entonces podrán salir de la célula de nuevo y volver a la circulación. Cualquiera que haya comprado alguna vez un mueble demasiado grande para entrar por la puerta de la estancia donde pretendía colocarlo conoce la situación. Desarmamos el mueble (si es posible), introducimos las piezas por la puerta y después volvemos a montar el mueble en el interior de la habitación. Y si nos mudamos y queremos llevarnos con nosotros ese mueble, repetimos el mismo proceso en el sentido contrario.

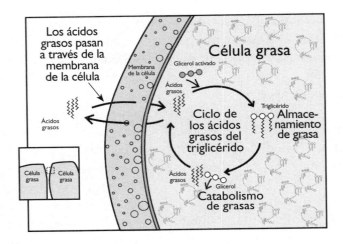

Los ácidos grasos son lo bastante pequeños como para entrar en la membrana de la célula grasa, y eso es lo que hacen. Dentro de la célula grasa, los ácidos grasos se unen con los triglicéridos, unas moléculas demasiado grandes para pasar a través de la membrana de las células. Esta es la forma como almacenamos la grasa.

Como consecuencia, cualquier cosa que favorezca el flujo de los ácidos grasos en el interior de las células grasas, donde se pueden unir con los triglicéridos, funciona para almacenar grasa y, por lo tanto, para engordarnos. Cualquier cosa que ayude a descomponer esos triglicéridos en los ácidos grasos que los forman de modo que los ácidos grasos puedan escaparse de las células grasas nos hará adelgazar. Como he dicho, es bastante simple. Y, como señaló Edwin Astwood hace medio siglo, hay docenas de hormonas y de enzimas que desempeñan un rol en estos procesos, y resulta muy fácil imaginar cómo alterarlas de forma que absorban mucha grasa y no suelten la suficiente.

Pero hay una hormona que controla esa acción: la insulina. Astwood ya lo señaló hace casi cincuenta años, y nunca se le ha discutido. Como he dicho, en esencia secretamos insulina en respuesta a los hidratos de carbono de nuestra dieta, y lo hacemos fundamentalmente para mantener el azúcar en sangre bajo control.[2] Pero, al mismo tiempo, la insulina también funciona organizando el almacenamiento y el uso de las grasas y las proteínas. Esto asegura, por ejemplo, que las células musculares consigan las suficientes proteínas para realizar cualquier reconstrucción y reparación cuando sea necesario, y garantiza que almacenemos el suficiente combustible (glucógenos, grasas y proteínas también) para funcionar de forma efectiva entre las comidas. Y, puesto que uno de los lugares donde almacenamos el combustible que usaremos en el futuro es nuestro tejido graso, la insulina es la «principal reguladora del metabolismo graso»; así fue como la describieron en 1965 Salomon Berson y Rosalyn Yalow, los dos científicos que inventaron la tecnología necesaria para calcular los niveles hormonales de nuestra sangre y se ocuparon de un buen número de investigaciones relevantes. (Posteriormente, Yalow ganó el premio Nobel por este trabajo. Y, sin duda alguna, Berson lo habría compartido con ella de no haber fallecido antes de que se concediera.)

La insulina realiza su trabajo de forma fundamental a través de dos enzimas. La primera es la LPL, la lipasa lipoproteína, la enzima que he mencionado antes, cuando estábamos hablando de que las ratas se vuelven obesas si se les extirpan los ovarios. La LPL es la enzima que sobresale de las membranas de diferen-

---

2. La insulina también se secreta cuando comemos alimentos ricos en proteína, pero la acción es mucho más moderada que en el caso de los hidratos de carbono y depende en gran parte del contenido de hidratos de carbono de la comida. Como consecuencia, son los hidratos de carbono los que determinan de forma efectiva la secreción de insulina.

tes células y después arrastra la grasa por el torrente sanguíneo y la lleva a las células. Si la LPL está en la superficie de una célula muscular, después dirige la grasa hasta el músculo para que se use como combustible. Si está en una célula grasa, hace que esa célula grasa se haga más gruesa. (La LPL descompone los triglicéridos en el torrente sanguíneo desprendiendo los ácidos grasos que los forman, y después los ácidos grasos penetran en la célula.) Como he dicho previamente, el estrógeno de las hormonas sexuales femeninas reprime la actividad de la LPL en las células grasas, de modo que ayuda a reducir la acumulación de grasa.

La LPL es la simple respuesta a muchas de las preguntas que hice anteriormente sobre los dóndes y los cuándos del acto de engordar. ¿Por qué los hombres y las mujeres engordan de forma diferente? Porque la distribución de la LPL es diferente, igual que la influencia de las hormonas sexuales en la LPL.

En los hombres, la actividad de la LPL es más elevada en el tejido graso del intestino, de modo que es ahí donde los hombres tienden a engordar; por debajo de la cintura, en cambio, la actividad de la LPL es baja. Una razón por la que, con el paso de los años, los hombres engordan por encima de la cintura es que secretan menos testosterona, una hormona sexual masculina que suprime la actividad de la LPL en las células grasas abdominales. Menos testosterona quiere decir más actividad de la LPL en las células grasas del intestino y, por lo tanto, más grasa.

En las mujeres, la actividad de la LPL es elevada en las células grasas situadas por debajo de la cintura —de ahí que tiendan a engordar alrededor de las caderas y los glúteos— y baja en las células grasas del intestino. Después de la menopausia, la actividad de la LPL en la grasa abdominal de las mujeres se asemeja a la de los hombres, de modo que también tienden a acumular ahí un exceso de grasa. Cuando las mujeres se quedan embarazadas, la actividad de la LPL aumenta en los glúteos y las caderas; ahí es donde almacenan las calorías que necesitarán posteriormente para alimentar a sus bebés. Acumular grasa por debajo y detrás de la cintura también ayuda a equilibrar el peso del niño que está creciendo en el útero, situado delante. Después de que las mujeres dan a luz, la actividad de la LPL disminuye por debajo de la cintura. Pierden el exceso de grasa que han ganado, o al menos una gran parte, pero la actividad de la LPL aumenta en las glándulas mamarias de los pechos para que la madre pueda usar esa grasa para producir leche para el bebé.

La LPL también es una buena respuesta a la pregunta acerca de por qué no perdemos grasa cuando hacemos ejercicio. Mientras estamos entrenando, la actividad de la LPL disminuye en nuestras células grasas y aumenta en las células musculares. Esto provoca la salida de grasa del tejido graso para que podamos quemarla en las células musculares, donde necesitan el combustible. Nos quedamos un poco más delgados. Hasta aquí, todo bien. Pero cuando ya hemos hecho el ejercicio, la situación se invierte. Ahora la actividad de la LPL en las células musculares se detiene, la actividad en las células grasas se incrementa y las células grasas recuperan toda la grasa que han perdido durante el ejercicio. Volvemos a coger peso. (Esto también explica por qué el ejercicio nos da hambre. No son solo nuestros músculos los que, después del ejercicio, necesitan urgentemente proteínas para recuperarse y restablecerse, sino que también la grasa se recupera de forma activa. El resto del cuerpo trata de compensar la pérdida de energía y hace que aumente el apetito.)

Puesto que la insulina es la principal reguladora del metabolismo graso, no resulta sorprendente que sea la principal reguladora de la actividad de la LPL. La insulina activa la LPL en las células grasas, especialmente en las células grasas del abdomen; «regula en aumento» la LPL, como dicen los investigadores. Cuanta más insulina secretamos, más activa es la LPL en las células grasas y más grasa se manda del torrente sanguíneo a las células grasas, donde es almacenada. La insulina también suprime la actividad de la LPL en las células musculares y garantiza así que no tengan que quemar muchos ácidos grasos. (La insulina también les dice a las células musculares y a otras células del cuerpo que, en lugar de quemar ácidos grasos, sigan quemando azúcar en sangre.) Esto significa que si al escaparse los ácidos grasos de una célula grasa los niveles de insulina son elevados, las células musculares no echarán mano de esos ácidos grasos para usarlos como combustible, sino que acabarán en el tejido graso.[3]

La insulina también influye en una enzima de la que no hemos hablado: la lipasa sensible a las hormonas, o HSL. Y esta puede desempeñar incluso un papel más crítico en la regulación, por parte de la insulina, de la cantidad de grasa que almacenamos. Así como la LPL trabaja para hacer que las células grasas (y nosotros) sean más gruesas, la HSL trabaja para hacer que las células grasas (y nosotros) sean más delgadas: actúa en el interior de las células grasas y descompone los triglicéridos en los ácidos grasos que los forman, con el fin de que estos ácidos grasos puedan salir al riego sanguíneo. Cuanto más activa es esta HSL, más grasa liberamos, más grasa podemos quemar como combustible y, obviamente, menos almacenamos. La insulina también suprime esta enzima HSL, de modo que evita que los triglicéridos sean descompuestos en el interior de las células grasas y reduce al mínimo el flujo de los ácidos grasos hacia el exterior de las células. Y basta solo una cantidad muy pequeña de insulina para lograr la proeza de detener la acción de la HSL y atrapar la grasa en el interior de las células grasas.

---

3. Aquí tenemos una descripción técnica de la edición del 2008 del *Williams Textbook of Endocrinology*: «La insulina influye [la división de los triglicéridos en diferentes tejidos corporales] a través de su estimulación de la actividad de la LPL en el tejido adiposo».

Cuando los niveles de insulina son elevados, aunque solo sea un poco, la grasa se acumula en las células grasas.

Tal como hace en las células musculares, la insulina también pone en marcha un mecanismo para que las células grasas suelten glucosa y esto aumenta la cantidad de glucosa que las células grasas metabolizan. A su vez, esto aumenta la cantidad de moléculas de glicerol (un subproducto del metabolismo de la glucosa) que deambulan por las células grasas, y estas moléculas de glicerol se pueden juntar ahora con ácidos grasos y formar triglicéridos, con lo que se puede almacenar mucha más grasa. Para asegurarse de que tenemos espacio para almacenar toda esta grasa, la insulina también trabaja para crear nuevas células grasas, por si las que ya tenemos se están llenando. Y la insulina indica que las células hepáticas no quemen ácidos grasos, sino que los renueven en triglicéridos y los devuelven al tejido graso. Esto incluso desencadena la conversión de hidratos de carbono directamente en ácidos grasos en el hígado y en el tejido graso, aunque la medida en que esto sucede en los humanos (en oposición a las ratas de laboratorio) es todavía un tema que hay que debatir.

En pocas palabras, todo lo que hace la insulina en este contexto contribuye a incrementar la grasa que almacenamos y disminuir la grasa que quemamos. La insulina trabaja para hacer que engordemos.

La foto de la página 166 muestra un ejemplo especialmente gráfico en el que se aprecia este efecto de la insulina, esta capacidad que tiene de hacernos engordar; la foto es cortesía del libro de texto *Endocrinology: An Integrated Approach*, de Stephen Nussey y Saffron Whitehead, que la National Library of Medicine pone a disposición en línea (http://www.ncbi.nlm.nih.gov/bookshelf/br.fcgi?book=endocrin). El título de esta foto es «Los efectos de la insulina en el tejido adiposo».

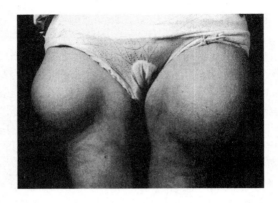

La mujer de la fotografía desarrolló una diabetes del tipo 1 cuando tenía diecisiete años. La foto se hizo cuarenta y siete años después. En los años intermedios, se inyectó religiosamente una dosis de insulina diaria en los mismos dos lugares de los muslos. El resultado: masas de grasa del tamaño de un melón en cada muslo. Y, obviamente, no tenían nada que ver con la cantidad de alimento que ingería, era solo el efecto de engordar o lipogénico que tiene la insulina. No olvidemos que esta mujer tardó décadas en acumular esos antiestéticos depósitos de grasa. Ella apenas lo notaría con el paso de los años, igual que nos sucede a muchas personas mientras vamos engordando.

Cuando se aumentan los niveles de insulina que recibe nuestro cuerpo, eso es lo que ocurre. Esa es la razón por la que, a menudo, los diabéticos engordan cuando realizan una terapia con insulina. (Es el resultado del «efecto lipogénico directo de la insulina en el tejido adiposo, independiente de la ingestión de alimentos», tal y como explicaba el manual de este campo, *Joslin's Diabetes Mellitus*.) De acuerdo con un estudio que se publicó en *The New England Journal of Medicine* en 2008, los diabéticos de tipo 2 con terapia de insulina intensiva engordaban una media de 3,5 kilos y casi uno de cada tres de estos diabéticos engordaban más de nueve kilos en tres años y medio.

Como el nivel de insulina en el torrente sanguíneo lo determinan fundamentalmente los hidratos de carbono que se consumen —su cantidad y su calidad, como ya explicaré—, son estos hidratos de carbono los que, en última instancia, determinan la cantidad de grasa que acumulamos. Esta es la cadena de los acontecimientos:

1. Pensamos en ingerir una comida que contenga hidratos de carbono.
2. Empezamos a secretar insulina.
3. La insulina les indica a las células grasas que cierren la salida de los ácidos grasos (inhibiendo la HSL) y que recojan más ácidos grasos (a través de la LPL) del torrente sanguíneo.
4. Empezamos a tener hambre o más hambre.
5. Comenzamos a comer.
6. Secretamos más insulina.
7. Los hidratos de carbono se digieren y se incorporan en el torrente sanguíneo como glucosa, haciendo que aumenten los niveles de azúcar en sangre.[4]
8. Secretamos aún más insulina.
9. La grasa de la dieta se almacena como triglicéridos en las células grasas, igual que algunos de los hidratos de carbono que se convierten en grasa en el hígado.
10. Las células grasas engordan, y nosotros, también.
11. La grasa se queda en las células grasas hasta que baja el nivel de insulina.

---

4. De nuevo, esto no incluye la fructosa, un caso especial, como explicaré dentro de poco.

Si se está preguntando si hay otra hormona que nos haga engordar, la respuesta es, en efecto, «no», con una excepción significativa.[5]

Una forma de explicar lo que hacen las hormonas es decir que se encargan de ordenarle al cuerpo que haga algo: crecer y desarrollarse (hormonas del crecimiento), reproducirse (hormonas sexuales), escapar o luchar (adrenalina). También ponen a disposición del cuerpo el combustible necesario para que lleve a cabo estas diferentes actividades. Entre otras cosas, le indican a nuestro tejido graso que movilice los ácidos grasos y los ponga a disposición como combustible.

Por ejemplo, secretamos adrenalina como respuesta a las amenazas que percibimos. Esto nos prepara para escapar o luchar, si se presenta la necesidad. Pero si un león nos ataca y no tenemos a nuestra disposición y de forma inmediata el combustible necesario para correr más rápido o más lejos que él (y quizás ambas cosas), el animal nos alcanzará. Por eso, al ver al león, secretamos adrenalina, y la adrenalina, entre otras cosas, le indica al tejido graso que descargue los ácidos grasos en el torrente sanguíneo. Lo ideal es que estos ácidos grasos nos proporcionen después el combustible necesario para poder escapar. En este sentido, todas las hormonas menos la insulina trabajan para liberar grasa de nuestro tejido graso: nos hacen adelgazar, al menos de forma temporal.

Pero, cuando el nivel de insulina en la sangre es elevado, a esas otras hormonas les cuesta bastante trabajo extraer la grasa del tejido graso. La insulina se impone sobre el efecto de otras hormonas. Todo esto es muy racional. Si hay mucha insulina,

---

5. Una hormona descubierta a finales de la década de 1980, conocida como proteína estimulante de la acilación, es casi con seguridad una excepción insignificante. La secreta el propio tejido graso, un proceso que está regulado, al menos en parte, por la insulina.

eso debería significar que también hay muchos hidratos de carbono que quemar —que el nivel de azúcar en sangre es alto— y por eso no necesitamos ni queremos que los ácidos grasos se pongan por medio. Como consecuencia, estas otras hormonas liberarán grasa del tejido graso solo cuando los niveles de insulina sean bajos. (Las otras hormonas trabajarán estimulando la HSL para descomponer los triglicéridos, pero la HSL es tan sensible a la insulina que las demás hormonas no podrán superar su acción.)

La única excepción significativa es el cortisol, que es la hormona que secretamos en respuesta al estrés o a la ansiedad. En realidad, el cortisol trabaja para añadirle grasa a nuestro tejido graso y también para quitársela. Añade la grasa estimulando la enzima LPL —igual que hace la insulina— y provocando o agravando una afección conocida como «resistencia a la insulina», de la que voy a hablar en el siguiente capítulo. Cuando somos resistentes a la insulina, secretamos más insulina y almacenamos más grasa.

Por lo tanto, el cortisol nos hace almacenar grasa tanto de forma directa (a través de la LPL) como indirecta (a través de la insulina). Pero después trabaja para que las células grasas suelten grasa, fundamentalmente estimulando la HSL, igual que otras hormonas. Así que el cortisol puede hacernos engordar todavía más cuando la insulina es elevada, pero también puede hacer que adelgacemos, como cualquier otra hormona, cuando los niveles de insulina son bajos. Y esto tal vez explique por qué algunas personas engordan cuando están estresadas, ansiosas o deprimidas y comen más, y a otras personas les ocurre lo contrario.

La conclusión es algo que se sabe (y que muchos han ignorado) desde hace más de cuarenta años. Sin duda alguna, lo único que tenemos que hacer si queremos adelgazar —si queremos eliminar la grasa de nuestro tejido graso y quemarla— es disminuir nuestros niveles de insulina y secretar menos insulina. Así es como Yalow y Berson lo expresaron en 1965: soltar grasa de nuestro tejido graso y quemarla como energía, escribieron, «requiere solo el estímulo negativo de la insuficiencia de insulina». Si podemos conseguir que nuestros niveles de insulina sean lo suficientemente bajos (el estímulo negativo de la insuficiencia de insulina), podremos quemar nuestra grasa. Si no podemos, no la quemaremos. Cuando secretamos insulina, o si el nivel de insulina en nuestra sangre es extraordinariamente elevado, acumulamos grasa en el tejido graso. Eso es lo que la ciencia nos dice.

LAS IMPLICACIONES

Anteriormente, he hablado del ciclo de veinticuatro horas de almacenar y de quemar grasa. Acumulamos grasa durante el día, cuando estamos digiriendo las comidas (debido a los efectos de los hidratos de carbono en la insulina); la perdemos durante las horas previas a nuestra siguiente comida y por la noche, mientras estamos durmiendo. De forma ideal, la grasa que ganamos durante las fases de almacenamiento de grasa está equilibrada por la grasa que perdemos durante las fases en las que quemamos grasa. Lo que ganamos durante el día se quema durante la noche y, en última instancia, es la insulina la que controla el ciclo. Como ya he dicho, cuando los niveles de insulina se elevan, almacenamos grasa. Cuando disminuyen, movilizamos la grasa y la usamos como combustible.

Esto indica que cualquier cosa que nos haga secretar más insulina de la que la naturaleza determina o que mantenga los niveles de insulina elevados durante más tiempo del que la naturaleza determina alargará los periodos durante los cuales almacenamos grasa y acortará los periodos durante los cuales la quemamos. Como ya sabemos, el desequilibrio resultante

—más grasa almacenada, menos grasa quemada— puede limitarse en lo infinitesimal, veinte calorías al día, y esto nos puede llevar a la obesidad en unas cuantas décadas.[6]

Si ampliamos los periodos en los que estamos almacenando grasa en lugar de quemarla, la insulina, indirectamente, tendrá otro efecto. No lo olvidemos: en las horas posteriores a la comida, cuando los niveles de azúcar en sangre están bajando hasta alcanzar el nivel que tenían antes de comer, dependemos de los ácidos grasos para el combustible. Pero la insulina impide que el ácido graso abandone las células grasas y esto indica a las otras células del cuerpo que deben quemar hidratos de carbono. Por eso, cuando el azúcar en sangre vuelve a alcanzar un nivel saludable, necesitamos reemplazar el suministro de combustible.

Si el nivel de insulina sigue siendo elevado, la grasa ya no estará disponible. Ni tampoco las proteínas, que, si es necesario, nuestras células pueden usar igualmente como combustible: la insulina trabaja además para mantener la proteína almacenada en los músculos. No podemos usar los hidratos de carbono que hemos almacenado en el tejido hepático y en el muscular, cualquiera de los dos, porque la insulina también mantiene este suministro cerrado.

Como consecuencia, las células se encuentran privadas de combustible, y nosotros casi experimentamos su hambre. O comemos antes de lo que soldríamos hacerlo o comemos más de lo que acostumbramos, o ambas cosas. Como he dicho antes, cualquier cosa que nos haga engordar nos hará comer más de lo necesario durante el proceso. Eso es lo que hace la insulina.

---

6. En 1984, un brillante fisiólogo francés llamado Jacques Le Magnen describió la situación de esta forma: «No es ninguna paradoja —escribió— decir que los animales y los humanos que se vuelven obesos cogen peso porque ya no son capaces de perderlo».

Mientras tanto, nuestro cuerpo se hace más voluminoso, porque estamos añadiéndole grasa y, por lo tanto, nuestras exigencias de combustible aumentan. Cuando aumentamos de peso, también desarrollamos la musculatura para que soporte la grasa. (Gracias de nuevo, en parte, a la insulina, que se asegura de que cualquiera de las proteínas que consumimos se use para reparar las células musculares y los órganos y para desarrollar la musculatura, si es necesario.) Por eso, cuando engordamos, nuestra exigencia de energía aumenta, y nuestro apetito aumentará también por la misma razón, en especial las ganas de ingerir hidratos de carbono, porque este es el único nutriente que nuestras células queman como combustible cuando el nivel de insulina es elevado. Se trata de un círculo vicioso, y eso es justo lo que nos gustaría evitar. Si estamos predispuestos a engordar, nos sentiremos forzados a querer comer precisamente los alimentos ricos en hidratos de carbono que nos hacen engordar.

4

¿POR QUÉ YO ENGORDO Y TÚ NO?
(O VICEVERSA)

Si la insulina hace engordar a las personas, ¿por qué solo afecta a algunas? Al fin y al cabo, todo el mundo secreta insulina y, sin embargo, muchas personas son delgadas y se mantendrán delgadas toda la vida. Se trata de una cuestión de naturaleza —de predisposición genética—, y ni la alimentación, ni el tipo de dieta y/o de estilo de vida que llevamos determina esa naturaleza.

La respuesta está en el hecho de que las hormonas no trabajan en el vacío, y la insulina no es una excepción. El efecto de una hormona en cualquier tejido o célula depende de un cúmulo de factores, tanto dentro como fuera de las células (por ejemplo, en enzimas como la LPL y la HSL). Esto permite que las hormonas tengan un efecto diferente de una célula a otra, de un tejido a otro, e incluso en diferentes estadios de nuestro desarrollo y de nuestra vida.

Una forma de pensar en la insulina en este contexto es como una hormona que determina el modo en que el combustible se «reparte» por el cuerpo. Después de una comida, la insulina y las diversas enzimas sobre las que ejerce influencia, como la LPL, determinan la proporción de los diferentes nutrientes que se enviarán a determinados tejidos, cuánta grasa se quemará, cuánta se almacenará y cómo cambiarán estos parámetros en función de las necesidades y el paso del tiempo. Puesto que lo que nos interesa saber es si el combustible se va a usar como energía o se van a almacenar, pensemos en la insulina y en estas enzimas como el factor que determina hacia dónde señala la aguja en lo que voy a llamar «indicador de reparto de combustible». Imaginemos que se parece al indicador de combustible de nuestro coche, solo que allí donde normalmente aparece la señal de lleno, a la derecha, hay una «G» que se refiere a «grasa» y, a la izquierda, donde suele haber la señal de vacío, hay una «E», referida a «energía».

Si la aguja señala hacia la derecha —hacia la «G»—, eso quiere decir que la insulina almacena como grasa una cantidad desproporcionada de las calorías que ingerimos, en lugar de permitir que los músculos las usen como energía. En ese caso, tendremos tendencia a engordar y contaremos con menos energía disponible para la actividad física, de modo que tenderemos, asimismo, a ser sedentarios. Cuanto más se acerca la aguja hacia la señal del almacenamiento de grasa, más calorías se almacenarán y más gordos estaremos. Si no queremos ser sedentarios, por supuesto, tendremos que comer más para compensar esta conversión de calorías en grasa.[1] Las personas que viven en el extremo derecho del indicador son las que tienen obesidad mórbida.

Cuando la aguja apunte hacia la otra dirección —hacia la «E»—, estaremos quemando como combustible una parte desproporcionada de las calorías que ingerimos. Tendremos una gran cantidad de energía para la actividad física, pero pocas de las calorías se almacenarán como grasa. Seremos delgados y

---

1. Para ser precisos, la insulina acumula grasa en el tejido graso y se asegura de que se quede ahí. Los músculos se ven forzados a quemar más hidratos de carbono para compensar y reducimos las reservas de glucógeno, cosa que puede abrirnos el apetito. El resultado es que queremos comer más y gastar menos, mientras que nuestro tejido graso simplemente continúa llenándose de grasa.

activos (tal y como se supone que tenemos que ser) y comeremos con moderación. Cuanto más cerca del límite izquierdo esté la aguja, más energía tendremos para la actividad física y menos calorías almacenaremos: más delgados estaremos. Los corredores de maratones que parecen esqueléticos son un claro ejemplo de esto. Su cuerpo quema calorías —no las almacena—, de ahí que tengan energía para quemar. Tienen lo que los investigadores del metabolismo anteriores a la Segunda Guerra Mundial habrían llamado un fuerte impulso de ser físicamente activos.

¿Qué determina la dirección hacia la que apuntan las agujas? La respuesta no es tan simple como decir que es la cantidad de insulina que secretamos, aunque esto probablemente tenga algo que ver. Aun tomando los mismos alimentos que contienen la misma cantidad de hidratos de carbono, algunas personas secretan más insulina que otras, y es probable que las primeras acumulen más grasa y tengan menos energía. Su cuerpo trabaja para mantener los niveles de azúcar en sangre bajo control porque tener demasiado azúcar en sangre es perjudicial y, si es necesario, estarán dispuestas a llenar las células grasas por completo para lograrlo.

Pero otro factor importante es hasta qué punto nuestras células son sensibles a la insulina y cuánto tardan en volverse insensibles —la propiedad llamada «resistencia a la insulina»— como respuesta a la insulina que secretamos. La idea de ser resistente a la insulina es absolutamente esencial para entender las razones por las que engordamos, así como muchas de las enfermedades relacionadas con ello. Volveré a este tema con frecuencia.

Cuanta más insulina secretamos, más probable es que nuestras células y tejidos se hagan resistentes a dicha insulina. Esto quiere decir que será necesaria más insulina para realizar el mismo trabajo de eliminación de la glucosa y mantener el azúcar en sangre bajo control. Una explicación de este proceso es considerar que las células toman la decisión de que ya no quieren más glucosa de la que tienen —demasiada glucosa también es perjudicial para las células—, de modo que le complican las cosas a la insulina a la hora de hacer su trabajo y extraer la glucosa del torrente sanguíneo.

El problema (o la solución, dependiendo del punto de vista) es que el páncreas responde soltando todavía más insulina. Y el resultado es un círculo vicioso. Cuando se secreta mucha insulina —como respuesta a los hidratos de carbono que son tan fáciles de digerir, pongamos—, es probable que las células, al menos a corto plazo, resistan los efectos de esa insulina, especialmente las células musculares, porque ya están recibiendo suficiente glucosa. Si estas células se hacen resistentes a la insulina, se requiere más insulina para mantener los niveles de azúcar en sangre bajo control. Por lo tanto, ahora secretaremos más insulina, lo que provocará una mayor resistencia a la insulina. Y, durante todo el proceso, esa insulina trabaja para que engordemos más (para almacenar calorías como grasa), a no ser que las células grasas también se le resistan.

De este modo, el acto de secretar más insulina desplazará la aguja del indicador de reparto del combustible hacia el almacenamiento de grasa. Pero si secretamos una cantidad de insulina saludable y, aun así, el tejido muscular es relativamente rápido para hacerse resistente a esa insulina, obtendremos el mismo resultado. Secretaremos más insulina como respuesta a la resistencia de la insulina y aumentaremos de peso.

Un tercer factor es que las células responderán de forma diferente ante la insulina. No todas las células grasas, las células musculares y las células hepáticas se hacen resistentes a la insulina al mismo tiempo, en el mismo grado, ni de la misma forma. Algunas de estas células se volverán más o menos sensibles a la insulina que otras, lo que significa que la misma cantidad de insulina tendrá un efecto mayor o menor en los diferentes tejidos. Y también variará el modo en que estos tejidos respondan, tanto de una persona a otra como, en un mismo individuo, con el paso del tiempo, tal como explicaré más adelante.

Cuanto más sensible es un tejido concreto a la insulina, más glucosa absorberá cuando se secrete la insulina. Si el tejido es muscular, almacenará más glucosa como glucógeno y quemará más como combustible. Si es graso, almacenará más grasa y liberará menos. Por lo tanto, si las células musculares son muy sensibles a la insulina y las células grasas no tanto, la aguja del indicador de reparto del combustible señalará que hay que quemar el combustible. Los músculos se apoderarán de una parte desproporcionada de la glucosa de los hidratos de carbono que ingerimos y la usarán como energía. El resultado: seremos delgados y físicamente activos. Si nuestros músculos son relativamente insensibles a la insulina comparados con las células grasas, los tejidos grasos serán el depósito de una parte desproporcionada de las calorías que ingiramos. Como consecuencia, seremos gordos y sedentarios.[2]

2. El efecto de crear tejidos especiales resistentes a la insulina se puede imitar en ratones de laboratorio, tal como ha hecho un grupo de investigadores del Joslin Diabetes Center& Joslin Diabetes Center de Boston: han creado ratones a los que les falta lo que se llama «receptores» de insulina en diferentes tejidos, lo que significa que esos tejidos son completamente resistentes a la insulina. Como podríamos esperar, los ratones a los que les faltan receptores de insulina en las células musculares, pero no en las células grasas, se vuelven obesos. Los animales envían la glucosa a la grasa para almacenarla, no a los músculos para crear energía. Los ratones a los que les faltan receptores de insulina en las células grasas son flacos y se mantienen flacos, incluso cuando se ven forzados a ingerir más alimento del que tomarían en condiciones normales.

Aquí aparece otra complicación: la forma en que los tejidos responden a los cambios en la insulina variará con el tiempo (y como respuesta a nuestra dieta, tal y como voy a explicar en breve). A medida que nos hacemos mayores, nos volvemos más resistentes a la insulina, algo que casi invariablemente le ocurre primero al tejido muscular y, a continuación, aunque no siempre, al tejido graso. Como regla general, las células grasas se mantienen más sensibles a la insulina que las células musculares. Así, aunque seamos delgados y activos en nuestra juventud, aunque nuestra aguja de reparto de combustible señale que hay que quemar el combustible, a medida que nos hagamos mayores las células musculares probablemente se harán resistentes a la insulina. Igual que ellas, nosotros responderemos secretando más insulina.

Esto quiere decir que la aguja del indicador de reparto del combustible se moverá hacia la derecha a medida que vayamos envejeciendo. Cada vez se convertirá en grasa un número mayor de calorías y quedará disponible para abastecer al resto del cuerpo un número menor. Cuando entremos en la edad madura, nos resultará cada vez más difícil mantenernos delgados. También empezaremos a tener otras alteraciones metabólicas que acompañan a la resistencia a la insulina y a los niveles de insulina elevados que se le asocian: la presión sanguínea aumenta, igual que el nivel de triglicéridos; el colesterol HDL (también conocido como «colesterol bueno») disminuye; nos volvemos intolerantes a la glucosa, lo que significa que tenemos problemas para controlar el azúcar en sangre, y así sucesivamente. Y nos hacemos cada vez más sedentarios, un efecto colateral que aparece cuando la energía va a parar al tejido graso.

De hecho, la opinión general de que en la edad madura engordamos porque el metabolismo se vuelve más lento, probablemente confunde qué es la causa y qué el efecto. Lo más probable es que los músculos se vuelvan cada vez más resistentes a la insulina, y esto conlleva que convirtamos en grasa una cantidad mayor de lo que ingerimos y, por lo tanto, que haya disponible una cantidad menor que las células de los músculos y los órganos puedan usar como combustible. Esas células ahora generan menos energía y a eso es a lo que nos referimos cuando decimos que el metabolismo se vuelve más lento. La «tasa metabólica» disminuye. Una vez más, lo que parece ser una de las causas por las que engordamos —la lentitud de nuestro metabolismo— es, en realidad, un efecto. No engordamos porque nuestro metabolismo se vuelva más lento: el metabolismo se vuelve más lento porque estamos engordando.

Antes de que explique la parte de la nutrición correspondiente a este tema, qué alimentos nos complican las cosas y sin los cuales podríamos vivir, hay otro tema referente a la naturaleza del que debería hablar: por qué en la actualidad nuestros hijos crecen más gordos que hace solo veinte o treinta años, e incluso salen del útero pesando más. Esta es una característica de la epidemia de la obesidad que se ha revelado recientemente en estudios de todo el mundo. No solo hay más niños obesos de los que había habido nunca hasta ahora, sino que la mayor parte de los estudios señalan que son especialmente más gordos a los seis meses, un fenómeno que como es obvio no tiene nada que ver con su comportamiento.

Los niños gordos suelen ser hijos de padres gordos, en parte debido al control que nuestros genes ejercen en la secreción de insulina, las enzimas que responden a la insulina, y en el cómo y cuándo nos hacemos resistentes a la insulina. Pero hay también otro factor que representa un motivo para preocuparse. Los niños que aún están en el útero se alimentan de los nutrientes de la madre (a través de la placenta y del cordón umbilical) y el alimento que reciben está en proporción al nivel en que se encuentran esos nutrientes en la sangre de la madre. Esto quiere decir que cuanto más elevado sea el nivel de azúcar en sangre de la madre, más glucosa recibirá su hijo en el útero.

Cuando el páncreas de este niño se desarrolla, aparentemente responde a esta mayor dosis de glucosa desarrollando más células que secretan insulina. Así, cuanto más alto es el nivel de azúcar en la mujer embarazada, más células que secretan insulina desarrollará su hijo, y más insulina secretará el niño a medida que se vaya acercando el momento de dar a luz. El bebé nacerá con más grasa y tendrá tendencia a secretar demasiada insulina y a hacerse también resistente a la insulina cuando se vaya haciendo mayor. Tendrá tendencia a engordar con el paso de los años. En estudios realizados con animales, esta predisposición a menudo se manifiesta únicamente cuando el animal llega a su versión de la edad madura. Si trasladamos esta observación a los humanos, debemos concluir que algunas personas están programadas para engordar en la edad madura cuando aún no han salido del útero, aunque muestren pocos o ningún signo de esta tendencia cuando son jóvenes.

Es casi seguro que esta es la razón por la que todas las madres obesas, las madres diabéticas, las madres que cogen un peso excesivo durante el embarazo y las madres que se vuelven diabéticas durante la gestación (una afección conocida como «diabetes gestacional») muestran una tendencia a dar a luz a bebés más grandes y más gordos. Estas mujeres suelen ser resistentes a la insulina y tienen elevados niveles de azúcar en sangre.

Pero si las madres más gordas tienen hijas más gordas y las hijas más gordas se convierten en madres más gordas, ¿dónde se para esto? Esto indica que, cuando comenzó la epidemia de la obesidad y todos empezamos a engordar más, comenzamos a programar cada vez más cosas de nuestros hijos desde los primeros meses de su existencia para que fueran todavía más gordos. De hecho, no sería de extrañar que este especial círculo vicioso fuese una de las causas de la epidemia de la obesidad. Por lo tanto, cuando engordamos no solo tenemos que tener en cuenta nuestra propia salud. A nuestros hijos también les puede costar caro, y también a sus hijos. Y es muy posible que a cada generación sucesiva le resulte más difícil solucionar el problema.

5

¿QUÉ PODEMOS HACER?

El hecho de haber nacido con tendencia a engordar es algo ajeno que no podemos controlar. Pero lo que la Adiposidad 101 nos enseña es que esta predisposición viene desencadenada por los hidratos de carbono que ingerimos, por su cantidad y su calidad. Como he dicho, son los hidratos de carbono los que, en última instancia, determinan la secreción de insulina y la insulina que favorece la acumulación de la grasa corporal. No todas las personas engordan cuando comen hidratos de carbono, pero cuando uno engorda, debe echarle la culpa a los hidratos de carbono; cuantos menos hidratos de carbono comamos, más delgados estaremos.

Se puede comparar con el tabaco. No todas las personas que llevan fumando mucho tiempo padecen cáncer de pulmón. Solo lo contraerá uno de cada seis hombres y una de cada nueve mujeres. Pero la causa más común del cáncer de pulmón es, sin lugar a dudas, fumar cigarrillos. En un mundo sin tabaco, el cáncer de pulmón sería una enfermedad poco común, como lo había sido en otros tiempos. En un mundo sin dietas ricas en hidratos de carbono, la obesidad también sería una afección poco frecuente.

No todos los alimentos que contienen hidratos de carbono engordan del mismo modo. Este es un punto crucial. Los alimentos que más engordan son los que tienen mayor efecto en el azúcar en sangre y en los niveles de insulina. Esas son las fuentes concentradas de hidratos de carbono y, sobre todo, las que digerimos rápidamente: cualquier cosa elaborada con harina refinada (pan, cereales y pasta), hidratos de carbono líquidos (cerveza, zumo de fruta y refrescos) y féculas (patatas, arroz y maíz). Estos alimentos inundan rápidamente el torrente sanguíneo de glucosa.

El azúcar en sangre se dispara; la insulina se dispara. Engordamos más. No es de extrañar que, durante casi doscientos años, se haya considerado que estos alimentos son los que más engordan (como explicaré más adelante).[1]

Estos alimentos también constituyen, casi sin excepción, las calorías más baratas que tenemos a nuestra disposición. Esta es la explicación por la que cuanto más pobres somos, más probable es que seamos gordos; como expliqué al principio, es muy fácil encontrar poblaciones extremadamente pobres, tanto en el pasado como en la actualidad, con tasas de obesidad y diabetes que rivalizan con las que Estados Unidos y Europa tienen hoy en día. Esta fue la explicación que dieron los médicos que trabajaron con estas poblaciones en las décadas de 1960 y 1970, y ahora sabemos que está respaldada por la ciencia.

«El consumo de hidratos de carbono es muy elevado en la mayoría de los países del tercer mundo —escribió Rolf Richards en 1974, un especialista en diabetes británico con nacionalidad jamaicana—. Es comprensible que la fácil disponibilidad de las féculas (que contribuyen a satisfacer las principales necesidades calóricas de estas poblaciones) en lugar de las proteínas anima-

1. El modo en que responde nuestro azúcar en sangre a los diferentes alimentos es conocido técnicamente como «índice glucémico», una manera razonablemente buena de medir la forma en que nuestra insulina va a responder. Cuanto más alto es el índice glucémico de un alimento en particular, mayor es la respuesta del azúcar en sangre. Se han publicado libros enteros sobre la idea de reducir el índice glucémico de nuestras dietas y, así, reducir también la insulina que secretamos y la grasa que acumulamos.

les lleve al aumento de la lipogénesis [formación de grasa] y al desarrollo de la obesidad».

Las personas de estas poblaciones engordan no porque coman demasiado, ni porque sean demasiado sedentarias, sino porque los alimentos de los que viven —las féculas y los cereales refinados (no integrales), que constituyen prácticamente la totalidad de su dieta, y el azúcar— las hacen engordar.

Los hidratos de carbono de la verdura de hoja como las espinacas y la berza, por otro lado, están estrechamente relacionados con una fibra difícil de digerir y tardan mucho más tiempo en ser digeridas y en entrar en el torrente sanguíneo. Esta verdura contiene más agua y menos hidratos de carbono digeribles para su peso que las verduras de raíz, como las patatas. Tenemos que comer mucha más cantidad para conseguir el mismo número de hidratos de carbono, y estos hidratos de carbono tardan más tiempo en digerirse. Como consecuencia, cuando comemos verdura, los niveles de azúcar en sangre se mantienen relativamente bajos; responden a la insulina de forma mucho más modesta y, por lo tanto, engordan menos. Pero es posible que algunas personas puedan ser tan sensibles a los hidratos de carbono que configuran su dieta que incluso la verdura les suponga un problema.

Los hidratos de carbono de la fruta, aunque relativamente fáciles de digerir, se encuentran también más diluidos por el agua y, por lo tanto, están menos concentrados que los hidratos de carbono de las féculas. Si comparamos una manzana y una patata del mismo peso, la patata tendrá un efecto considerablemente mayor en el azúcar en sangre, lo que indica que debería engordar más. Pero eso no quiere decir que no haya personas que se engorden por comer fruta.

Lo que hace que la fruta resulte preocupante desde la perspectiva de la Adiposidad 101 es que es dulce al paladar precisamente porque contiene un tipo de azúcar conocido como fructosa, y la fructosa engorda igual que los hidratos de carbono.

Los intentos cada vez más desesperados de nutricionistas y autoridades de salud pública por frenar la epidemia de la obesidad han ido acompañados de recomendaciones cada vez más radicales de que comamos fruta y verdura en abundancia. La fruta no hay que procesarla antes de comérsela: no contiene ni grasa ni colesterol, sino vitaminas (vitamina C en especial) y antioxidantes; y, por lo tanto, según esta lógica, tiene que ser buena para nosotros. Puede que sea así. Pero si estamos predispuestos a retener la grasa, podemos apostar a que la mayor parte de la fruta va a empeorar el problema, no a mejorarlo.

Efectivamente, los peores alimentos para nosotros, casi con total seguridad, son los azúcares, la sacarosa (el azúcar de mesa) y, sobre todo, el jarabe de maíz alto en fructosa. Las autoridades de salud pública y los periodistas han empezado recientemente a señalar el jarabe de maíz alto en fructosa como la causa de la epidemia de la obesidad. Se introdujo en 1978 y, en la década de 1980, reemplazó al azúcar en la mayoría de los refrescos de Estados Unidos. El consumo total de azúcar («endulzantes calóricos», como los llamó el Department of Agriculture estadounidense, para distinguirlos de los endulzantes «no calóricos» artificiales) aumentó rápidamente y pasó de apenas 5,5 kilos por persona al año a casi 7 kilos, puesto que los estadounidenses no se dieron cuenta de que el jarabe de maíz alto en fructosa era, simplemente, otro tipo de azúcar. Pero lo es. Me voy a referir a los dos como azúcares porque, en realidad, son idénticos. La sacarosa, el producto blanco granulado que le echamos al café y con el que espolvoreamos nuestros cereales, es mitad fructosa y mitad glucosa. El jarabe de maíz alto en fructosa, en la forma en que normalmente lo tomamos en zumos, refrescos y yogures con fruta; está compuesto de un 55 % de fructosa (que es la razón por la que se lo conoce en la industria alimentaria como HFCS- 55), un 42 % de glucosa y un 3 % de otros hidratos de carbono.

Es la fructosa de estos endulzantes lo que los hace dulces, igual que hace dulce la fruta, y parece que es por la fructosa por lo que engordan tanto y, a la vez, son tan perjudiciales para nuestra salud. Últimamente —más vale tarde que nunca—, la American Heart Association [Asociación americana del corazón] y otras autoridades han empezadoa identificar la fructosa y, por lo tanto, el azúcar y el jarabe de maíz alto en fructosa, como causa de obesidad e incluso, tal vez, de enfermedades cardiacas. Pero lo hacen sobre todo basándose en el hecho de que estos endulzantes no tienen calorías, lo que quiere decir que no llevan vitaminas, minerales, ni antioxidantes añadidos. Pero esto es erróneo. La fructosa realmente tiene efectos poco saludables —entre ellos que engorda— que tienen poco que ver con su falta de vitaminas o antioxidantes y mucho con la forma en que nuestro cuerpo la procesa. La dulce combinación de aproximadamente la mitad de fructosa y la mitad de glucosa puede ser especialmente efectiva a la hora de hacernos ganar más kilos.

Cuando digerimos los hidratos de carbono en féculas, al final se incorporan al torrente sanguíneo como glucosa. El azúcar en sangre aumenta, se secreta insulina y las calorías se almacenan como grasa. Cuando digerimos azúcar o jarabe de maíz alto en fructosa, gran parte de la glucosa acaba en el flujo sanguíneo y hace aumentar nuestros niveles de azúcar en sangre. Sin embargo, la fructosa se metaboliza casi exclusivamente en el hígado, que cuenta con las enzimas necesarias para hacerlo. Por lo tanto, la fructosa no tiene un efecto inmediato en nuestros niveles de insulina y azúcar en sangre, pero aquí la palabra clave es «inmediato»: tiene un gran número de efectos a largo plazo.

El cuerpo humano —y, especialmente, el hígado— no ha evolucionado para manejar el tipo de carga de fructosa que ingerimos con las dietas modernas. La fructosa está presente en la fruta en cantidades relativamente pequeñas, treinta calorías en una taza de arándanos, por ejemplo. (Pero algunas frutas, tal y como explicaré más adelante, llevan generaciones cultivándose con el objetivo de incrementar su contenido en fructosa.) Hay ochenta calorías en una lata de un cuarto de litro de Pepsi o de Coca-Cola. Un cuarto de litro de zumo de manzana tiene ochenta y cinco calorías de fructosa. El hígado responde a esta avalancha de fructosa convirtiendo una gran parte en grasa y enviándola al tejido graso. Esta es la razón por la que hace ya cuarenta años los bioquímicos se referían a la fructosa como el hidrato de carbono más «lipogénico», puesto que es el que convertimos en grasa de forma más rápida. Mientras tanto, la glucosa que acompaña a la fructosa aumenta los niveles de azúcar en sangre y estimula la secreción de insulina, además de preparar las células grasas para que almacenen todas las calorías que se le pongan por delante, incluida la grasa que el hígado genera a partir de la fructosa.

Cuantos más azúcares de este tipo consumamos y cuanto más tiempo los tengamos en nuestra dieta, más se adaptará nuestro cuerpo y más los convertirá en grasa. Nuestro «modelo de metabolismo de la fructosa» cambia con el tiempo, como dice el bioquímico británico y experto en fructosa Peter Mayes. No solo será la causa de que acumulemos grasa directamente en el hígado —una afección conocida como «enfermedad del hígado graso»—, sino que, al parecer, es la causa de que el tejido muscular se haga resistente a la insulina como consecuencia de una especie de efecto dominó que se desencadena debido a la resistencia de las células hepáticas.

De modo que, aunque la fructosa no tiene un efecto inmediato en el azúcar en sangre, ni tampoco en la insulina, conforme avanza el tiempo —tal vez unos cuantos años— se convierte en una posible causa de la resistencia a la insulina, de ahí el aumento del almacenamiento de calorías como grasa. La aguja de nuestro indicador de reparto del combustible apuntará hacia el almacenamiento de la grasa, aunque en un principio estuviera más a la izquierda.

Es muy posible que si nunca hemos comido estos azúcares, no lleguemos nunca a ser gordos o diabéticos, aunque la mayor parte de nuestra dieta todavía esté compuesta de hidratos de carbono a base de féculas y harina. Esto explicaría la razón por la que algunas de las poblaciones más pobres del mundo viven con dietas ricas en hidratos de carbono y no engordan, ni contraen diabetes, mientras que otras no son tan afortunadas. Las que no engordan (o, al menos, no engordaban), como la población japonesa y la china, son las que tradicionalmente han tomado muy poco azúcar. Una vez que empezamos a engordar, si queremos interrumpir el proceso y darle la vuelta, estos azúcares son lo primero que tenemos que eliminar.

El alcohol es un caso especial. Se metaboliza fundamentalmente en el hígado. Alrededor del 80 % de las calorías de un chupito de vodka, por ejemplo, irá a parar directamente al hígado para acabar convertido en una pequeña cantidad de energía y una gran cantidad de una molécula llamada «citrato». Después, el citrato alimenta el proceso que libera los ácidos grasos de la glucosa. Por lo tanto, el alcohol aumentará la producción de grasa en el hígado, lo que probablemente explique el síndrome del hígado graso alcohólico. Esto también puede hacernos engordar en otras partes, aunque el hecho de almacenar estas grasas como grasa o de quemarlas depende de si comemos o bebemos hidratos de carbono con el alcohol, algo que hacemos de forma habitual. Cerca de un tercio de las calorías de una cerveza normal, por ejemplo, procede originalmente de la malta —un hidrato de carbono refinado—, contra los dos tercios que aporta el propio alcohol. Una tripa cervecera es el resultado evidente.

6

RECOPILACIÓN DE INJUSTICIAS

El mensaje de la Adiposidad 101 es bastante simple: si tenemos tendencia a engordar y queremos adelgazar tanto como podamos sin poner en riesgo nuestra salud, tenemos que restringir los hidratos de carbono y, de ese modo, mantener bajos nuestros niveles de insulina y de azúcar en sangre. Lo que debemos tener en cuenta es que no perdemos grasa porque reducimos calorías, sino porque reducimos la cantidad de alimentos que nos hacen engordar: los hidratos de carbono. Si logramos adelgazar hasta alcanzar el peso que nos satisface y después incluimos de nuevo esos alimentos en nuestra dieta, volveremos a engordar. Aunque no todo el mundo engorde al comer hidratos de carbono (igual que no todos los que fuman contraen cáncer de pulmón), no cabe duda de que aquellos que sí lo hacen solo perderán la grasa y conseguirán ahuyentarla si evitan esos alimentos.

Esta no es la única injusticia involucrada en este proceso. Ni siquiera es la peor. Como he dicho en la introducción, entre las implicaciones de la Adiposidad 101 no está la capacidad de perder peso o mantenerlo sin sacrificios. Hasta el momento, el mensaje es que los hidratos de carbono nos hacen engordar y mantenernos gordos. Pero los alimentos responsables de que engordemos probablemente también son los que más nos gustan, aquellos sin los cuales no querríamos vivir: la pasta, los bollos, el pan, las patatas fritas, los dulces y la cerveza, entre otros.

No se trata de ninguna coincidencia. Las investigaciones que se han llevado a cabo con animales han dejado claro que los alimentos que los animales prefieren, y que tal vez comen en exceso, son los que suministran energía a las células con mayor rapidez: los hidratos de carbono de fácil digestión.

Pero otro factor es cuánta hambre tenemos, otra forma de determinar el tiempo que ha pasado desde nuestra última comida y la cantidad de energía que hemos gastado mientras tanto. Cuanto más tiempo dejemos pasar entre las comidas y más energía gastemos, más hambre tendremos. Y cuanta más hambre tengamos, mejor nos sabrán los alimentos que tomemos: «¡Vaya! ¡Qué bueno estaba! Estaba muerto de hambre». «Esto es lo que decimos a menudo y no nos falta razón —escribió Pavlov hace más de un siglo—: "El hambre es la mejor salsa"».

Incluso antes de que empecemos a comer, la insulina trabaja para aumentar nuestra sensación de hambre. No nos olvidemos de que comenzamos a secretar insulina solo con pensar en comer (y, especialmente, en comer alimentos ricos en hidratos de carbono y dulces), y esa secreción de insulina aumenta segundos después de haber dado el primer mordisco. Ocurre incluso antes de que empecemos a digerir la comida y antes de que aparezca algo de glucosa en el torrente sanguíneo. La insulina sirve para que preparemos nuestro cuerpo para la inminente avalancha de glucosa: almacenamos otros nutrientes en el torrente sanguíneo, en especial ácidos grasos. Por lo tanto, la sensación de hambre aumenta con solo pensar en comer, y después aumenta todavía más con los primeros bocados que ingerimos. (Los franceses tienen un dicho para esto: «*L'appétit vient en mangeant*», comiendo se abre el apetito.)

A medida que seguimos comiendo, esta «experiencia metabólica del hambre», tal y como lo llamó el científico francés Jacques Le Magnen, empieza a disminuir, nuestro apetito queda satisfecho y nuestra percepción de la palatabilidad de la comida, lo bien que sabe, también disminuye. La insulina está ahora actuando en el cerebro para suprimir el apetito y la conducta alimentaria. Como consecuencia y de manera invariable, los primeros bocados de una comida nos sabrán mejor que los últimos. (Esa es la razón por la que la frase «bueno hasta el último bocado» se usa para describir un producto o una experiencia que es especialmente sabroso o placentero.) Esta es la posible explicación fisiológica de que a tantas personas —gordas o delgadas— les gusta tanto la pasta, los bollos y otros alimentos ricos en hidratos de carbono. Solo con pensar en comerlos, secretamos insulina. La insulina nos hace tener hambre porque retira temporalmente los nutrientes del riego sanguíneo y los almacena; y esto, a su vez, nos hace disfrutar de los primeros bocados más de lo que lo haríamos de cualquier otra manera. Cuanto mayor es la respuesta de la insulina y el azúcar en sangre ante un determinado alimento, más nos gusta esta, mejor sabor pensamos que tiene.

Esta respuesta a la palatabilidad debido a la insulina y al azúcar en sangre es casi con seguridad exagerada en las personas que están gordas o que tienen tendencia a estarlo. Y cuanto más gordas llegan a estar, más ganas tienen de ingerir alimentos ricos en hidratos de carbono, porque su insulina es más efectiva a la hora de almacenar grasa en el tejido graso y proteína en los músculos, cuando ninguno de los dos se pueden usar como combustible.

Una vez que nos hagamos resistentes a la insulina, algo que finalmente ocurrirá, por nuestras venas correrá más insulina durante gran parte del día, o el día entero. Por lo tanto, a lo largo de las veinticuatro horas diarias, también tendremos periodos más largos en los que el único combustible que podremos quemar será la glucosa de los hidratos de carbono. La insulina, no lo olvidemos, está trabajando para almacenar las proteínas, las grasas e incluso los glucógenos (la forma almacenada de los hidratos de carbono) y reservarlos para más tarde. Esto les está diciendo a nuestras células que hay un exceso de azúcar en sangre para quemar, pero no lo hay. Por eso tenemos ganas de tomar glucosa. Aunque comamos grasas y proteínas —una hamburguesa sin el panecillo, pongamos, o un trozo de queso— la insulina trabajará para almacenar estos nutrientes en lugar de permitirle a nuestro cuerpo que los queme como combustible. Tendremos pocas ganas de comérnoslos (a no ser que vayan acompañados de algo de pan rico en hidratos de carbono), porque nuestro cuerpo, en ese momento, tiene poco interés en quemarlos como combustible.

Los dulces, una vez más, son un caso especial, algo que probablemente ya sabían los golosos (o cualquiera que haya criado a un niño). En primer lugar, los efectos metabólicos de la fructosa en el hígado, combinados con el efecto estimulante de la insulina que tiene la glucosa, podrían bastar para provocarles ansias de comer dulce a las personas que tienen tendencia a engordar. Pero además se produce un efecto en el cerebro: cuando comemos azúcar, según una investigación realizada por Bartley Hoebel de la Universidad de Princeton, se desencadena una respuesta en la misma parte del cerebro —conocida como el «centro de recompensa»— que está controlada por la cocaína, el alcohol, la nicotina y otras sustancias adictivas. Todos los alimentos lo hacen hasta cierto punto, porque, al parecer, el sistema de recompensa se ha desarrollado para reforzar conductas (la comida y el sexo) que benefician a la especie. Pero el azúcar parece desviar la señal hasta un grado poco natural, igual que lo hacen la cocaína y la nicotina. Si creemos en las investigaciones que se han llevado a cabo con animales, debemos concluir que el azúcar y el jarabe de maíz alto en fructosa son igual de adictivos que las drogas, y eso se debe básicamente a las mismas razones bioquímicas.[1]

---

1. Si se bañan en azúcar alimentos que, en un principio, el ganado rechazaría, se puede conseguir que los ingiera, tal y como indicó un grupo de investigadores en el *Journal of Range Management*, en 1952.

Ahora bien, ¿cómo funciona este círculo vicioso? Los alimentos que nos hacen engordar también nos provocan ganas de comer precisamente los alimentos que nos hacen engordar. (Esto, de nuevo, difiere poco del hecho de fumar: los cigarrillos que nos provocan el cáncer de pulmón también nos hacen desear con ansia los cigarrillos que nos provocan el cáncer de pulmón.) Cuanto más engordan esos alimentos y más tendencia tenemos a engordar cuando los comemos, mayores son las ansias. El ciclo se puede romper, aunque es necesario combatir esas ansias, igual que los alcohólicos pueden dejar de beber y los fumadores, de fumar, algo que no se consigue sin esfuerzo y vigilancia constantes.

¿POR QUÉ UNAS DIETAS FUNCIONAN
Y OTRAS FRACASAN?

La simple respuesta a la pregunta de por qué engordamos es que los hidratos de carbono lo hacen posible; las proteínas y las grasas, no. Pero, si ese es el caso, ¿por qué todos conocemos a personas que han seguido dietas bajas en grasas y han perdido peso? Las dietas bajas en grasa, después de todo, son relativamente altas en hidratos de carbono; entonces ¿no deberían ser un fracaso para todas las personas que las prueban?

Todos conocemos a alguien que dice haber perdido un peso considerable después de apuntarse al Weight Watchers o a Jenny Craig, o después de haber leído *Skinny Bitch*, de Rory Freedman, o *Las francesas no engordan,* de Mireille Guiliano, o incluso tras hacer la dieta baja en grasas que Dean Ornish recomienda en *Eat More, Weigh Less* [Come más, pesa menos]. Cuando los investigadores intentan comprobar la eficacia de las dietas en los ensayos clínicos, como la prueba de la A a la Z de la Universidad de Stanford, de la que voy a hablar en breve, averiguan indefectiblemente que solo unos pocos sujetos pierden una cantidad de peso considerable siguiendo dietas bajas en grasa. ¿No significa esto que algunas personas engordan porque comen hidratos de carbono y vuelven a adelgazar cuando dejan de tomarlos, mientras que para otras la respuesta está en evitar las grasas?

La respuesta es «probablemente no». La explicación más probable es que todas las dietas que tienen éxito funcionan porque la persona que la sigue restringe los hidratos de carbono, ya sea por instrucciones expresas o no. Dicho de otro modo, las personas que pierden grasa en una dieta lo hacen debido a lo que no están comiendo —los hidratos de carbono que nos hacen engordar—, no debido a lo que están comiendo.

Siempre que hacemos un régimen serio para perder peso, ya sea una dieta o un programa de ejercicios, realizamos de forma invariable unos cuantos cambios consistentes en lo que comemos, independientemente de las instrucciones que nos hayan dado. De forma específica, excluimos de nuestra dieta los hidratos de carbono que más engordan, porque son los más fáciles de eliminar y también los menos apropiados si nuestro objetivo es ponernos en en forma. Dejamos de beber cerveza, por ejemplo, o al menos bebemos menos o tomamos cerveza *light* en su lugar. Podríamos pensar que en realidad estamos reduciendo calorías, pero las calorías que estamos dejando de tomar son hidratos de carbono y, lo que es más importante, se trata de líquidos, de hidratos de carbono refinados, que son los que más engordan.

Dejamos de beber refrescos calóricos —Coca-Cola, Pepsi, Dr. Pepper— y los reemplazamos por agua o refrescos *light*. Al hacerlo, no solo eliminamos los hidratos de carbono líquidos que constituyen las calorías, sino también la fructosa, que es específicamente responsable de que los refrescos sean dulces. Lo mismo ocurre con los zumos de frutas. Un cambio fácil en cualquier dieta es reemplazar los zumos de fruta por agua. Nos olvidaremos de las chocolatinas, los postres, los donuts y los bollitos de canela. Una vez más, esto lo percibiremos como una reducción de calorías e incluso como una forma de reducir grasa, lo cual es posible, pero también estamos reduciendo hidratos de carbono, concretamente fructosa. (Incluso la dieta baja en grasas que ha hecho famosa Dean Ornish restringe todos los hidratos de carbono refinados, incluido el azúcar, el arroz blanco y la harina blanca.¹ Solo con esto se explican algunos de los beneficios que se obtienen.) Féculas como las patatas y el arroz, hidratos de carbono refinados como el pan y la pasta, a menudo se verán reemplazados por verduras, ensaladas o, al menos, cereales integrales, porque se nos ha dicho durante las últimas décadas que comamos más fibra y que tomemos alimentos cuya energía sea menos densa.

Si tratamos de reducir un número considerable de calorías de nuestra dieta, estaremos también reduciendo la cantidad total de hidratos de carbono que consumimos. Se trata de simple aritmética. Si reducimos todas las calorías que consumimos a la mitad, por ejemplo, estamos reduciendo también los hidratos de carbono a la mitad. Y, como los hidratos de carbono conforman la mayor proporción de calorías de nuestra dieta, será lo que más tendremos que reducir. Aunque nuestro objetivo final sea reducir calorías, nos resultará extremadamente difícil reducir más de unos pocos cientos de calorías al día si solo restringimos la ingesta de grasas, de modo que, para conseguirlo, tendremos también que tomar menos hidratos de carbono. Las dietas bajas en grasas que también reducen la ingesta de calorías reducirán la toma de hidratos de carbono en la misma cantidad o incluso más.²

1. La base lógica de Ornish es, tal como él mismo la describe en 1996, la siguiente: «Los hidratos de carbono simples se absorben enseguida y favorecen un rápido aumento de la glucosa en sangre, provocando, de ese modo, una respuesta a la insulina. La insulina también acelera la conversión de calorías en triglicéridos, [y] estimula [...] la síntesis del colesterol».

2. Esto es algo que ni siquiera los investigadores que llevan a cabo ensayos clínicos que demuestran la eficacia de diferentes dietas suelen reconocer. Imaginemos que pretendemos reducir nuestras calorías diarias de 2.500 a 1.500 con la esperanza de perder alrededor de 1 kilo de grasa a la semana. Y pensemos que el contenido de nutrientes de nuestra dieta actual es el que las autoridades consideran ideal: el 20 % de proteínas, el 30 % de grasas y el

Dicho de otro modo, cada vez que tratamos de hacer dieta con uno de los métodos convencionales y cada vez que decidimos «comer sano», tal y como se dice en general, eliminamos de la dieta la mayoría de los hidratos de carbono que nos hacen engordar y también una parte de los hidratos de carbono totales. Y si perdemos grasa, será sin duda por haber eliminado esos hidratos de carbono. (Esto es justo lo contrario de lo que ocurre cuando los productores de alimentos elaboran productos bajos en grasa. Eliminan parte de la grasa y sus calorías, pero después las reemplazan por hidratos de carbono. En el caso del yogur bajo en grasa, por ejemplo, reemplazan gran parte de las grasas eliminadas por jarabe de maíz alto en fructosa. Nosotros creemos que nos estamos tomando un aperitivo saludable para el corazón y bajo en grasa que nos va a ayudar a perder peso y, en vez de esto, engordamos todavía más debido a que se le han añadido hidratos de carbono y fructosa.)

Lo mismo puede ocurrir con las personas que juran que han perdido sus kilos de más haciendo ejercicio con regularidad. Son pocas las personas que empiezan a correr, a nadar o a hacer aeróbic cinco veces a la semana y que adelgazan sin haber he-

---

50 % de hidratos de carbono. Esto es, 500 calorías de proteínas, 750 calorías de grasas y 1.250 de hidratos de carbono. Si mantenemos la misma proporción de nutrientes, pero solo tomamos 1.500 calorías al día, eso supondrá 300 calorías de proteínas, 450 calorías de grasas y 750 calorías de hidratos de carbono. Ahora hemos reducido las calorías de las proteínas a 200, las calorías de las grasas a 300 y las calorías de los hidratos de carbono a 500. Si tratamos de ingerir todavía menos grasas —pongamos, solo el 25 % de las calorías, considerablemente menos de lo que la mayoría de nosotros va a tolerar— estaremos ahora tomando 300 calorías de proteínas, 375 calorías de grasas y 825 de hidratos de carbono. Hemos reducido las calorías de grasas a 375 al día, pero todavía tenemos que reducir los hidratos de carbono a 425. Y si aumentamos la cantidad de proteínas que ingerimos, todavía tomaremos menos hidratos de carbono, para compensar.

cho ningún cambio en su alimentación. Acostumbran más bien a moderar su consumo de cerveza y refrescos, reducen la ingesta de los azúcares y tal vez tratan de sustituir las verduras de raíz y las féculas por verduras de hoja verde.

Cuando las dietas bajas en calorías fracasan, como normalmente sucede (y lo mismo se puede decir de los programas para hacer ejercicio), suele ser porque los alimentos que restringen no son los que nos hacen engordar. Reducen la cantidad de grasas y proteínas, que a largo plazo no tienen efecto ni en la insulina, ni en la deposición de la grasa, pero que son necesarias para tener energía y para la reconstrucción de las células y los tejidos. En lugar de centrarse específicamente en el tejido graso, estas dietas dejan todo el cuerpo sin nutrientes ni energía, o casi. Sea cual sea el peso que se haya perdido, no se recuperará mientras la persona siga con la dieta, e incluso entonces las células grasas trabajarán para recuperar la grasa que están perdiendo, del mismo modo que las células musculares tratarán de obtener proteínas para recuperar y mantener su función, y la cantidad total de energía que la persona gastará se reducirá a modo de compensación.

Lo que la Adiposidad 101 nos enseña en última instancia es que los regímenes para perder peso tienen éxito cuando eliminan de la dieta los hidratos de carbono, que es lo que nos engorda; y fracasan cuando no los eliminan. Lo que el régimen tiene que hacer, básicamente, es volver a regular el tejido graso para que este elimine las calorías de más que ha ido acumulando. Por muchos cambios que haga una persona en su dieta, si no alcanzan ese objetivo (en particular, reducir las grasas y las proteínas ingeridas), privarán al cuerpo de otras cosas (le faltará la energía y las proteínas necesarias para volver a desarrollar la musculatura) y el apetito resultante conducirá la dieta al fracaso.

8

UNA DIGRESIÓN HISTÓRICA SOBRE LOS HIDRATOS DE CARBONO QUE NOS HACEN ENGORDAR

«¡Oh, cielos! —exclamarán todos ustedes, lectores de ambos sexos—. ¡Oh, santo cielo! ¡Pero qué birria de profesor es este! Aquí, con una sola palabra nos prohíbe todo lo que más nos gusta: esos rollitos blancos [...] y esas galletas [...] ¡y los cientos de cosas que se elaboran con harina y mantequilla, con harina y azúcar, con harina, azúcar y huevos! ¡Ni siquiera nos deja las patatas o los macarrones! ¿Quién lo habría pensado de un amante de la buena comida que parecía tan agradable?».

«¿Qué es lo que estoy oyendo? —exclamo yo, poniendo mi cara más seria, algo que hago a lo sumo una vez al año—. Pues muy bien; ¡coman! ¡Engorden! Pónganse feos, gordos y asmáticos, y finalmente mueran ahogados en su propia grasa fundida: yo estaré ahí para verlo».

JEAN ANTHELME BRILLAT-SAVARIN, 1825

Jean Anthelme Brillat-Savarin nació en 1755. Primero se hizo abogado y después, político. Pero su pasión fue siempre la comida y la bebida, o lo que él llamó los «placeres de la mesa». Empezó a escribir sus ideas sobre el tema en la década de 1790 y las publicó en un libro, *Fisiología del gusto,* en diciembre de 1825. Murió de neumonía dos meses después, pero *Fisiología del gusto* ha seguido editándose desde entonces. «Dime lo que comes —escribió Brillat-Savarin de forma memorable— y te diré lo que eres».

Entre los treinta capítulos, o «meditaciones», de *Fisiología del gusto*, Brillat-Savarin incluyó dos sobre la obesidad: uno sobre sus causas y otro, sobre la prevención. A lo largo de treinta años, escribió, había mantenido más de quinientas conversaciones con compañeros de cenas que se encontraban «amenazados o afligidos por la obesidad», todos ellos «hombres gordos» que confesaban su pasión por el pan, el arroz, la pasta y las patatas. A raíz de ello, Brillat-Savarin llegó a la conclusión de que las raíces de la obesidad eran obvias. La primera consistía en una predisposición natural a engordar. «Algunas personas, cuyas fuerzas digestivas elaboran, en igualdad de condiciones, un mayor suministro de grasas, están, por así decirlo, destinadas a ser obesas», escribió. La segunda razón eran «las féculas y las harinas que el hombre ingiere como base de su alimentación diaria», y añadió que «la fécula produce ese efecto de forma más rápida y segura cuando se mezcla con el azúcar».

Por supuesto, a la luz de estas dos razones, el tratamiento también resultaba obvio. «Una dieta antigrasa —escribió Brillat-Savarin— está basada en la causa más común y más activa de la obesidad, puesto que, como ya se ha demostrado claramente, esa concentración de grasa puede aparecer únicamente debido a los cereales y a las féculas, tanto en el hombre como en los animales [...]. Se puede deducir, como una consecuencia exacta, que una abstinencia más o menos estricta de todo lo que está hecho a base de féculas o de harinas llevará a la pérdida de peso».

Como ya he explicado en más de una ocasión, muy poco de lo que he dicho hasta el momento es nuevo. Esto incluye la idea de que los hidratos de carbono provocan obesidad y que abstenerse de ingerir féculas, harina y azúcares es el método obvio del tratamiento y la prevención. Lo que escribió Brillat-Savarin en 1825 se ha repetido y reinventado numerosas veces desde entonces. Hasta la década de 1960, esa era la opinión general, lo que nuestros padres o nuestros abuelos creían instintivamente que era cierto. Pero entonces, la teoría acerca de las calorías ingeridas/calorías gastadas quedó establecida, y la dieta que Brillat-Savarin había recomendado en 1825, así como otras parecidas, fueron calificadas de pasajeras y peligrosas por las autoridades sanitarias («extrañas formas de concebir la nutrición y la dieta», las describió en 1973 la American Medical Association).

Al adoptar este enfoque, las autoridades consiguieron que muchas personas no probaran suerte con esas dietas y, sin duda, lograron evitar que los médicos las recomendaran o que apoyaran su puesta en práctica. Tal como Dean Ornish, un doctor dietista que se hizo famoso por una dieta de la composición nutricional opuesta (muy baja en grasas y rica en hidratos de carbono), no se cansa de decir precisamente en este contexto, podemos perder peso recurriendo a un buen número de sustancias que no nos convienen —el tabaco y la cocaína, por ejemplo—, pero esto no significa que nadie deba hacerlo.

Esa es otra de las tendencias de las dietas y la nutrición del siglo pasado que cuesta explicar. La idea de que los hidratos de carbono engordan, en efecto, ha estado circulando durante la mayor parte de los últimos dos siglos. Tomemos, por ejemplo, dos novelas publicadas con casi un siglo de diferencia. En *Anna Karenina*, de Tolstoi, escrita a mediados de la década de 1870, el amante de Anna, el conde Vronsky, no tomaba hidratos de carbono cuando se estaba preparando para la carrera de caballos más importante. «El día de las carreras en Krasnoe Selo —escribió Tolstoi— Vronsky había llegado antes de lo habitual para comerse un bistec en el comedor del cuartel del regimiento de los oficiales. No tenía necesidad de seguir un entrenamiento estricto, puesto que había alcanzado de forma muy rápida el peso de setenta y dos kilos que se le exigía, pero todavía tenía que controlar su peso, y evitaba los alimentos con féculas y los postres». En 1964, el personaje Herzog de la novela de Saul Bellow que lleva el mismo nombre se niega a sí mismo una chocolatina con una lógica idéntica, aunque, en su caso, «pensando en el dinero que se había gastado en ropa nueva y que no le quedaría bien si tomaba hidratos de carbono».

Eso es lo que los doctores creían y lo que decían a sus pacientes obesos. Cuando los médicos dejaron de creer en esto, un proceso que se inició en la década de 1960 y concluyó a finales de la de 1970, empezaron las epidemias de obesidad y diabetes que aún perduran hoy en día. Teniendo en cuenta que la mayoría de nuestros doctores se han creído la idea de que evitar los hidratos de carbono como una forma de perder peso es un concepto de nutrición extraño, me gustaría revisar toda la historia de esta concepción, para que todos podamos entender de dónde viene y adónde ha llegado.

Hasta principios del siglo XX, los médicos acostumbraban a considerar que la obesidad era una enfermedad y, además, prácticamente incurable, de modo que, como con el cáncer, era razonable probar lo que fuera para combatirla. Inducir a los pacientes a comer menos y/o a hacer más ejercicio fue solo uno de los muchos tratamientos que se proponían.

En la edición de 1869 de *The Practice of Medicine*, el médico británico Thomas Tanner publicó una larga lista de «ridículos» tratamientos que los doctores habían prescrito contra la obesidad durante años. Estos incluían de todo, desde remedios surrealistas —«sangrar por la yugular», por ejemplo, y «aplicar sanguijuelas en el ano»— hasta soluciones que hoy en día son aún de dominio general, como, por ejemplo, hacer «comidas muy ligeras con sustancias que se puedan digerir fácilmente» y dedicar «muchas horas al día a pasear o a correr». «Aunque todos estos planes se lleven a cabo de forma perseverante —escribió Tanner—, no ayudan a alcanzar el objetivo deseado; y lo mismo hay que decir de la simple sobriedad al comer y al beber». (No obstante, Tanner sí creía que abstenerse de tomar hidratos de carbono era un método, quizás el único, que funcionaba. «Los alimentos farináceos [a base de féculas] y los vegetales nos hacen engordar, y las cosas con azúcares [por ejemplo, los dulces] engordan especialmente», escribió.)

En ese tiempo, un médico francés y cirujano militar retirado llamado Jean-Francois Dancel había llegado a las mismas conclusiones que su paisano Brillat-Savarin. Dancel presentó sus ideas sobre la obesidad a la Academia Francesa de las Ciencias en 1844 y después publicó un libro, *Obesidad o corpulencia excesiva: las diversas causas y los medios racionales de un tratamiento,* que se tradujo al inglés en 1864. Dancel afirmaba que él podía curar la obesidad «sin una sola excepción», siempre y cuando pudiera convencer a sus pacientes para que vivieran «principalmente de carne» y tomaran «solo una pequeña cantidad de otros alimentos».

Dancel alegaba que los médicos de su época creían que la obesidad era incurable porque las dietas que prescribían para combatirla eran precisamente las que causaban la obesidad (por supuesto, una argumentación también implícita en este libro). «Los autores médicos aseguran que los alimentos tienen un peso muy importante en el desarrollo de la corpulencia —escribió—. Prohíben que se tome carne y recomiendan verduras ricas en agua, como las espinacas, la acedera, la lechuga, la fruta, etc., y, para beber, agua; y, al mismo tiempo, le indican al paciente que coma tan poco como le sea posible. Yo esto lo acepto como un axioma, frente a la opinión que ha imperado durante siglos de que las dietas sustanciosas, como la dieta a base de carne, no desarrollan grasa y que nada produce tanta como las verduras ricas en agua y el agua».

Dancel puso la mano en el fuego por una dieta fundamentalmente de carne que aparecía en la obra del químico alemán Justus Liebig, que en aquel tiempo defendía con acierto que, en los animales, la grasa se forma a partir no de las proteínas, sino de la ingestión de grasas, féculas y azúcares. «Todos los alimentos que no son carne —toda la comida rica en carbono e hidrógeno [por ejemplo, los hidratos de carbono]— tienen que tener una tendencia a producir grasa —escribió Dancel—. Según estos principios, solo pueden sobrevivir de forma satisfactoria los tratamientos racionales para la cura de la obesidad». Dancel también advirtió, como Brillat-Savarin había hecho y otros lo harían más adelante, que los animales carnívoros nunca están gordos, mientras que los herbívoros, que viven exclusivamente de las plantas, a menudo lo están: «El hipopótamo, por ejemplo —escribió Dancel—, tan basto en la forma debido a su inmensa cantidad de grasa, ingiere únicamente alimentos vegetales: arroz, mijo, caña de azúcar, etc.».

Más adelante, William Harvey, un doctor británico, revisó de nuevo la dieta, después de haber visitado París en 1856 y de haber presenciado la legendaria conferencia sobre la diabetes de Claude Bernard. Como contó Harvey posteriormente, Bernard describió la forma en que el hígado secreta glucosa, el mismo hidrato de carbono que se puede encontrar en los azúcares y las féculas, y es precisamente el nivel de esta glucosa en la sangre lo que los diabéticos tienen anormalmente alto. Esto llevó a Harvey a tener en cuenta lo que por entonces era un hecho bien conocido: que una dieta sin azúcares ni féculas frenaría la curva de secreción de azúcar en la orina de un diabético. Después aventuró que la misma dieta podía funcionar del mismo modo como dieta para perder peso.

«Sabiendo también que una dieta con endulzantes [dulces] y farináceas [productos a base de féculas] se usa para engordar a ciertos animales —escribió Harvey— y que en la diabetes toda la grasa del cuerpo desaparece rápidamente, se me ocurre que la obesidad excesiva podría estar relacionada con la diabetes, podría ser su causa, aunque se desarrolle de formas muy diversas; y que una dieta exclusivamente a base de alimentos animales resultaría útil en esta última enfermedad, una combinación de alimentos animales con una dieta de verduras que no contuvieran ni azúcares ni féculas podría servir para detener la exagerada formación de grasa».

En agosto de 1862, Harvey le prescribió su dieta a un obeso empresario de pompas fúnebres londinense llamado William Banting (a quien presenté brevemente en uno de los capítulos anteriores, al hablar de sus experiencias con el remo). Al siguiente mes de mayo, Banting había perdido casi dieciséis kilos —al final perdió veintidós kilos y medio— y Harvey lo animó a publicar *Letter on Corpulence* [Carta sobre la corpulencia], un libro de dieciséis páginas donde describía sus anteriores intentos de perder peso, todos inútiles, y el éxito de la dieta a base de carne, pescado, caza y solamente unos pocos gramos de fruta o pan tostado al día, que además no le había costado ningún esfuerzo seguir. (La dieta de Banting incluía una cantidad de alcohol considerable: cuatro o cinco vasos de vino al día, una copa de licor todas las mañanas y un vaso de ginebra, whisky o brandy por las noches.)

«El pan, la mantequilla, la leche, el azúcar, la cerveza y las patatas —escribió Banting— habían sido los elementos principales (y, según yo creía, inocuos) de mi subsistencia o, en cualquier caso, los había adoptado durante muchos años libremente. Como me dijo mi excelente consejero, contienen féculas y productos azucarados, tienden a elaborar grasa y se deberían evitar por completo. Al principio, me pareció que los alimentos que quedaban eran muy poco para poder subsistir, pero mi amable amigo pronto me demostró que eran más que suficiente. Estaba demasiado entusiasmado para juzgar la dieta con justicia y, a los pocos días, enseguida empecé a notar los resultados».

Letter on Corpulence, de Banting, se convirtió enseguida en un *best seller* y se tradujo a varios idiomas. En el otoño de 1864, hasta el emperador de Francia se animó a «probar el sistema de Banting y se dice que, gracias a él, ha hecho grandes progresos». Banting atribuyó los méritos de la dieta a Harvey, pero fue el nombre de Banting el que empezó a usarse tanto en la lengua inglesa como en la sueca como sinónimo de «hacer dieta»; asimismo, fue Banting el que tuvo que aceptar las críticas de la comunidad médica. «Advertimos al señor Banting y a todas las personas como él que no vuelvan a inmiscuirse de nuevo en la literatura médica y se limiten a ocuparse de sus asuntos», escribió *The Lancet,* una publicación médica inglesa.

Aun así, cuando en 1886 se celebró en Berlín el Congreso de Medicina Interna y se dedicó una sesión a las dietas populares, la de Banting fue considerada una de las tres fiables a la hora de reducir el número de pacientes obesos. Las otras dos eran insignificantes variaciones desarrolladas por médicos alemanes de renombre. Una de ellas prescribía todavía más grasa y, la otra (basada en el trabajo de Dancel), menos líquidos, carne magra y hacer ejercicio. Las dos permitían un consumo ilimitado de carne, pero prohibían casi por completo las féculas y los dulces.

Cuando Hilde Bruch volvió a contar esta historia en 1957, advirtió que el tratamiento de la obesidad no había cambiado mucho en las décadas que habían transcurrido. «El gran progreso en el control dietético de la obesidad fue el reconocimiento de que la carne, "la comida fuerte", no era productora de grasa —escribió—, sino que eran los alimentos simples, como el pan y los dulces, los que causaban la obesidad».

Hoy en día nos cuesta hacernos una idea de lo arraigado que estaba este concepto, sobre todo si tenemos en cuenta lo mucho que han trabajado las autoridades en los últimos cuarenta años para presentarlo como una moda pasajera. Enumeraré, a continuación, algunos ejemplos de los consejos para perder peso que aparecían en la literatura médica hasta la década de 1960.

En la edición de 1901 de *The Principles and Practice of Medicine*, William Osler, considerado el padre de la medicina moderna en Norteamérica, aconseja a las mujeres obesas que «eviten tomar demasiados alimentos y, especialmente, que reduzcan las féculas y los azúcares».

En 1907, James French, en *A Text-book of the Practice of Medicine*, dice, «el consumo exagerado de alimentos que se observa en la obesidad deriva, en parte, de la grasa que se ingiere con los alimentos, pero, más concretamente, de los hidratos de carbono».

En 1925, H. Gardiner-Hill, de la St. Thomas's Hospital Medical School de Londres, describe su dieta restringida en hidratos de carbono en *The Lancet*: «El pan, en todas sus formas, contiene una gran proporción de hidratos de carbono, que varían del 45 % al 65 %, y el porcentaje en el pan tostado puede equivaler a más del 60 %. Por lo tanto, deberíamos renunciar a él».

Entre 1943 y 1952, algunos médicos de la Stanford University School of Medicine, la Harvard Medical School, el Children's Memorial Hospital de Chicago, y de la Cornell Medical School y el New York Hospital publicaron de forma independiente sus dietas para tratar a pacientes obesos: las cuatro son idénticas. Aquí están las «Normas generales» de la versión del Children's Memorial Hospital de Chicago:

1. No tomar azúcar, miel, jarabe, mermelada, jalea ni golosinas.
2. No tomar frutas en conserva con azúcar.
3. No tomar pasteles, galletas, empanadas, púdines, helados ni polos.
4. No tomar alimentos con harina de maíz o de trigo añadidas, como, por ejemplo, el jugo de carne o la salsa bechamel.
5. No tomar tubérculos (ni batatas ni patatas), macarrones, espaguetis, fideos, judías secas ni guisantes.
6. No tomar alimentos fritos preparados con mantequilla, tocino, aceite, ni sustitutos de la mantequilla.
7. No tomar bebidas como la Coca-Cola, el ginger ale, las gaseosas o la zarzaparrilla.
8. No tomar ningún alimento que no se admita en la dieta y respetar siempre la cantidad permitida.

Y aquí tenemos la dieta para la obesidad publicada en 1951 en *The Practice of Endocrinology*, coeditado por siete destacados médicos británicos dirigidos por Raymond Greene, probablemente el endocrinólogo británico con más influencia del siglo xx (y hermano del novelista Graham Greene):

Alimentos que hay que evitar:

1. Pan y todo aquello que se elabore con harina...
2. Cereales, incluidos los cereales para desayunar y los púdines elaborados con leche.
3. Patatas y todos los demás vegetales de raíz blanca.
4. Alimentos que contengan mucho azúcar.
5. Todo tipo de dulces...

Podemos comer todo lo que queramos de los siguientes alimentos:

1. Carnes, pescados, aves.
2. Todas las verduras.
3. Huevos, deshidratados o frescos.
4. Queso.
5. Fruta, siempre que sea sin azúcar o endulzada con sacarina, excepto plátanos y uvas.

Bienvenido a lo que fue una vez la opinión general. Esto estaba tan arraigado que cuando la armada estadounidense se dirigía al oeste por el Pacífico al final de la Segunda Guerra Mundial, la *Guía de las Fuerzas Estadounidenses* advirtió a los soldados que, en las islas Carolina, un archipiélago situado al noreste de Nueva Guinea, podían tener «problemas con el control de la cintura», porque los nativos se alimentaban fundamentalmente de verduras de raíz: el árbol del pan, el ñame, los boniatos, las batatas y el arrurruz».

En 1946, cuando se publicó la primera edición de la Biblia en educación infantil *Baby and Child Care*, su autor, el doctor Spock, aconsejaba que «la cantidad de alimentos sencillos y a base de féculas (cereales, panes, patatas) que se toma es lo que determina, en la mayoría de la gente, cuánto [peso] se gana o se pierde». Y esta frase se mantiene en todas las ediciones —cinco más, que constituyeron en total unos cincuenta millones de ejemplares— durante los siguientes cincuenta años.

En 1963, cuando Stanley Davidson y Reginald Passmore publicaron *Human Nutrition and Dietetics*, considerado la fuente definitiva de la sabiduría alimenticia por toda una generación de profesionales médicos británicos, escribieron: «Todos los "regímenes de adelgazamiento" populares implican una restricción en hidratos de carbono», y aconsejaban que «la ingestión de alimentos ricos en hidratos de carbono debería reducirse drásticamente, puesto que la excesiva tolerancia con estos alimentos es la causa más común de la obesidad». El mismo año, Passmore fue coautor de un artículo del *British Journal of Nutrition* que comenzaba con esta declaración: «Todas las mujeres saben que los hidratos de carbono engordan: esto es de dominio público y muy pocos nutricionistas lo discutirían».

En esa época, los médicos habían empezado a poner a prueba la eficacia de las dietas que restringían los hidratos de carbono y comenzaron a facilitar información sobre esas pruebas y su propia experiencia clínica. (La primera la hizo Per Hanssen, un médico del Steno Memorial Hospital de Copenhage, en 1936.) Los resultados no dejaron lugar a dudas: las dietas parecían conducir a una considerable pérdida de peso sin necesidad de que los pacientes pasaran hambre. Estos estudios pioneros se hicieron en la DuPont Company, en Delaware, a finales de la década de 1940. «Les habíamos pedido a nuestros empleados afectados por el sobrepeso que redujeran el tamaño de las raciones que comían, que contaran las calorías que ingerían, que limitaran las cantidades de grasas y de hidratos de carbono de sus comidas, que hicieran más ejercicio —explicaba George Gehrmann, director de la sección de medicina industrial de la empresa—. Nada de eso funcionó». De ahí que Gehrmann le pidiera a su compañero de trabajo, Alfred Pennington, que estudiara el problema; Pennington prescribió a veinte de los empleados que sufrían de sobrepeso una dieta compuesta en su mayor parte de carne: perdieron una media de un kilo a la semana, comiendo casi siempre más de dos mil cuatrocientas calorías al día y una media de tres mil calorías, el doble de lo que normalmente se prescribe en las dietas de inanición parcial que todavía se recomiendan en la actualidad. «Fue notable que no pasaran hambre entre las comidas —escribió Pennington—, que tuvieran más energía física y una mayor sensación de bienestar». A los sujetos de DuPont no se les permitía ingerir más de ochenta calorías de hidratos de carbono por comida. «En unos cuantos casos —informó Pennington— incluso esta cantidad de hidratos de carbono impidió que algunos perdieran peso, aunque una ingestión [sin límites] de proteínas y de grasas, de forma más exclusiva, ofreció los resultados esperados».

Las conclusiones de Pennington las confirmó más tarde, en la década de 1950, Margaret Ohlson, directora del departamento de nutrición de la Universidad del Estado de Michigan, y la estudiante que colaboraba con ella, Charlotte Young, que trabajaba en la Universidad de Cornell. Cuando a los estudiantes con sobrepeso se les impuso una de las dietas convencionales de inanición parcial, Ohlson señaló que perdieron poco peso e «informaron de una falta de "vitalidad" total [...] [y] se desanimaron, porque siempre tenían la sensación de estar hambrientos». Cuando comían unos cuantos cientos de calorías de hidratos de carbono al día, pero una gran cantidad de proteínas y grasas, perdían una media de kilo y medio a la semana y «hablaban de una sensación de bienestar y satisfacción. El hambre entre las comidas no era un problema».

Los informes continuaron hasta la década de 1970. Algunos médicos prescribían restringir los hidratos de carbono y limitaban la cantidad de grasas y proteínas que se podían ingerir —aunque permitían tomar de seiscientas a dos mil cien calorías al día—, y algunos prescribían la dieta «coma todo lo que quiera», lo que significaba que podía ingerirse tanta carne, aves y pescado como se quisiera, todas las proteínas y las grasas que se desease, pero aún muy pocos hidratos de carbono. Algunos doctores prácticamente no permitían ningún hidrato de carbono, ni siquiera verduras. Algunos permitían apenas cuatrocientas calorías. Estos estudios se llevaron a cabo en hospitales y universidades de Estados Unidos, el Reino Unido, Canadá, Cuba, Francia, Alemania, Suecia y Suiza. Las dietas se prescribían a niños y adultos obesos, a hombres y mujeres, y los resultados eran invariablemente los mismos. Las personas que seguían la dieta perdían peso con poco esfuerzo y no pasaban hambre (o muy poco) mientras la hacían.

A finales de la década de 1960, cuando los médicos empezaron a dar conferencias sobre la obesidad de forma regular, incluían invariablemente una charla sobre la terapia de las dietas, y esta charla siempre trataba de la eficacia excepcional de las dietas en las que se restringían los hidratos de carbono.[1] Cinco de estas conferencias tuvieron lugar en Estados Unidos y Europa entre 1967 y 1974. La más extensa se celebró en el National Institutes of Health en Bethesda, Maryland, en octubre de 1973. La charla sobre el tratamiento dietético la impartió Charlotte Young, de la Universidad de Cornell.

Young hizo un repaso de los cien años de historia de los hidratos de carbono como alimento que engorda e incluyó en su compendio la investigación que Pennington realizó en la empresa DuPont y la de Ohlson, de la Universidad del Estado de Michigan. Habló de su propio trabajo, en el que impuso varias dietas de ochocientas calorías a hombres y jóvenes obesos. Todas estas dietas incluían la misma cantidad de proteínas, pero algunas no contenían prácticamente hidratos de carbono y sí una gran cantidad de grasas; en otras, en cambio, se ingerían unos cuantos cientos de calorías de hidratos de carbono y no demasiadas grasas. «Pérdida de peso, pérdida de grasa, y el porcentaje de la pérdida de peso correspondiente a la pérdida de grasa parecía ser inversamente proporcional al nivel de hi-

1. Estas conferencias no incluían ninguna discusión sobre las dietas para la obesidad que restringían las calorías, porque estos médicos ya sabían que este tipo de dietas fracasaban prácticamente en todos los casos. No obstante, y de forma ocasional, incluyeron una discusión sobre la eficacia de ayunar completamente, que sí funcionaba, pero solo mientras los pacientes mantenían el ayuno.

dratos de carbono de las dietas», informó Young. En otras palabras, cuantos menos hidratos de carbono y más grasas consumían esos hombres, más peso y más grasa corporal perdían, exactamente lo que la Adiposidad 101 habría previsto. Y, lo que es más, todas esas dietas restringidas en hidratos de carbono, dijo Young, «ofrecieron excelentes resultados clínicos, entendidos como falta de hambre, reducción de la fatiga, pérdida de peso satisfactoria, idoneidad para una reducción de peso a largo plazo y, por lo tanto, para el control del peso».

Ahora bien, probablemente el lector pensará que, dados estos resultados, confirmados en estudios en todo el mundo, y dada la ciencia del metabolismo graso —la Adiposidad 101—, que para entonces se había desarrollado con todo detalle, la comunidad médica y las autoridades de la salud pública podrían haber abierto los ojos. Quizá podrían haber lanzado una campaña para convencer a las personas que ganaban peso fácilmente de que debían evitar, como mínimo, los alimentos ricos en hidratos de carbono que más engordan: los hidratos de carbono refinados y fáciles de digerir y los azúcares. Pero, obviamente, no fue esto lo que ocurrió.

En la década de 1960, la obesidad había llegado a considerarse un trastorno de la alimentación, de ahí que la auténtica ciencia de la regulación de las grasas, como he dicho anteriormente, no se considerara relevante (y sigue siendo así). Se discutía acerca de la Adiposidad 101 en publicaciones de fisiología, endocrinología y bioquímica, pero raramente se la mencionba en las publicaciones médicas o en la literatura sobre la propia obesidad. Y, en 1963, cuando *The Journal of the American Medical Association* le dedicó un extenso artículo, fue ignorada. Pocos doctores estaban dispuestos a aceptar que un tratamiento para la obesidad predicara la idea de que las personas gordas pueden comer grandes cantidades de cualquier alimento, y no digamos ya todo lo que les apetezca. Esto iba en contra de lo que por aquel entonces ya se había aceptado como la razón obvia por la cual las personas engordaban: que comían demasiado.

Pero también había otro problema. Las autoridades sanitarias creían que las grasas alimenticias eran la causa de enfermedades cardiacas y que los hidratos de carbono eran «saludables para el corazón». Esta es la razón por la que la famosa pirámide alimentaria del Departament of Agriculture [Ministerio de Agricultura] estadounidense (USDA) puso las grasas y los aceites en la parte más alta, para «que se tomasen con moderación»; la carne estaba cerca de la parte superior, porque, como el pescado y, en menor medida, las aves, cuenta con una cantidad de grasa considerable —incluso la carne magra—, y los hidratos de carbono libres de grasa —o los hidratos de carbono que nos hacen engordar, como se los conocía habitualmente— estaban en la parte más baja: eran los alimentos básicos de una dieta supuestamente saludable.

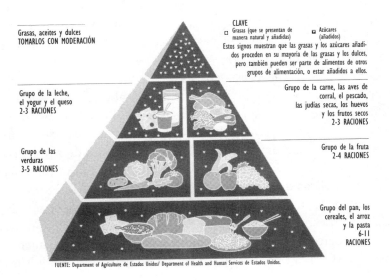

Grasas, aceites y dulces
TOMARLOS CON MODERACIÓN

CLAVE
Grasas (que se presentan de manera natural y añadidas)   Azúcares (añadidos)
Estos signos muestran que las grasas y los azúcares añadidos proceden en su mayoría de las grasas y los dulces, pero también pueden ser parte de alimentos de otros grupos de alimentación, o estar añadidos a ellos.

Grupo de la leche, el yogur y el queso
2-3 RACIONES

Grupo de la carne, las aves de corral, el pescado, las judías secas, los huevos y los frutos secos
2-3 RACIONES

Grupo de las verduras
3-5 RACIONES

Grupo de la fruta
2-4 RACIONES

Grupo del pan, los cereales, el arroz y la pasta
6-11 RACIONES

FUENTE: Department of Agriculture de Estados Unidos/ Department of Health and Human Services de Estados Unidos.

La creencia de que los hidratos de carbono son «saludables para el corazón» tuvo sus inicios en la década de 1960 y no se pudo conciliar con la idea de que los hidratos de carbono nos hacen engordar. Después de todo, si las grasas alimentarias provocan ataques al corazón, una dieta que reemplaza los hidratos de carbono por más alimentos grasos amenaza con acabar con nosotros, aunque nos haga adelgazar durante el proceso. Como consecuencia, los médicos y los nutricionistas empezaron a atacar las dietas que restringían los hidratos de carbono, porque habían dado por buena una suposición acerca de las enfermedades cardiacas que hasta entonces apenas se había analizado y que, cuando se analizó, no se pudo confirmar (como muy pronto voy a explicar). Pero ellos se la creyeron, porque personas a las que respetaban se la creían y estas personas se la creían porque, bueno, otras personas a las que respetaban se la creían.

Encontramos un ejemplo especialmente esclarecedor en el *The New York Times*, en 1965, el mismo año en que la American Physiological Society [Sociedad americana de psicología] publicó *Handbook of Physiology*, un manual de fisiología de ochocientas páginas dedicado a la ciencia del metabolismo graso (un tema del que he hablado en el capítulo anterior), donde se aseguraba que, en efecto, «los hidratos de carbono que llevan insulina llevan grasa».

El artículo del *Times*, «New Diet Decried by Nutricionists: Dangers Are Seen in Low Carbohydrate Intake» [«La nueva dieta condenada por los nutricionistas: la ingesta de pocos carbohidratos conlleva riesgos»], citaba a Jean Mayer, de Harvard, cuando afirmaba que prescribir dietas restringidas en hidratos de carbono a los pacientes era «el equivalente a un asesinato en masa».

«Un asesinato en masa».

¿La lógica de Mayer? Bueno, en primer lugar, como explicó el *Times*, «es un hecho médico que para perder peso hay que reducir el exceso de calorías, ya sea ingiriendo menos cantidad o quemándolas». Ahora sabemos que esto no es un hecho médico, pero en 1965 los nutricionistas no lo sabían, y la gran mayoría todavía no lo sabe hoy en día. En segundo lugar, como estas dietas restringen los hidratos de carbono, permiten tomar más grasa para compensar. Es el hecho de que las dietas tuvieran un alto contenido en grasas, explicaba el *Times*, lo que llevó a Mayer a hacer la acusación del asesinato en masa.

Y así es como se han tratado este tipo de dietas desde entonces. La creencia de que las grasas alimentarias provocan enfermedades cardiacas —especialmente las grasas saturadas— condujo directamente a la idea de que los hidratos de carbono las prevenían. A principios de la década de 1980, Jane Brody, del *Times*, la única periodista de gran influencia en el área de la nutrición durante los últimos cuarenta años, nos decía que «necesitamos comer más hidratos de carbono» y defendía las féculas y el pan como alimentos dietéticos. «Comer pasta no solo está rabiosamente de moda —escribió—, sino que también nos puede ayudar a perder peso». En 1983, cuando las autoridades británicas recopilaron sus «Proposals for Nutritional Guidelines for Health Education in Britain» [Propuestas de pautas para la educación de la salud en Gran Bretaña], tuvieron que explicar que «el anterior consejo nutricional que se había dado en el Reino Unido de limitar la ingestión de todos los hidratos de carbono como medio para controlar el peso ahora se opone por completo a la actual forma de pensar».

Esta lógica, probablemente, alcanzó el punto más elevado de lo absurdo en 1995 (al menos espero que así fuera), cuando la American Heart Association publicó un panfleto que sugería que podemos comer prácticamente de todo lo que queramos impunemente —incluso golosinas y azúcar—, siempre que contenga poca grasa: «Para controlar la cantidad y el tipo de grasa, los ácidos grasos saturados y el colesterol alimenticio que ingerimos —aconsejó la AHA— elijan aperitivos de otros grupos de alimentos como [...] galletas bajas en grasa, galletas saladas bajas en grasa [...] *pretzels* sin sal, caramelos, gominolas, azúcar, jarabe, miel, mermelada, jalea, mermelada de naranja (para untar)».

Este consejo y el rechazo de las dietas para perder peso bajas en hidratos de carbono podrían tener sentido si las grasas alimentarias realmente causaran enfermedades cardiacas, tal y como hemos venido oyendo durante cincuenta años. Pero siempre han existido abundantes pruebas que indicaban que esta obsesión por las grasas alimentarias está mal encauzada, otro caso en el que las autoridades sanitarias se engañan primero a sí mismas y luego a todos los demás; piensan que saben la verdad sobre el tema sin haber llevado antes a cabo una investigación coherente. En el capítulo siguiente, explicaré lo que la historia de nuestra especie tiene que decir acerca de si la dieta que solo prohíbe los hidratos de carbono que nos hacen engordar —féculas, todo lo que está elaborado con harina, azúcares— es sana o no, aunque esto signifique ingerir una cantidad importante de grasa y de carne en su lugar. Asimismo, explicaré lo que las últimas investigaciones médicas dicen acerca de la naturaleza de una dieta saludable.

¿CARNE O VERDURA?

En 1919, un cardiólogo de Nueva York llamado Blake Donaldson empezó a prescribir dietas con carne a la mayor parte de sus pacientes obesos y con sobrepeso. Los «cardiacos gordos», los llamaba, porque incluso hace noventa años no cabía duda de que esos hombres eran los principales candidatos a sufrir un ataque al corazón. Según contó Donaldson, fue al museo de historia natural local y les pidió a los antropólogos internos que le dijeran qué comían nuestros antepasados prehistóricos: «La carne de los animales con más grasa que podían matar», le dijeron, así como algunas cuantas raíces y bayas, para variar. A raíz de eso, Donaldson decidió que la carne grasa debía de ser una «parte esencial de cualquier dieta reductora», y eso era precisamente lo que les prescribía a sus pacientes: alrededor de un cuarto de kilo de carne tres veces al día, con una pequeña porción de fruta o patatas para sustituir las bayas y las raíces. Donaldson continuó prescribiendo esa dieta hasta que se retiró, cincuenta años más tarde, después de haber tratado con éxito (o eso es lo que él afirmaba) a diecisiete mil pacientes con problemas de peso.[1]

1. Fue la dieta de Donaldson la que, a finales de la década de 1940, llevó a Alfred Pennington a tratar a ejecutivos de DuPont con dietas en su mayor parte a base de carne, y el trabajo de Pennington fue el que llevó a Herman Taller, un obstetra, a escribir *Calories Don't Count*, que se convirtió en uno

Puede que Donaldson fuese un adelantado para su tiempo, o puede que no, pero la argumentación de que deberíamos comer aquello que la evolución nos ha preparado para comer ha seguido teniendo fuerza desde entonces. La idea es que cuanto más tiempo ha formado parte de la dieta humana un determinado tipo de alimento, más beneficioso y menos perjudicial es, y mejor adaptados estamos a él. Y si algún alimento es nuevo para las dietas de los humanos o nuevo en grandes cantidades, es probable que todavía no hayamos tenido tiempo de adaptarnos a él y que esa sea la razón por la que nos hace daño.

Esta lógica está implícita en prácticamente todas las recomendaciones de salud pública sobre la prevención de enfermedades crónicas. Esto lo describió de forma explícita en la década de 1980 Geoffrey Rose, un epidemiólogo británico, en un par de artículos —«Strategy of Prevention» [«Estrategia de prevención»] y «Sick Individuals and Sick Populations» [«Individuos enfermos y poblaciones enfermas»]— que ocuparían un lugar entre los más influyentes de la salud pública. Las únicas medidas que las autoridades pueden recomendar como medios de prevenir las enfermedades crónicas, afirmó Rose, son las que eliminan los «factores antinaturales» y restablecen la «"normalidad biológica"», es decir [...] las condiciones a las que se supone que estamos genéticamente adaptados [...] Se puede suponer que estas medidas de normalización son seguras y, por lo tanto, deberíamos estar preparados para defenderlas basándonos en una razonable suposición de los beneficios».

La pregunta obvia es: ¿cuáles son las «condiciones a las que se supone que estamos genéticamente adaptados»? Y la realidad es que, lo que Donaldson supuso en 1919 sigue siendo la

---

de los libros de dietas más controvertidos jamás escritos y determinó gran parte del debate (aún vigente) sobre las dietas de hidratos de carbono y las que los tenían restringidos.

opinión general hoy en día: nuestros genes quedaron realmente determinados por los dos millones y medio de años durante los cuales nuestros antepasados vivieron como cazadores y recolectores antes de que se introdujera la agricultura doce mil años atrás. Este periodo de tiempo se conoce como la era paleolítica o, dicho de forma menos técnica, como la Edad de Piedra, porque se inicia con el desarrollo de las primeras herramientas de piedra. Esto constituye más del 99,5 % de la historia de la humanidad, más de cien mil generaciones de humanos viviendo como cazadores-recolectores, comparadas con las seiscientas generaciones siguientes de granjeros o las diez generaciones que han vivido en la era industrial.

No es controvertido afirmar que el periodo de la agricultura —el ultimo 0,5 % de la historia de nuestra especie— ha tenido un efecto poco significativo en nuestra dotación genética. Lo que sí resulta significativo es lo que comíamos durante los dos millones y medio de años que precedieron a la agricultura: la era paeolítica. La pregunta nunca se puede contestar de forma definitiva porque, después de todo, de esta era no tenemos documentación. Lo mejor que podemos hacer es lo que hicieron los antropólogos nutricionales a mediados de la década de 1980: usar las sociedades de cazadores-recolectores contemporáneas como sustitutas de nuestros antepasados de la Edad de Piedra.

En el año 2000, investigadores de Estados Unidos y Australia publicaron un análisis de las dietas de 229 poblaciones de cazadores-recolectores que sobrevivieron hasta tan entrado el siglo XX que los antropólogos no pudieron sino valorar su forma de comer.[2] Este se considera aún el análisis más exhaustivo que se ha llevado a cabo nunca sobre el tema de las dietas de los cazadores-recolectores contemporáneos y, por lo tanto, también

2. De Loren Cordain y otros; ver fuentes.

sobre la naturaleza de las dietas a las que, como habría dicho Rose, «se supone que estamos genéticamente adaptados». Cuatro de sus conclusiones son relevantes para nuestra pregunta de si una dieta que nos ayuda a adelgazar —una sin hidratos de carbono— puede ser una dieta sana.

En primer lugar, «siempre que era ecológicamente posible y allí donde lo era», los cazadores-recolectores consumían «elevadas cantidades» de alimentos animales. De hecho, una de cada cinco de estas 229 poblaciones subsistía casi únicamente gracias a la caza o a la pesca. Estas poblaciones obtenían más del 85 % de sus calorías de la carne o del pescado; algunas hasta el 100 %. Esto por sí solo nos dice que es posible sobrevivir, si no desarrollarse, con dietas en las que no haya absolutamente nada de fruta, verduras ni cereales. Solo el 14 % de estas poblaciones de cazadores-recolectores obtuvo más de la mitad de sus calorías de alimentos vegetales. Ni una sola de estas poblaciones era exclusivamente vegetariana. Tomadas en conjunto, estas poblaciones de cazadores-recolectores sacaban una media de alrededor de dos tercios de sus calorías totales de alimentos animales y una tercera parte de las plantas.

La segunda lección versa sobre el contenido de grasas y proteínas de estas dietas. Durante los últimos cincuenta años, se nos ha dicho que hagamos dietas bajas en grasa —tal y como aconseja la pirámide alimentaria del USDA (Departament of Agriculture de Estados Unidos)— y nosotros, por supuesto, hemos intentado hacerlo. Como media, obtenemos el 15 % de nuestras calorías de las proteínas, el 33 % de las grasas y el resto (más del 50 %) de los hidratos de carbono. Pero estos modernos cazadores-recolectores comían de forma bastante diferente, algo que probablemente también hacían nuestros antepasados del Paleolítico. Sus dietas eran entre altas y muy altas en proteínas comparadas con las actuales (del 19 % al 35 % de calorías), y entre altas a muy altas en grasas (del 28 % al 58 % de calorías). Y algunas de estas poblaciones extraían hasta el 80 % de sus calorías de las grasas, tal como hacían, por ejemplo, los inuits antes de que empezaran a comerciar con los europeos y añadieran azúcar y harina a sus dietas.

De entre todos los animales que eran capaces de cazar, los cazadores-recolectores, según explicaron estos investigadores, se comían con preferencia los que tenían más grasa y elegían también las partes más grasas, entre ellas los órganos, la lengua y el tuétano: se comían «prácticamente toda» la grasa del animal. En otras palabras, preferían la carne y los órganos con grasa al tipo de carne magra que ahora compramos en el supermercado o pedimos en los restaurantes.[3]

En tercer lugar, las dietas eran bajas en hidratos de carbono «para los estándares occidentales normales», con una media del 22 % al 40 % de energía. Una razón obvia es que estos cazadores-recolectores preferían la carne cuando la podían conseguir. Otra es que los alimentos de plantas silvestres tienen un «contenido de hidratos de carbono relativamente bajo» comparados con los alimentos harinosos y las féculas que tomamos en la actualidad. Todos los alimentos de las plantas que recolectaban estas poblaciones (semillas, frutos secos, raíces, tubérculos, bulbos, «partes de plantas de todo tipo» y fruta) tenían lo que los nutricionistas de hoy llaman un índice glucémico bajo: serían demasiado lentos de digerir para elevar el azúcar en sangre, lo que determinaría una respuesta a la insulina igual de lenta y moderada. Estos cazadores-recolectores no solo comían relativamente pocos hidratos de carbono, sino que los hidratos de carbono digeribles que tomaban estaban estrechamente relacionados con fibras no digeribles, cosa que hacía que la gran

3. Esa misma conducta es típica de los carnívoros. Los leones, por ejemplo, se comerán la carne de los órganos grasos de sus víctimas y dejarán la «carne del músculo, la más magra» para los animales carroñeros.

mayoría de estas plantas fueran muy lentas y difíciles de digerir. (Un argumento actualmente muy debatido con respecto a la invención de la cocción es que primero se usó para conseguir que los tubérculos y otros alimentos procedentes de las plantas se pudieran comer. No se empleó para asar la carne hasta más adelante.) Dicho de forma simple: no debían de engordar.

Lo único que podemos afirmar con seguridad, tal y como hizo este análisis, es que esta dieta de los cazadores-recolectores no tiene nada que ver con la dieta que se recomienda en la actualidad, que incluye féculas ricas en hidratos de carbono y fáciles de digerir y cereales, además de maíz, patatas, arroz, trigo y judías. De hecho, todos los alimentos ricos en hidratos de carbono que la Adiposidad 101 (y los casos de los que se tiene conocimiento, al menos hasta la década de 1960) nos dice que engordan se han incorporado muy recientemente a las dietas de los humanos. En efecto, muchos de estos alimentos han estado a nuestra disposición solo durante los últimos siglos, el último milésimo de un tanto por ciento de los dos millones y medio de años que llevamos en el planeta. El maíz y las patatas son vegetales procedentes del Nuevo Mundo y se extendieron primero por Europa y luego por Asia solo después de Colón; la máquina para refinar la harina y el azúcar data solo de finales del siglo XIX. Hace solo doscientos años, comíamos menos de una quinta parte del azúcar que tomamos en la actualidad.

Incluso la fruta que comemos en nuestros días es considerablemente diferente de las variedades silvestres que consumían los cazadores-recolectores, ya sean las versiones modernas o las del Paleolítico. Y ahora están a nuestra disposición durante todo el año, no solo unos cuantos meses (al final del verano y el otoño, en los climas templados). Aunque en la actualidad los nutricionistas consideran que una dieta saludable debe contener una gran cantidad de fruta y que uno de los problemas de las dietas occidentales es la relativa escasez de fruta, vale la pena recordar que solo llevamos unos miles de años cultivando árboles frutales, y que los tipos de fruta que comemos en la actualidad —manzanas Fuji, peras Bartlett, naranjas Navel— han sido cultivados para que resulten bastante más jugosos y dulces que las variedades silvestres y, por lo tanto, nos hacen engordar más.

El punto clave, como señalaron estos dos mil análisis, es que los alimentos modernos que actualmente constituyen más del 60 % de todas las calorías de la dieta occidental normal —incluidos los cereales, los productos lácteos, las bebidas, los aceites y aliños vegetales, y el azúcar y las golosinas— «no habrían proporcionado prácticamente ni un ápice de energía en la típica dieta de los cazadores-recolectores». Si creemos que nuestra dotación genética tiene algo que decir acerca de lo que constituye una dieta saludable, la razón probable por la que las féculas digestibles, los hidratos de carbono refinados (la harina y el arroz no integrales) y los azúcares nos están haciendo engordar es que no se desarrollaron para comérselos y, desde luego, no en las cantidades en las que los ingerimos en la actualidad. Que una dieta sería más sana sin ellos parece manifiestamente obvio. En cuanto a la carne, el pescado y las aves, es decir, las proteínas y las grasas, serían los productos básicos de una dieta saludable, como al parecer lo fueron para nuestros antepasados durante dos millones y medio de años.

Si le damos la vuelta por completo a este argumento de la evolución, nos encontramos con la experiencia de las poblaciones aisladas que pasan de vivir de sus dietas tradicionales a incorporar este tipo de alimentos que nosotros tomamos diariamente en las occidentalizadas sociedades modernas. Los expertos en salud pública lo llaman una «transición en la nutrición» y esto va invariablemente acompañado de una transición de enfermedades: la aparición de una serie de enfermedades crónicas que ahora son conocidas como «enfermedades occidentales» precisamente por esa razón. Estas enfermedades incluyen la obesidad, la diabetes, las enfermedades cardiacas, la hipertensión y el derrame cerebral, el cáncer, la enfermedad de Alzheimer y otras demencias, las caries, las enfermedades periodontales, la apendicitis, las úlceras, la diverticulitis, los cálculos biliares, las hemorroides, las venas varicosas y el estreñimiento. Estas enfermedades y afecciones son habituales en las sociedades que ingieren dietas occidentales y viven estilos de vida modernos, y son poco habituales, o acaso inexistentes, en las sociedades que no lo hacen. Y cuando estas sociedades tradicionales incorporan las dietas y los estilos de vida occidentales —ya sea a través del comercio o de la emigración (voluntaria o forzosa, como en el comercio de esclavos)—, estas enfermedades se manifiestan poco después.

Esta asociación de las enfermedades crónicas con las dietas y el estilo de vida modernos se advirtió por primera vez a mediados del siglo XIX, cuando un físico francés llamado Stanislas Tanchou apuntó que «el cáncer, igual que la locura, parecía aumentar a medida que iba progresando la civilización». Ahora bien, como Michael Pollan señaló, este es uno de los hechos irrefutables de la dieta y de la salud. Si seguimos dietas occidentales, padeceremos enfermedades occidentales: especialmente la obesidad, la diabetes, las enfermedades cardiacas y el cáncer.[4]

---

4. En 1997, John Higginson, director fundador de la World Health Organization's International Agency for Cancer Research, describió como un «choque cultural» la experiencia de prepararse para ser doctor en Europa o Norteamérica y después ir a trabajar a una de esas sociedades no occidentalizadas, como había hecho él en Sudáfrica hacía medio siglo. Los médicos, escribió, descubren «que los modelos y la patogénesis de las enfermedades [...] eran muy diferentes de aquello a lo que habían estado acostumbrados en otros lugares. Por otra parte, estas diferencias no se limitaban a las enfermedades contagiosas como se esperaba, sino que afectaban también a las enfermedades crónicas como el cáncer y las enfermedades cardiacas».

Esta es una de las principales razones por las que los expertos en salud pública creen que todas estas enfermedades, incluso el cáncer, no son solo producto de la mala suerte o de unos genes malos, sino de cuestiones relacionadas con la alimentación y el estilo de vida.

Para hacernos una idea más clara del tipo de evidencias modernas que apoyan este concepto, vamos a tener en cuenta el cáncer de mama. En Japón, esta enfermedad es relativamente poco frecuente y, desde luego, no el azote que supone para las mujeres norteamericanas. Pero, cuando las mujeres japonesas emigran a Estados Unidos, solo necesitan dos generaciones para que sus descendientes experimenten los mismos índices de cáncer de mama que cualquier otro grupo étnico local. Esto nos dice que hay algo en el estilo de vida y la dieta americanos que está provocando el cáncer de mama. La pregunta es qué. Podíamos decir que hay algo en la dieta o el estilo de vida japoneses que protege contra el cáncer de mama, pero se han visto tendencias similares entre los inuits, en cuyas poblaciones el cáncer de mama prácticamente no existió hasta la década de 1960, y entre los pima, además de en un gran número de otras poblaciones. En todas ellas, la presencia del cáncer de mama va de escasa a muy escasa allí donde se siguen las dietas tradicionales, y aumenta de forma significativa, o acaso radical, cuando esas dietas se occidentalizan.

Esta idea apenas ha planteado controversias. Aparece una y otra vez en prácticamente todos los estudios de las enfermedades occidentales. El cáncer de colon es diez veces más común en las zonas rurales de Connecticut que en Nigeria. La enfermedad de Alzheimer es mucho más habitual entre los americanos de origen japonés que entre los japoneses que viven en Japón; y es dos veces más común entre los americanos de origen africano que entre los africanos de las zonas rurales. Elijamos primero una enfermedad de la lista de las enfermedades occidentales y, a continuación, unos cuantos lugares —pongamos, uno urbano y otro rural o uno occidentalizado y otro que no lo esté—; al comparar a personas pertenecientes a los mismos grupos de edad, descubriremos que la enfermedad es más común en los lugares urbanos y occidentalizados y menos fuera de ellos.

Los nutricionistas oficiales y las autoridades de salud pública han respondido a estas observaciones acusando duramente a todos los aspectos que configuran la dieta y el estilo de vida occidentalizados modernos predominantes. Definen la dieta occidental como una dieta abundante en carne, comida precocinada, azúcares y calorías totales, y que, sin embargo, incorpora pocas verduras, fruta o cereales integrales. Definen el estilo de vida occidental como sedentario. Si evitamos la carne, la comida precocinada y los azúcares, comemos menos —o, por lo menos, no demasiado—, tomamos, sobre todo, vegetales y más fruta, y hacemos ejercicio, nos dicen, podremos prevenir esas enfermedades y vivir más tiempo.

El problema de este enfoque es la suposición básica de que todo lo que conforma la dieta occidental es malo y, por lo tanto, los nutricionistas que lo defienden pueden echar tranquilamente la culpa a todo lo que caracteriza ese tipo de vida y pensar que han hecho su trabajo. (Este enfoque me recuerda la historia de los inquisidores del siglo XIII que decidieron saquear una ciudad de herejes —Béziers, en el sudoeste de Francia— hasta que se dieron cuenta de que no podían distinguir a los herejes de los buenos católicos. «Matadlos a todos —les ordenaron— y dejad que Dios los separe», y eso fue lo que hicieron.) ¿Y si solo algunos de los elementos de la dieta occidental son perjudiciales para nuestra salud y el resto son perfectamente benignos o incluso beneficiosos? Después de todo, el cáncer de pulmón es también una enfermedad occidental, pero no le echamos la culpa a la dieta occidental ni a las vidas sedentarias, sino al tabaco. Y la razón de que sepamos que el tabaco es el responsable es que sabemos que los no fumadores acostumbran a librarse del cáncer de pulmón, mientras que los fumadores lo padecen con frecuencia.

Es conveniente (como siempre que se comete un delito) reducir la lista de los sospechosos. En primer lugar, entre las poblaciones no occidentalizadas que han sido estudiadas en profundidad, aquellas que comían exclusivamente carne, o carne y pescado, y, por lo tanto, no tomaban ni fruta ni verduras —los inuits, de nuevo, son un ejemplo, igual que los masái— padecieron muy pocos casos de cáncer (así como de enfermedades cardiacas, diabetes u obesidad), o acaso ninguno. Esto demuestra que comer carne no es una de las causas de esas enfermedades e indica que no es necesario comer una gran cantidad de fruta y verdura para prevenirlas. De hecho, cuando la disparidad en los índices de cáncer entre las sociedades occidentales y las no occidentalizadas se estudió por primera vez de forma activa, hace ya un siglo, la idea de que comer carne causaba cáncer, y que las poblaciones aisladas estaban protegidas contra esa enfermedad porque se alimentaban especialmente de vegetales, estaba muy extendida. Y se descartó por la misma razón por la que debería descartarse ahora: no había modo de explicar la razón por la que el cáncer predominaba en las sociedades vegetarianas —por ejemplo, la hindú, en la India, «para quienes comer carne es una abominación», tal y como lo describió un médico británico en 1899— y prácticamente no existía entre los inuits, los masái, los nativos americanos de las Grandes Llanuras y otras poblaciones decididamente carnívoras.[5]

5. La hipótesis de comer carne «apenas resulta válida» en lo que se refiere a los americanos nativos, como advirtió en 1910 el patólogo de la Universidad de Columbia Isaac Levin. «Estos consumían una gran cantidad de alimentos [ricos en nitrógeno, como, por ejemplo, la carne] con frecuencia en exceso», y, aun así, no padecían prácticamente cáncer, como el propio Levin

Tal como indica Pollan, no cabe duda de que los humanos se pueden adaptar a una amplia variedad de dietas no occidentales, desde las que se basan solo en animales hasta las que son básicamente, si no de forma exclusiva, vegetarianas. Si todas estas poblaciones estaban bastante libres de las enfermedades occidentales, como al parecer ocurría, la pregunta más lógica que hay que hacerse es qué es lo que distingue a las dietas occidentales de las dietas de todas esas poblaciones, no solo de algunas (las que ingerían una enorme cantidad de verduras y fruta, por ejemplo, y poca carne). Resulta que la respuesta es los mismos alimentos que no se encontraban en las dietas de las poblaciones de los cazadores-recolectores (en las que la mayoría de las enfermedades occidentales también brillaban por su ausencia): «cereales, productos lácteos, bebidas, aceites y aliños vegetales, además de azúcar y golosinas».

Los investigadores que estudiaron estas evidencias en las décadas de 1950 y 1960 —Thomas «Peter» Cleave y George Campbell, coautores de *Diabetes, Coronary Thrombosis and the Saccharine Disease* (1966), se merecen el mayor reconocimiento— plantearon que cuando las poblaciones aisladas empiezan a ingerir alimentos occidentales, empiezan invariablemente con el azúcar y la harina no integral porque estos alimentos se pueden transportar a todo el mundo sin que se estropeen ni acaben devorados por roedores o insectos por el camino. Los inuits, por ejemplo, que vivían de las focas, el caribú y la carne de ballena, empezaron a comer azúcar y harina (galletas y pan), y las enfermedades occidentales no tardaron en hacer su aparición. Los agrarios kikuyus, que viven en Kenia, empezaron a tomar azúcar y harina, y esas enfermedades apa-

---

había confirmado en una encuesta realizada a médicos de la Office of Indian Affairs que trabajaban en reservas de todo el Oeste y el Medio Oeste americanos.

recieron. Los isleños del Pacífico Sur, que viven de los cerdos, los cocos y el pescado, empezaron a ingerir azúcar y harina no integral, y las enfermedades aparecieron. Los masái añadieron azúcar y harina a su dieta o se fueron a vivir a las ciudades, donde empezaron a tomar estos alimentos, y aparecieron las enfermedades. Hasta los hindúes vegetarianos de la India, para quienes tomar carne era una abominación, comían azúcar y harina. ¿No parece razonable considerar que el azúcar y la harina son posibles causas de estas enfermedades?

A mí me lo parece (y espero que a usted también). Pero esta idea se rechazó por la misma razón que se descartaron los hidratos de carbono como alimento que engorda y las dietas restringidas en hidratos de carbono: chocaba con la idea de que las grasas alimentarias provocan enfermedades cardiacas, que se había convertido en la hipótesis preferida de los nutricionistas de Estados Unidos. Y estos nutricionistas simplemente desconocían la profundidad histórica y geográfica de las evidencias que señalan el azúcar y la harina.

De ahí que ahora necesitemos plantearnos de nuevo la pregunta de si realmente son las grasas que comemos la auténtica causa de las enfermedades cardiacas. Si no lo son, deberíamos tener una idea bastante clara de lo que es. En el capítulo siguiente, voy a examinar lo que muestran las últimas investigaciones con respecto a la pregunta por las causas alimentarias de las enfermedades cardiacas, sin mencionar la diabetes, el cáncer y tantas otras enfermedades de las dietas occidentales que nos gustaría evitar.

LA NATURALEZA DE UNA DIETA SANA

Puesto que los hidratos de carbono nos engordan, se me ocurre que la mejor forma de no engordar —y quizá la única— es evitar los alimentos ricos en hidratos de carbono que son responsables de ello. Para las personas que ya están gordas, esto implica que la mejor forma de volver a estar delgadas —y quizá la única— es hacer lo mismo. La lógica es simple. Pero nuestros médicos creen que estas dietas van a acarrearnos más inconvenientes que ventajas, con lo cual pensar de otro modo resulta una propuesta difícil y peligrosa.

Estos son los tres argumentos principales en contra de las dietas restringidas en hidratos de carbono, los que se han venido señalando repetidamente desde la década de 1960:

1) Que son un fraude, porque prometen que se perderá peso sin tener que comer menos ni hacer ejercicio; es decir, violan las leyes de la termodinámica y la primacía de la teoría calorías ingeridas/calorías gastadas.

2) Que están desequilibradas, porque restringen toda una categoría de nutrientes —los hidratos de carbono— y la primera ley de la alimentación sana es tomar una dieta equilibrada que incluya todos los grupos de alimentos principales.

3) Que son dietas ricas en grasa, y especialmente en grasas saturadas, y provocarán enfermedades cardiacas, porque harán aumentar el colesterol.

Ocupémonos de estas críticas una por una y veamos cómo consiguen mantenerse en boga.

EL ARGUMENTO DE LA ESTAFA

Este necesita pocas explicaciones. Gran parte de la hostilidad hacia las dietas restringidas en hidratos de carbono, desde los primeros tiempos, surge de la creencia de que los defensores de estas dietas están tratando de timar a un público inocente. ¿Comer todo lo que queramos y perder peso? Imposible.

Pero ahora nosotros sabemos lo que sucede cuando restringimos los hidratos de carbono y por qué esto nos lleva a perder peso y, especialmente, a perder grasas, con independencia de las calorías que consumamos en grasas y proteínas. Sabemos que las leyes de la física no tienen nada que ver con esto.

EL ARGUMENTO DE LA DIETA DESEQUILIBRADA

El argumento de la dieta desequilibrada tiene poco sentido si es cierto que las féculas, los hidratos de carbono refinados y los azúcares nos hacen engordar, porque resulta difícil defender de forma racional otra cosa que no sea evitar esos hidratos de carbono para solucionar el problema. Cuando los médicos nos aconsejan que dejemos de fumar porque el tabaco favorece la aparición del cáncer de pulmón, el enfisema y las enfermedades cardiacas, no se preocupan de que la vida nos resulte menos satisfactoria sin los cigarrillos. Quieren que estemos sanos y dan por supuesto que, con el tiempo, superaremos la falta del tabaco. Como los hidratos de carbono nos hacen engordar —y tal vez sean la causa de un gran número de otras enfermedades crónicas, como voy a explicar—, estamos ante la misma lógica.

Si reducimos todas las calorías en la misma medida o restringimos preferentemente las calorías grasas, tal y como nos aconsejan con frecuencia, comeremos menos grasas y menos proteínas, que no contribuyen a que aumentemos de peso, y más hidratos de carbono, que sí lo hacen. No solo esta dieta no funcionará tan bien, si es que llega a funcionar alguna vez, sino que el hambre será nuestra eterna compañera. Si solo restringimos los hidratos de carbono, siempre podemos comer más proteínas y grasas si nos quedamos con apetito, puesto que ninguna de las dos tiene ningún efecto en la acumulación de grasas. Ya en el año 1936, el médico danés Per Hanssen señalaba que esta era una ventaja esencial de la restricción de los hidratos de carbono: si podemos perder peso sin pasar hambre, ¿no es más probable que mantengamos esta dieta que una que requiera que vivamos indefinidamente con hambre?

El argumento de que a una dieta que restringe los hidratos de carbono que engordan le faltarán nutrientes esenciales —incluidas las vitaminas, los minerales, los aminoácidos— no se sostiene. En primer lugar, los alimentos que estaríamos evitando son los que nos hacen engordar, no las verduras de hoja verde ni las ensaladas. Esto por sí solo ya debería apaciguar todas las ansiedades relacionadas con las deficiencias de vitaminas o minerales. Además, los hidratos de carbono que están restringidos —las féculas, los hidratos de carbono refinados y los azúcares— prácticamente carecen de nutrientes esenciales.[1]

Aunque creamos que para perder peso hay que reducir las calorías, lo mejor que podemos hacer para conseguirlo es reducir la ingesta de los hidratos de carbono. Si hacemos caso de la

---

1. Las excepciones son lo que se añade en el proceso de refinamiento, como en el pan blanco «reforzado». Los fabricantes de pan refinan la harina hasta que lo único que quede sean las calorías, después le añaden ácido fólico y niacina, que es una vitamina B.

opinión general y, por lo tanto, reducimos todas las calorías, por ejemplo, a una tercera parte, también estaremos reduciendo todos los nutrientes esenciales a una tercera parte. Una dieta que prohíbe los azúcares, la harina, las patatas y la cerveza, pero permite cantidades ilimitadas de carne, huevos y verduras, mantiene todos los nutrientes esenciales, tal y como el nutricionista británico John Yudkin defendió en las décadas de 1960 y 1970, e incluso puede incrementarlos, porque en este tipo de dieta se puede comer más cantidad de estos alimentos, no menos.

Desde la década de 1960, cuando se expuso por primera vez que los productos animales podían ser malos para nuestra salud por contener grasas saturadas, los nutricionistas se han abstenido de señalar que la carne contiene todos los aminoácidos necesarios para la vida,[2] todas las grasas esenciales y doce de las trece vitaminas fundamentales en cantidades sorprendentemente elevadas. No obstante, es cierto: en la carne se encuentra una concentración sobre todo elevada de vitaminas A y E, así como todo el conjunto de las vitaminas B. Las vitaminas B12 y D solo se encuentran en productos animales (aunque podemos obtener suficiente vitamina D exponiéndonos de forma regular a la luz del sol).

La vitamina C es relativamente escasa en los productos animales. Pero al parecer, como también ocurre con las vitaminas B, cuantos más hidratos de carbono consumimos, más cantidad de esas vitaminas necesitamos. Usamos las vitaminas B

---

2. Como explicó el desaparecido Marvin Harris, un antropólogo nutricional de la Universidad de Columbia, un hombre de unos setenta y ocho kilos puede conseguir todas las proteínas y los aminoácidos que necesita tomando trigo, pero para lograrlo tendrá que «darse un atracón», ingerir más de un kilo y medio de trigo al día. Puede conseguir el mismo nivel de proteínas con trescientos gramos de carne.

para metabolizar la glucosa de las células. Por lo tanto, cuantos más hidratos de carbono consumimos, más glucosa quemamos (en lugar de ácidos grasos) y más vitaminas B necesitamos tomar.

La vitamina C usa el mismo mecanismo que la glucosa para introducirse en las células (donde es necesaria). Por lo tanto, cuanto más alto es nuestro nivel de azúcar en sangre, más glucosa y menos vitamina C entra en las células. La insulina también inhibe lo que se llama la absorción de la vitamina C por parte del riñón, lo que significa que cuando comemos hidratos de carbono, expulsamos vitamina C con nuestra orina, en lugar de retenerla (como deberíamos) y usarla. Con una dieta sin hidratos de carbono, por lo tanto, todo parece indicar que obtendríamos toda la vitamina C que necesitamos de los productos animales.

Esto también tiene sentido desde una perspectiva evolutiva, puesto que todas las poblaciones humanas que vivieron lo suficientemente lejos del ecuador para soportar largos inviernos debieron de pasar meses, si no años, sin interrupción —durante la Edad del Hielo, por ejemplo—, en los que solo comían lo que podían cazar. La idea de que necesitaban zumo de naranja o verduras frescas para obtener la vitamina C que precisaban a diario parece absurda. Esto también explicaría la razón por la que lograban sobrevivir las poblaciones de cazadores-recolectores aisladas que prácticamente no comían hidratos de carbono y, desde luego, ni verdura ni fruta. Los hidratos de carbono no son necesarios en una dieta humana saludable. Otra forma de decirlo (como han hecho los defensores de la restricción de los hidratos de carbono) es que no existe nada que sea un hidrato de carbono esencial. Los nutricionistas dirán que se necesitan de 120 a 130 gramos de hidratos de carbono en una dieta saludable, pero esto es porque confunden lo que el cerebro y el sistema nervioso central quema como combustible cuando la dieta es rica en hidratos de carbono —de 120 a 130 gramos diarios— con lo que realmente tenemos que comer.

Si no hay hidratos de carbono en la dieta, el cerebro y el sistema nervioso central echarán mano de unas moléculas llamadas «cetonas». Se forman en el hígado a partir de las grasas que comemos y de los ácidos grasos, que se extraen del tejido graso e incluso de algunos aminoácidos, porque no estamos ingiriendo hidratos de carbono y los niveles de insulina son bajos. Sin hidratos de carbono en la dieta, las cetonas proporcionarán, aproximadamente, tres cuartos de la energía que usa nuestro cerebro. Y esta es la razón por la que las dietas con una elevada restricción de hidratos de carbono se conocen como dietas «cetogénicas». El resto de la energía necesaria procederá del glicerol, que también se desprende del tejido graso cuando los triglicéridos se descomponen en las partes de las que están formados, y de la glucosa sintetizada en el hígado a partir de los aminoácidos de las proteínas.

Como una dieta libre de hidratos de carbono todavía incluirá una gran cantidad de grasas y de proteínas, el cerebro no sufrirá escasez de combustible. Siempre que estemos quemando nuestras propias grasas como combustible (que es, después de todo, lo que queremos hacer con ellas), el hígado cogerá parte de estas grasas y las convertirá en cetonas, y nuestro cerebro las usará como energía. Se trata de un proceso natural. Tiene lugar cada vez que nos saltamos una comida y, más visiblemente, durante las horas que separan la cena y el desayuno, cuando nuestro cuerpo se alimenta de las grasas que hemos almacenado durante el día (o al menos eso debería). Cuando pasa la noche, movilizamos de forma progresiva más grasas y el hígado aumenta su producción de cetonas. Por la mañana, nos encontramos técnicamente en un estado conocido como «cetosis», que significa que nuestro cerebro está usando sobre todo cetonas como combustible.[3] Esto no es diferente de lo que ocurre en las dietas en que los hidratos de carbono se restringen a menos de sesenta gramos al día. Los investigadores han señalado que el cerebro y el sistema nervioso central realmente funcionan de forma más eficaz con las cetonas que con la glucosa.

De hecho, podemos definir esta cetosis leve como el estado normal del metabolismo humano cuando no ingiere esos hidratos de carbono que no estuvieron presentes en nuestras dietas durante el 99,9 % de la historia de la humanidad. Por lo tanto, podría decirse que la cetosis no es solo una afección natural, sino incluso una condición especialmente saludable. Una prueba a favor de esta conclusión es que, desde la década de 1930, los médicos han estado usando dietas cetogénicas para tratar e incluso curar la epilepsia infantil, para la que no hay otro remedio. Y los investigadores han empezado recientemente a comprobar la idea de que las dietas cetogénicas pueden curar la epilepsia también en los adultos e incluso tratar y curar el cáncer (una idea, como ya explicaré, que no es tan absurda como pudiera parecer).

EL ARGUMENTO DE LAS ENFERMEDADES CARDIACAS

Este es el argumento que todo el mundo rehuye tratar en todas las discusiones sobre los riesgos o los beneficios de las dietas restringidas en hidratos de carbono. Al principio los nutricio-

---

3. A menudo, los nutricionistas describen la cetosis como una afección «patológica», pero eso es porque confunden la cetosis con la cetoacidosis de la diabetes descontrolada. La primera es natural; la segunda, no. El nivel de cetona en la cetoacidosis diabética normalmente excede los 200 mg/dl, comparado con los 5 mg/dl que experimentamos antes de desayunar por la mañana, y de 5 a 20 mg/dl en una dieta libre de hidratos de carbono.

nistas se enfadaron ante la restricción de los hidratos de carbono, porque creían que lo que prometían estas dietas era imposible, pero este es el argumento que mantuvo vivo su enfado y por el que se cerraron en banda ante cualquier prueba que demostrara lo contrario. Creían que si aceptamos como válida la lógica de estas dietas, reemplazaremos lo que consideran hidratos de carbono «saludables para el corazón» —por ejemplo, brécol, pan de trigo integral y patatas— por carne, mantequilla, huevos y, tal vez, queso, cosa que podríamos hacer perfectamente. Como estos últimos alimentos tienen todos grasas saturadas, según esta lógica las dietas aumentarán nuestro colesterol, en especial el colesterol LDL (las lipoproteínas de baja densidad), comúnmente conocido como colesterol «malo», y el riesgo de sufrir un ataque al corazón y morir prematuramente será más alto. Esta es la línea de razonamiento que llevó a Jean Maker a evocar su metáfora del asesinato en masa. Y es la razón por la que la mayoría de los médicos y organizaciones médicas todavía creen —o dicen que creen— que las dietas restringidas en hidratos de carbono son temerarias.

No obstante, existen muchas razones para pensar que están equivocados.

Lo primero que hay que poner en duda es la idea de que una dieta sin hidratos de carbono es también una dieta que nos provoca enfermedades cardiacas. Recordemos la argumentación del asesinato en masa de Mayer: si tomamos menos hidratos de carbono, reemplazaremos esas calorías por grasas. Lo haremos. Las dietas modernas tienden a incluir poca cantidad de proteínas—del 15 % al 25 % de las calorías—, mientras que la cantidad de grasas compensa la falta de los hidratos de carbono: comer menos de unas significa comer más de los otros. Si una causa enfermedades cardiacas, el otro, casi por definición, tiene que prevenirlas. Esta es la razón por la que los hidratos de carbono llegaron a ser «cardiosaludables» (incluso el pan, la pasta, las patatas y el azúcar), y cuando los expertos decidieron que ingerir grasas obstruía nuestras arterias, se nos dijo que comiéramos más cantidad de hidratos de carbono.

Esto habría tenido poco que ver con los supuestos efectos nocivos de las grasas saturadas si no fuera porque hay una relación bien documentada entre la obesidad y las enfermedades cardiacas. ¿Recuerda a los «cardiacos gordos» de Blake Donaldson? Los hombres de mediana edad de tripa generosa siempre han sido obvios candidatos a sufrir un ataque al corazón. La grasa, al menos la instalada por encima de la cintura, y las enfermedades cardiacas van de la mano. (Cuanto más gordos seamos o, por lo menos, cuanto más obesos seamos, más probabilidades tendremos de sufrir prácticamente cualquier enfermedad crónica importante.) Esta es la razón por la que los médicos siempre están presionando a sus pacientes con exceso de peso para que lo pierdan, aunque solo sea un poco. El riesgo de sufrir un ataque al corazón debería disminuir considerablemente al adelgazar.

Por lo tanto, si los hidratos de carbono nos hacen engordar, lo cual es cierto, y, según aseguran los expertos, las grasas o las grasas saturadas nos provocan enfermedades cardiacas, nos encontramos ante una paradoja: ahora la dieta que, de forma natural, nos hace estar más delgados es también la dieta que nos provoca enfermedades cardiacas. Entonces, adelgazar aumenta nuestro riesgo de padecer enfermedades cardiacas, mientras que debería ser lo contrario.

Esta paradoja indica que solo una de estas dos cosas puede ser cierta: o los hidratos de carbono nos hacen engordar o las grasas alimentarias provocan enfermedades cardiacas; una de dos. Y, en efecto, el hecho de que los hidratos de carbono sí nos hagan engordar —especialmente, para repetirme a mí mismo, los hidratos de carbono de fácil digestión y los azúcares— indica que esos mismos hidratos de carbono son también la posible causa nutricional de las enfermedades cardiacas. De aquí se de-

duce que nuestra obsesión por las grasas y por las grasas saturadas en la dieta es sencillamente fruto de una malinterpretación.

Los expertos en salud que insisten en que estas grasas saturadas
provocan enfermedades cardiacas han tratado de escapar de
esta paradoja —la dieta que nos hace adelgazar de forma natural nos provoca enfermedades cardiacas— culpando también a
las grasas de los problemas de peso. Ellos argumentan que las
grasas son los nutrientes que tienen más energía condensada de
toda la dieta y esto ayuda a que nos hagan engordar. Tienen
nueve calorías por gramo, en comparación con las cuatro tanto
de las proteínas como de los hidratos de carbono. Debido a esta
alta densidad de energía, parece más fácil que acabemos comiendo más de lo debido ingiriendo grasas que tomando las
calorías menos densas de los hidratos de carbono y las proteínas. Si comemos diez gramos de grasas en un aperitivo del me-
diodía, por ejemplo, estaremos consumiendo cincuenta calorías
más que si ingerimos diez gramos de proteínas o de hidratos de
carbono. De acuerdo con este argumento, nuestro cuerpo solamente se preocupará de los diez gramos, no de los nutrientes ni
del auténtico combustible que aportan estos gramos.

Esta idea es simplista hasta límites casi insospechados. Imaginemos lo siguiente: cientos de millones de años de evolución
que han dado como resultado organismos que determinan la
cantidad de combustible y de nutrientes esenciales que consumen basándose únicamente en el peso o la carga energética de
los alimentos, o en el volumen de la cavidad del estómago en la
que se digieren los alimentos. Esto no solo es difícil de creer,
sino que las pruebas experimentales siempre lo han refutado.
En la década de 1960, se hablaba de las dietas restringidas en
hidratos de carbono y ricas en grasas como dietas pensadas
para que la gente perdiera peso, no para que lo ganara. Sin em-

bargo, al llegar la década de 1970, las grasas alimentarias se convirtieron en los «villanos alimenticios» oficiales, y los expertos en salud argumentaban que las grasas saturadas obturan nuestras arterias y las grasas alimentarias, en general, nos hacen engordar.

En 1984, esta doctrina de la restricción de las grasas se aceptó oficialmente cuando el National Heart, Lung, and Blood Institute (NHLBI) [Instituto nacional del corazón, los pulmones y la sangre] lanzó una «gran campaña de salud» para convencer a los americanos de que las dietas bajas en grasas «proporcionarán una protección significativa en contra de las enfermedades cardiacas coronarias». Lo curioso es que, en realidad, las autoridades del NHLBI estaban menos seguros de la conexión entre las grasas alimentarias y las enfermedades cardiacas que del tándem grasas alimentarias/obesidad. Así es como dos de los principales expertos en la ciencia del colesterol y las enfermedades cardiacas —Nancy Ernst, del NHLBI, y Robert Levy, un antiguo director del NHLBI— describieron esta lógica en aquel momento:

> Ha habido algún indicio de que la dieta baja en grasas disminuye los niveles de colesterol en la sangre. No hay ninguna prueba concluyente de que este descenso no dependa de otros cambios simultáneos en la dieta [...]. No obstante, se puede decir con certeza que, puesto que 1 gramo de grasa proporciona unas 9 calorías —comparado con alrededor de 4 calorías por un 1 gramo de proteínas o de hidratos de carbono—, las grasas son la principal fuente de calorías de la dieta americana. Cuando intentamos perder peso o mantenerlo, obviamente, tenemos que centrarnos en el contenido de grasas de la dieta.

Como nación, nos dijeron que comiéramos menos grasas y menos grasas saturadas, y lo hicimos, o al menos lo intentamos —según las estadísticas del U.S. Departament of Agriculture, el consumo de grasas saturadas descendió a un ritmo constante en los años siguientes— y, a pesar de ello, en lugar de quedarnos más delgados, engordamos todavía más.

Y, encima, la incidencia de las enfermedades cardiacas ni siquiera ha disminuido, algo que no sería de esperar si realmente comer menos grasas o menos grasas saturadas marcara la diferencia. Esto se ha recogido en numerosos estudios, el último de los cuales, de Elena Kuklina y sus colegas de los Centers for Disease Control and Prevention, apareció en *The Journal of the American Medical Association* en noviembre de 2009. Los autores insistían en el hecho de que el número de americanos con niveles de colesterol LDL elevados había ido disminuyendo recientemente, como se esperaría en una nación que evita las grasas saturadas (y que gasta miles de millones de dólares al año en medicinas para reducir el colesterol), pero, en cambio, el número de ataques al corazón no se había reducido en consonancia.

Que la acogida oficial de las dietas altas en hidratos de carbono y bajas en grasas coincidiera no con una bajada de peso nacional, ni del número de enfermedades cardiacas, sino con epidemias tanto de obesidad como de diabetes (ambas afecciones que aumentan el riesgo de enfermedades cardiacas), debería hacerle cuestionar a cualquiera los supuestos de esas recomendaciones. Pero esta no es la forma en que la gente suele pensar cuando se enfrenta a la evidencia de que una de las creencias que ha mantenido durante mucho tiempo es errónea. No es así como abordamos normalmente la discordancia cognitiva. Y, desde luego, no es como la abordan las instituciones ni los gobiernos.

Por el momento, solo voy a decir que el tándem obesidad/enfermedad cardiaca, combinado con las epidemias de obesidad y de diabetes cuyos inicios coincidieron con el consejo de comer menos grasas, menos grasas saturadas y más hidratos de carbono, es una buena razón para dudar de que tengamos que preocuparnos de las grasas y de las grasas saturadas.

Otra razón para poner en duda la creencia de que las grasas saturadas son perjudiciales para nuestra salud es que las pruebas experimentales que apoyan la idea han sido siempre increíblemente difíciles de conseguir. Sé que esto parece difícil de creer, teniendo en cuenta la forma tan enfática con la que nos han dicho que las grasas saturadas nos llevan a la muerte. Pero lo que se nos dijo y lo que las pruebas demostraron dejó de ser coincidente en 1984, cuando el National Heart, Lung, and Blood Institute lanzó su campaña de salud a gran escala. En aquel tiempo, los expertos del NHLBI tenían una buena razón para no estar del todo seguros de la relación que existía entre las grasas y las enfermedades cardiacas: el instituto se había gastado 115 millones de dólares en un impresionante ensayo clínico que duró una década para probar la idea de que comer menos grasas saturadas pondría freno a las enfermedades cardiacas, pero no se llegó a prevenir ni un solo ataque al corazón.[4]

Esto se podría haber tomado como una razón para abandonar la idea por completo, pero el instituto también había gastado 150 millones de dólares poniendo a prueba los beneficios de un medicamento que reducía el colesterol, y este segundo ensayo había resultado un éxito. Así que los administradores del instituto hicieron un acto de fe, tal como uno de ellos, Basil Rifkind, explicó más adelante: habían invertido veinte años y una exorbitante cantidad de dinero tratando de demostrar que las dietas bajas en grasa y las que pretendían reducir el colesterol prevendrían los ataques al corazón, explicó Rifkind y, hasta en-

---

4. El ensayo fue conocido como Multiple Risk Factor Intervention Trial [Ensayo de intervención en factores de riesgo múltiple]. Comer menos grasas saturadas fue una de las múltiples confrontaciones que se pusieron a prueba. Cuando los decepcionantes resultados se publicaron en 1982, el titular de *The Wall Street Journal* decía esto: «Los ataques al corazón, una prueba que fracasa».

tonces, habían fracasado. Intentarlo de nuevo resultaría demasiado caro y, aunque el instituto podía permitírselo, se tardaría por lo menos otra década. Pero una vez que tuvieron la convincente prueba de que reducir el colesterol con un medicamento salvaría vidas, les pareció una buena apuesta afirmar que una dieta que redujera el colesterol y disminuyera las grasas también lo conseguiría. «Este es un mundo imperfecto —había dicho Rifkind—. No se pueden conseguir datos definitivos, así que hacemos lo que podemos con lo que tenemos a nuestra disposición».

La ambición era admirable, pero los resultados fueron, como he dicho, decepcionantes. Los investigadores han continuado demostrando que los medicamentos para reducir el colesterol pueden prevenir los ataques al corazón y, al parecer, permiten que algunas personas vivan más tiempo (al menos las que tienen un riesgo especialmente alto de sufrir un ataque al corazón). Pero todavía no se ha demostrado que ni las dietas bajas en grasas, ni las bajas en grasas saturadas obtengan los mismos resultados.

El problema es que cuando las personas, expertas o no, deciden revisar las pruebas sobre un tema que les afecta especialmente (yo incluido), suelen ver lo que quieren ver. Es propio de la naturaleza humana, pero esto no conduce a conclusiones fiables. Para evitar este problema, al menos en medicina, a mediados de la década de 1990 se formó una organización internacional para hacer revisiones «imparciales» de la bibliografía. Esta organización, conocida como la Cochrane Collaboration, está actualmente considerada como una de las fuentes más fiables en lo que se refiere a las opiniones sobre si alguna intervención —una dieta, un procedimiento quirúrgico, una técnica diagnóstica— logrará realmente lo que los médicos esperan.

En 2001, la Cochrane Collaboration evaluó los beneficios de comer menos grasas o menos grasas saturadas. En toda la literatura médica, los autores solo pudieron encontrar veintisiete ensayos clínicos, con fecha de la década de 1950, que se llevaron a cabo de una forma lo bastante adecuada como para poder hacer un juicio fiable sobre si una variación del contenido de grasas de nuestra dieta prevendría los ataques al corazón y la muerte prematura. Muchos de estos ensayos en realidad se concibieron para estudiar si estas dietas tenían algún efecto en otras afecciones (como el cáncer de mama, la hipertensión, los pólipos o los cálculos biliares), pero los investigadores que realizaron los ensayos dejaron también constancia de si sus sujetos habían sufrido ataques al corazón o morían a causa de ellos, de modo que también se podían emplear los estudios para evaluar estos problemas. Las pruebas fueron de todo menos convincentes.

«A pesar de décadas de esfuerzo y muchos miles de personas seleccionadas de forma aleatoria —concluyeron los autores de la Cochrane Collaboration—, solo hay pruebas limitadas y no concluyentes de los efectos que la modificación de las grasas totales, saturadas, monoinsaturadas o poliinsaturadas tiene en la morbilidad cardiovascular [es decir, la enfermedad] y la mortalidad [el fallecimiento]».

Después de estos análisis de la Cochrane Collaboration, se publicaron los resultados del ensayo sobre dietas más extenso y más caro que se ha realizado nunca. Este ensayo examinó los beneficios y los riesgos de comer menos grasas y menos grasas saturadas en las mujeres, que prácticamente no se habían incluido en ninguno de los ensayos anteriores. Se encargó de él la Women's Health Initiative [Iniciativa para la salud de las mujeres] que he mencionado en el capítulo dos. Cuarenta y nueve mil mujeres de mediana edad se inscribieron en el estudio de la dieta y veinte mil de ellas fueron elegidas al azar para que siguieran dietas bajas en grasas y grasas saturadas, con menos carne, más verdura, más fruta fresca y más cereales integrales. (Este ensayo no se financió porque las autoridades estuvieran dispuestas a dudar públicamente de que comer menos grasas podía prevenir las enfermedades cardiacas, sino porque los ensayos previos no habían incluido a las mujeres, y las autoridades se vieron presionadas para que se tomaran la salud de las mujeres tan seriamente como la de los hombres.)

Tras haber seguido la dieta durante seis años, las mujeres habían reducido tanto su consumo de grasas totales como de grasas saturadas a una cuarta parte, y su LDL y su colesterol total estaban por debajo (aunque solo muy ligeramente) del de las otras veintinueve mil mujeres que habían comido lo que les había apetecido. Sin embargo, a pesar de la dieta baja en grasas, y tal como indicaron los informes finales, no se detectó ningún efecto beneficioso en las enfermedades cardiacas, el derrame cerebral, el cáncer de mama, el cáncer de colon o, lo que es más, la acumulación de grasa. Comer menos grasas totales y menos grasas saturadas y reemplazar los alimentos grasos por fruta, verduras, y cereales integrales no tenía ningún efecto beneficioso observable.[5]

Esta estrategia «del acto de fe» que emplearon las autoridades sanitarias en 1984 ha acarreado muchos problemas, por muy admirable y razonable que pudiera parecer en aquel momento. El más obvio es que, a pesar de que sin duda deben de estar pensando en interés nuestro cuando nos aconsejan algo, este

5. En septiembre de 2009, la Orghanización Mundial de la Salud y la Organización de las Naciones Unidas para la Alimentación y la Agricultura publicó un replanteamiento de los datos sobre las grasas alimentarias y las enfermedades cardiacas. «Las pruebas disponibles de [los estudios de observación] y los ensayos controlados realizados de forma aleatoria —señala el informe— son insatisfactorios y demasiado poco fiables para formarnos una opinión sobre ellos y confirmar los efectos de las grasas alimentarias en el riesgo de las CHD [enfermedades cardiacas coronarias]».

algo acabará haciendo más mal que bien. La ley de las consecuencias no intencionadas surtirá efecto. En este caso, nos dicen que tomemos menos grasas y más hidratos de carbono, y en lugar de evitar enfermedades cardiacas y adelgazar, como esperaban las autoridades, hemos padecido más enfermedades cardiacas que nunca y en nuestra población se ha producido un incremento radical de la obesidad y la diabetes.

Un problema más perjudicial es que todos los implicados —los investigadores, los médicos, las autoridades de la salud pública, las asociaciones de la salud— se comprometan con una creencia que aún está en el primer estadio de la evolución científica, sobre la que aún se sabe muy poco, y luego se comprometan tanto con ella que, por muchas pruebas que tengan de lo contrario, nada pueda convencerlos de que están equivocados. Como consecuencia, cuando ensayos como los de la Women's Health Initiative consideran que comer menos grasas y menos grasas saturadas no tiene efectos beneficiosos (al menos en las mujeres), los expertos no responden reconociendo que han estado equivocados todo el tiempo. Hacer algo así podría llevarlos (a ellos y a nosotros) a poner en duda su credibilidad, como debería ser. En lugar de eso, nos dicen que el estudio debe de haber tenido algún fallo y, por lo tanto, se puede hacer caso omiso de los resultados.

Esto es lo que sucedió con las grasas saturadas. La creencia de que las grasas saturadas obturan las arterias y elevan los niveles de colesterol es una especie de «resaca» del estado de la ciencia de hace treinta o cuarenta años. Por entonces, las pruebas eran escasas, y todavía lo son. Pero la creencia se ceñía a la opinión general, y todavía lo hace, por una simple razón: la LDL y el colesterol total son los dos factores de riesgo que con más claridad varían con los medicamentos para reducir el colesterol, especialmente las estatinas (que en la actualidad se valoran en miles de millones de dólares al año en la industria farmacéutica).

Estos medicamentos previenen los ataques al corazón y podrían salvar vidas. Así que la estrategia del acto de fe está tan vigente en la actualidad como lo estuvo en 1984: si un medicamento que reduce el colesterol (y sobre todo el colesterol LDL) puede prevenir las enfermedades cardiacas, entonces es muy probable que una dieta que reduce el colesterol (y en especial el colesterol LDL) prevenga las enfermedades cardiacas y una dieta que lo aumente las cause. Las grasas saturadas aumentan el colesterol total y el colesterol LDL. Por lo tanto, las grasas saturadas tienen que causar enfermedades cardiacas, y las dietas que restringen las grasas saturadas tienen que prevenirlas.

Esta lógica, no obstante, tiene errores importantes. Para los no iniciados, diré que los medicamentos y las dietas hacen cosas totalmente diferentes. Cambiar el contenido de los nutrientes de nuestras dietas tiene muchos efectos en nuestro cuerpo, y muchos que afectan a los factores de riesgo para contraer enfermedades cardiacas, tal como hacen los medicamentos que reducen el colesterol. El hecho de que determinadas grasas de la dieta aumenten el colesterol LDL, comparadas, por ejemplo, con otras grasas o hidratos de carbono, no quiere decir que se incremente el riesgo de padecer enfermedades cardiacas, ni que eso sea perjudicial para nuestra salud.

Otro de los errores de esta lógica está en el supuesto de la causalidad: el hecho de que los medicamentos conocidos como estatinas reduzcan el colesterol LDL y prevengan las enfermedades cardiacas no implica necesariamente que prevengan las enfermedades cardiacas porque reducen la LDL. Pensemos en la aspirina: cura los dolores de cabeza y previene las enfermedades cardiacas, pero a nadie se le ocurriría nunca sugerir que la aspirina previene las enfermedades cardiacas porque cura los dolores de cabeza. También hace otras cosas, como las estatinas, y cualquiera de ellas podría ser la razón por la que cualquiera de esos dos medicamentos previene los ataques al corazón.

Cuando tenemos en cuenta todos los efectos de las grasas y de los hidratos de carbono en nuestra dieta y todos los factores de riesgo para las enfermedades cardiacas que han ido saliendo a la luz a lo largo de la evolución que ha experimentado la ciencia desde la década de 1970, aparece ante nuestros ojos una imagen totalmente diferente.

Empecemos con los triglicéridos. También ofrecen un factor de riesgo para las enfermedades cardiacas. Cuanto más alto sea nuestro nivel de triglicéridos en sangre (que son transportados en las mismas partículas de lipoproteína que llevan el colesterol), más posibilidades hay de que suframos un ataque al corazón. Esto no se puede discutir. Pero son los hidratos de carbono que comemos los que elevan los niveles de triglicéridos; las grasas, saturadas o no, no tienen nada que ver con ellos.

Si reemplazamos las grasas saturadas de nuestra dieta por hidratos de carbono —por ejemplo, los huevos y el bacón del desayuno por copos de maíz, leche desnatada y plátanos—, puede que nuestro colesterol LDL disminuya, pero los triglicéridos aumentarán. Lo que «podría» ser algo positivo, reducir el colesterol LDL (y dentro de poco explicaré el «podría»), se verá compensado por algo negativo: el aumento de los triglicéridos. Esto se ha reconocido desde principios de la década de 1960.

El colesterol HDL bajo (también conocido como «colesterol bueno») es igualmente un factor de riesgo para las enfermedades cardiacas. Las personas con el colesterol HDL bajo corren un riesgo bastante mayor de sufrir un ataque al corazón que aquellas con el colesterol total o la LDL altos. En el caso de las mujeres, los niveles de HDL predicen tan bien las futuras enfermedades cardiacas que, en efecto, son los únicos indicadores de riesgo que importan. (Cuando los investigadores buscan genes que predispongan a los individuos a vivir una vida extremadamente larga —más de noventa y cinco o cien años—, uno de los pocos genes que destacan es uno que tiene un nivel de colesterol HDL naturalmente alto.)

Cuando reemplazamos las grasas de nuestra dieta, incluso las grasas saturadas, por hidratos de carbono, reducimos nuestra HDL, lo que significa que tenemos más probabilidades de sufrir un ataque al corazón, al menos según este indicador de riesgo. Una vez más, si dejamos de tomar huevos revueltos y bacón para desayunar y los sustituimos por copos de maíz, leche desnatada y plátanos, nuestro colesterol HDL, nuestro colesterol «bueno», disminuirá y el riesgo de sufrir un ataque al corazón aumentará. Si normalmente comemos cereales, leche desnatada y plátanos y, en su lugar, decidimos tomar huevos y bacón, nuestro colesterol HDL aumentará y el riesgo de que suframos un ataque al corazón disminuirá. Esto se sabe desde la década de 1970.

El consejo que se nos ha dado de que reduzcamos nuestro colesterol total y la LDL, así como nuestro peso —comer menos grasas saturadas y más hidratos de carbono— simplemente contradice el consejo que podían habernos dado en su lugar: aumentar nuestra HDL; y recordemos que la HDL es un indicador bastante mejor de las enfermedades cardiacas. Nos han informado de que podemos aumentar nuestra HDL haciendo ejercicio, perdiendo peso e incluso moderando el consumo de alcohol, pero en muy pocas ocasiones —si es que en alguna— nos han dicho que podemos conseguir lo mismo sustituyendo los hidratos de carbono de nuestra dieta por grasas. (La razón por la que la pérdida de peso probablemente funciona tan bien para aumentar la HDL es que el peso se pierde —incluso en una dieta baja en calorías— porque comemos pocos hidratos de carbono y prácticamente ninguno de los que realmente nos hacen engordar. Reducimos nuestros niveles de insulina, perdemos peso y aumentamos nuestra HDL debido al cambio en el consumo de hidratos de carbono.)

Los nutricionistas y las autoridades de la salud pública que no ceden en su insistencia de que tomemos dietas ricas en hidratos de carbono y bajas en grasas para evitar enfermedades cardiacas reconocerán en otros contextos que las dietas ricas en hidratos de carbono no solo reducen el colesterol HDL y, por lo tanto, aumentan el riesgo de padecer enfermedades cardiacas, sino que lo hacen de manera tan fiable que últimamente los investigadores han empezado a usar la HDL como medio para determinar la cantidad de hidratos de carbono que ingieren los sujetos de sus ensayos clínicos. El colesterol HDL, como se explicó en un artículo reciente del *New England Journal of Medicine*, es «un marcador biológico de los hidratos de carbono alimenticios».[6] En otras palabras, si nuestra HDL es alta, es casi seguro que estamos comiendo pocos hidratos de carbono. Si nuestro colesterol HDL es bajo, entonces es muy probable que estemos comiendo una gran cantidad de hidratos de carbono.

Cuando nos fijamos en la relación entre la HDL y la presencia de enfermedades cardiacas —no solo la LDL y el colesterol total— aprendemos algo acerca de los pretendidos riesgos y beneficios de los alimentos que podríamos inclinarnos a comer en lugar de los hidratos de carbono que nos hacen engordar: pongamos, carne roja, huevos y bacón, incluso tocino y mantequilla. Es importante entender que las grasas de estos alimentos no son todas saturadas. Por el contrario, estas grasas animales son mezclas de grasas saturadas e insaturadas, igual que lo son las

6. Este fue el ensayo de dietas restringidas en calorías realizado por investigadores de Harvard y del Pennington Biomedical Research Center de Frank Sacks y sus compañeros de trabajo del que hablé en el capítulo 2. Un editorial que acompañaba el artículo en el *NEJM* explicaba el concepto del HDL como «marcador biológico para los hidratos de carbono alimenticios» de esta forma: «Cuando las grasas se sustituyen por hidratos de carbono que contienen la misma cantidad de calorías, el colesterol (HDL) asociado a las lipoproteínas de alta densidad disminuye de una manera predecible».

Gary Taubes

grasas vegetales, y todas ellas tienen diferentes efectos en nuestro colesterol LDL y en el HDL.

Tomemos, por ejemplo, el tocino, que ha sido considerado durante bastante tiempo el ejemplo arquetípico de una grasa que lleva a la muerte. Las panaderías y los restaurantes de comida rápida usaban tocino en grandes cantidades antes de que se vieran presionados a sustituirlo por las grasas transgénicas artificiales que ahora los nutricionistas han decidido que, después de todo, podrían ser una de las causas de los ataques al corazón. Podemos averiguar la composición de las grasas del tocino con bastante facilidad, igual que podemos hacerlo con la mayoría de los alimentos: yendo a la página web del U.S. Department of Agriculture, la National Nutrient Database for Standard Reference. Averiguaremos que casi la mitad de las grasas del tocino (el 47 %) son monoinsaturadas, es decir, que están consideradas como grasas «buenas» casi universalmente. Las grasas monoinsaturadas aumentan el colesterol HDL y reducen el colesterol LDL (ambas cosas buenas, según nuestros médicos). El 90 % de estas grasas monoinsaturadas son el mismo ácido oleico que hay en el aceite de oliva tan intensamente promocionado por las personas que defienden la dieta mediterránea. Poco más del 40 % de las grasas del tocino es, en efecto, saturado, pero una tercera parte de estas es el mismo ácido esteárico que hay en el chocolate y que ahora está considerado como una «grasa buena», porque aumenta los niveles de HDL pero no tiene ningún efecto en la LDL (una cosa buena y una cosa neutra). La grasa restante (alrededor del 12 % del total) es poliinsaturada, es decir, que realmente disminuye el colesterol LDL, pero no tiene ningún efecto en la HDL (también una cosa buena y una cosa neutra).

En total, más del 70 % de las grasas del tocino mejorará el perfil de nuestro colesterol comparado con lo que ocurriría si sustituyéramos el tocino por hidratos de carbono. El restante

30 % aumentará el colesterol LDL (el malo), pero también el HDL (el bueno). En otras palabras, y por muy difícil que sea de creer, si reemplazamos los hidratos de carbono de nuestra dieta por la misma cantidad de tocino, reduciremos el riesgo de padecer un ataque al corazón. Y estaremos más sanos. Lo mismo ocurre con la carne roja, el bacón y los huevos, y prácticamente con todos los productos animales que podríamos comer en lugar de los hidratos de carbono que nos hacen engordar. (La mantequilla es una ligera excepción, porque solo la mitad de sus grasas mejorará definitivamente el perfil de nuestro colesterol; la otra mitad aumentará la LDL, pero también la HDL.)

Veamos ahora qué ocurrió en los ensayos clínicos en los que se instó a los sujetos a que hicieran precisamente lo que yo estoy proponiendo: reemplazar los hidratos de carbono que engordan —y que habían estado comiendo hasta entonces— por productos animales ricos en grasas, e incluso en grasas saturadas.

En los últimos diez años, los investigadores han llevado a cabo un gran número de ensayos para comparar las dietas pobres en hidratos de carbono y ricas en grasas y proteínas —especialmente la dieta Atkins, que hizo famosa el doctor Robert Atkins en su *best seller* de 1972, *Dr. Atkins' Diet Revolution*— con el tipo de dieta baja en calorías y en grasas recomendada por la American Heart Association o la British Heart Foundation.

Estos ensayos son los mejores estudios que se han realizado nunca sobre cómo las dietas ricas en grasas o en grasas saturadas repercuten en el peso y en los factores de riesgo, tanto de las enfermedades cardiacas como de la diabetes. Los resultados han sido notablemente coherentes. En estos ensayos, se instó a los sujetos a que comieran tantas grasas y proteínas como quisieran —carne, pescado y aves—, pero que evitaran los hidratos de carbono (tomar menos de 50 o 60 gramos al día: el equivalente a entre 200 y 240 calorías); luego había que compararlos con sujetos que no solo había comido pocas calorías totales, sino que habían evitado las grasas y las grasas saturadas. Esto es lo que les ocurrió a los que comieron mayoritariamente grasas y proteínas:

1) Perdieron al menos la misma cantidad de peso, si no considerablemente más.
2) Su colesterol HDL aumentó.
3) Sus triglicéridos disminuyeron.
4) Su presión sanguínea disminuyó.
5) Su colesterol total se quedó más o menos igual.
6) Su colesterol LDL aumentó ligeramente.
7) Su riesgo de sufrir un ataque al corazón disminuyó considerablemente.

Observemos uno de estos estudios de forma detallada: costó dos millones de dólares, fue financiado por el Gobierno y lo llevaron a cabo investigadores de la Universidad de Stanford. Los resultados fueron publicados en *The Journal of the American Medical Association* en 2007. Se lo conoció como el A TO Z Weight Loss Study y comparaba cuatro dietas:

1. La dieta Atkins (A): veinte gramos al día de hidratos de carbono durante los primeros dos o tres meses, y después cincuenta gramos con todas las proteínas y grasas que se quisiera.
2. Una dieta tradicional (T), también conocida como la dieta LEARN (Lifestyle, Exercise, Attitudes, Relationships and Nutrition [estilo de vida, ejercicio, actitudes, relaciones y nutrición; en inglés la palabra *learn* significa «aprender»]): las calorías están restringidas, los hidratos de carbono constituyen entre el 55 % y el 60 % de todas las

calorías, las grasas son menos del 30 % y las grasas saturadas menos del 10 %. Se anima a hacer ejercicio de forma regular.

3. La dieta Ornish (O): menos del 10 % de todas las calorías proceden de las grasas, y los sujetos meditan y hacen
ejercicio.

4. La dieta Zone (Z): el 30 % de las calorías proceden de las
proteínas, el 40 % de los hidratos de carbono y el 30 % de
las grasas.

He aquí los resultados para el peso y para los factores de riesgo
de las enfermedades cardiacas, un año después de que los sujetos comenzaran su dieta:

Grupo	Peso	LDL	Trig	HDL	BP*
Atkins	−4,5 kg	+0,8	−29,3	+4,9	−4,4
Tradicional	−2,5 kg	+0,6	−14,6	−2,8	−2,2
Ornish	−2,4 kg	−3,8	−14,9	0	−0,7
Zone	−1,5 kg	0	−4,2	+2,2	−2,1

*Presión sanguínea diastólica

A pesar de que los sujetos de la dieta Atkins comieron todos los
alimentos que quisieron, ingirieron copiosas cantidades de carne roja y, por lo tanto, las grasas saturadas que contiene ese
tipo de carne, perdieron más peso, sus triglicéridos descendie-
ron bastante (algo positivo), su HDL subió bastante (algo positivo) y su presión sanguínea bajó más (algo positivo) que la de
cualquiera de los sujetos que hicieron las otras dietas.[7]

7. El hecho de que los sujetos solo perdieran 4,5 kilos en la dieta Atkins
no significa necesariamente que estas personas volvieran a comer una cantidad significativa de hidratos de carbono a medida que los estudios iban avan-
zando. Su pérdida de peso varía en paralelo con su consumo de hidratos de

Así es como los investigadores de Stanford describieron los resultados:

> Son muchos los que han expresado su preocupación de que las dietas para perder peso bajas en hidratos de carbono y ricas en grasas totales y saturadas puedan afectar negativamente a los niveles de lípidos en sangre y aumentar los riesgos cardiovasculares. Estas preocupaciones no se han confirmado en ensayos recientes de pérdida de peso. Los ensayos recientes, como el estudio actual, han señalado, consecuentemente, que los triglicéridos, el HDL-C [el colesterol HDL], la presión sanguínea y las medidas de resistencia a la insulina no eran ni significativamente diferentes ni más favorables para los grupos que tomaban muy pocos hidratos de carbono.

La persona clave de este ensayo fue Christopher Gardner, director de los Nutrition Studies en el Stanford Prevention Research Center. Gardner presentó los resultados del ensayo en una conferencia que ahora se puede ver en YouTube: «La batalla de las dietas para perder peso: ¿hay algún ganador (a la hora de perder)?». Comienza su conferencia admitiendo que ha sido vegetariano durante veinticinco años. Llevó a cabo el estudio, explica, empujado por su preocupación de que una dieta como la de Atkins, con abundante carne y grasas saturadas, pudiera ser peligrosa. Cuando describió el triunfo de la dieta de Atkins con abundancia de carne y pocos hidratos de carbono, dijo que había sido «una píldora difícil de tragar».

---

carbono. A los tres meses, habían perdido 9 kilos y se informó de que habían ingerido una media de entre 240 y 250 calorías de hidratos de carbono al día; a los seis meses, casi 5 kilos y medio y 450 calorías de hidratos de carbono; a los doce meses, solo 4,5 kilos y 550 calorías de hidratos de carbono.

EL PROBLEMA DEL COLESTEROL MALO-ACTUALIZAR LA CONEXIÓN LDL

Ya solo estos ensayos clínicos deberían tranquilizarnos ante la idea de que las dietas ricas en grasas o en grasas saturadas puedan provocarnos alguna enfermedad cardiaca. Pero hay otros factores que vale la pena explicar y de los que la mayoría de estos ensayos no se ocupan. El primero se refiere a la LDL, y dice mucho de cómo ha evolucionado la ciencia de las enfermedades cardiacas desde la década de 1970.

Cuando empezamos a tener las primeras noticias de la LDL, los médicos y los periodistas de la salud comenzaron a referirse a la LDL como el «colesterol malo», porque pensaban que se trataba del colesterol que causaba la acumulación de placa en las arterias. Pero en realidad la LDL no es colesterol: es la partícula (la lipoproteína de baja densidad, por ejemplo, la LDL) que contiene el colesterol y lo transporta (junto con los triglicéridos) por el torrente sanguíneo. La terminología del «colesterol malo» es un problema únicamente porque los investigadores que en la actualidad estudian estos temas dicen que no hay que culpar de las enfermedades cardiacas al colesterol que transporta la LDL, sino, más bien, a la propia partícula LDL y a otras similares. Al parecer el colesterol es un espectador inocente.

Para complicar las cosas, parece que no todas las partículas son igual de perjudiciales o «aterogénicas», que es el término que usan los expertos para describir algo que provoca arteriosclerosis o la empeora. Parte de las partículas de LDL que se encuentran en nuestro riego sanguíneo son grandes y ligeras, y las otras son pequeñas y densas; entre ambos extremos hay, además, gradaciones. Todo indica que las partículas de LDL pequeñas y densas son las aterogénicas, las que queremos evitar: se introducen en las paredes de las arterias y comienzan el proceso de formación de placas. Las partículas de LDL grandes y ligeras, al parecer, son inofensivas.

Esto es importante porque las dietas ricas en hidratos de carbono no solo reducen la HDL y disminuyen los triglicéridos, sino que contribuyen también a que las partículas de la LDL sean pequeñas y densas. Estos tres efectos juntos aumentan nuestro riesgo de sufrir enfermedades cardiacas. Cuando tomamos dietas ricas en grasas y evitamos los hidratos de carbono, ocurre lo contrario: la HDL aumenta, los triglicéridos disminuyen y las partículas de LDL presentes en nuestro riego sanguíneo se hacen más grandes y más ligeras. Tanto separada como conjuntamente, estos cambios disminuyen el riesgo de sufrir un ataque al corazón. Así que, lo que a ojos de la ciencia de la década de 1970 parecía ser algo malo (el efecto de las grasas saturadas en el colesterol LDL), de acuerdo con la ciencia de 2010 vuelve a ser algo bueno (el efecto de las grasas saturadas en la propia partícula LDL).

Los expertos en salud dudan a la hora de discutir estos descubrimientos públicamente, porque contradicen gran parte de lo que se nos ha venido diciendo a lo largo de los últimos treinta a cincuenta años. Pero, de forma ocasional, los investigadores dejarán que los hechos salgan a la luz, como hicieron Chris Gardner y sus compañeros de trabajo de Stanford cuando anotaron los resultados de su estudio A TO Z [de la A a la Z]. Su lenguaje es técnico, pero no tanto como para que no podamos seguirlo:

> Dos de los descubrimientos más coherentes hallados recientemente en ensayos de dietas bajas en hidratos de carbono *versus* dietas bajas en grasas han sido concentraciones más altas [de colesterol LDL] y concentraciones más bajas de triglicéridos en las dietas bajas en hidratos de carbono. Aunque una concentración más alta [de colesterol LDL] parecería tener un efecto adverso, este podría

no ser el caso según las condiciones de estos estudios. Disminuir los triglicéridos de una dieta baja en hidratos de carbono conlleva un incremento en el tamaño de las partículas de LDL, lo cual se sabe que disminuye la aterogenicidad. En el estudio actual, a los dos meses, las malas concentraciones [de colesterol LDL] aumentaron en un 2 % y las concentraciones de triglicéridos malos disminuyeron en un 30 % en el grupo de Atkins. Estos descubrimientos coincidían con un beneficioso aumento del tamaño de las partículas de LDL, aunque el tamaño de las partículas de LDL no se evaluó en nuestro estudio.

Estos descubrimientos podrían resultar difíciles de digerir, pero confirman que la dieta que tenemos que seguir para perder peso —la que restringe los hidratos de carbono que nos hacen engordar— es también la dieta que mejor va a prevenir las enfermedades cardiacas.

SÍNDROME METABÓLICO

Lo que he intentado aclarar en este capítulo es que el miedo a las grasas —especialmente a las saturadas— tiene sus fundamentos en la ciencia de las décadas de 1960 y 1970, y no se sostiene a la luz de investigaciones más recientes y de la ciencia actual. Pero hay que señalar algo mucho más importante.

Anteriormente, he explicado lo que ocurre cuando nos convertimos en lo que de forma técnica se conoce como resistentes a la insulina: cuando las células musculares y hepáticas se vuelven resistentes al efecto de la hormona de la insulina. No solo secretamos más insulina como respuesta, y, por lo tanto, tendemos a engordar, especialmente alrededor de la cintura (donde las células grasas son más sensibles a la insulina), sino que además empezamos a experimentar un buen número de alteraciones metabólicas relacionadas: la presión sanguínea aumenta;

suben los triglicéridos; el colesterol LDL disminuye. Lo que no he mencionado antes es que las partículas de LDL se vuelven pequeñas y densas. Nos volvemos intolerantes a la glucosa, lo que significa que tenemos problemas para controlar el azúcar en sangre. Incluso podemos desarrollar una diabetes del tipo 2, algo que ocurre cuando el páncreas ya no puede secretar suficiente insulina para compensar la resistencia a la insulina.

Esta combinación de factores de riesgo de enfermedades cardiacas se conoce como «síndrome metabólico» y es, en efecto, el paso intermedio en el camino que conduce a las enfermedades cardiacas. Según las estimaciones de las autoridades, más de un cuarto de la población adulta de Estados Unidos está afectada en la actualidad por el síndrome metabólico; la razón de que sean tantos los afectados es que, entre los síntomas de este síndrome, están tanto la diabetes como la obesidad, y en nuestra sociedad actual hay epidemia de ambas. A medida que vamos engordando, a medida que la cintura se va ensanchando, tendemos a perder el control del azúcar en sangre; es más probable que padezcamos hipertensión, arteriosclerosis, enfermedades cardiacas y derrames cerebrales. Todas estas enfermedades están relacionadas con el mismo grupo de anomalías, que los expertos llaman anomalías «de los lípidos»: HDL baja, triglicéridos bajos y partículas de LDL pequeñas y densas. Y todas ellas son consecuencia de la resistencia a la insulina y a la elevada secreción de insulina que la acompaña, así como de la ingesta de hidratos de carbono, en particular, y tal vez de los azúcares (la sacarosa y el jarabe de maíz alto en fructosa).

La ciencia que se ocupa del estudio del síndrome metabólico ha ido evolucionando desde finales de la década de 1950, cuando, por primera vez, los investigadores relacionaron el consumo de los hidratos de carbono con el aumento de los triglicéridos y, más adelante, el aumento de los triglicéridos con las enfermedades cardiacas. Esto pasó prácticamente desapercibido durante décadas porque los expertos en enfermedades cardiacas y los nutricionistas estaban centrados de forma bastante obsesiva en las grasas saturadas y en el colesterol. No veían la necesidad de tener en cuenta explicaciones alternativas referentes a la razón por la que sufrimos ataques al corazón, y por eso no hicieron nada. La fuerza motora de los estudios sobre el síndrome metabólico fue un médico de la Universidad de Stanford llamado: Gerald Reaven. Pronto reconoció que la excesiva secreción de insulina y la resistencia a la insulina son los orígenes de todo este grupo de alteraciones metabólicas.

A mediados de la década de 1980, cuando los expertos empezaron a prestarle atención al trabajo de Reaven, tuvieron problemas para comprenderlo, porque su investigación señalaba a los hidratos de carbono, no a las grasas, como las causas alimentarias tanto de las enfermedades cardiacas como de la diabetes. «Cualquiera que consuma más hidratos de carbono se tiene que deshacer de la carga secretando más insulina», explicó Reaven en una conferencia sobre la diabetes celebrada en el National Institutes of Health (NIH) en 1986. Después presentó las pruebas relacionando la insulina con las enfermedades cardiacas. El presidente de la conferencia, George Cahill, de Harvard, dijo que los resultados de Reaven «hablan por sí solos»; y así era, en efecto. Pero ese era el problema. «A veces nos gustaría que desapareciera, porque nadie sabe cómo hacerle frente», dijo un administrador del NIH acerca del trabajo de Reaven.

En la actualidad, la ciencia del síndrome metabólico representa el mayor avance de los últimos cincuenta años, probablemente, con respecto a nuestra comprensión de lo que causa las enfermedades cardiacas y su íntima relación con la hipertensión, la obesidad y la diabetes. Esto explica por qué razón estas tres afecciones aumentan radicalmente el riesgo que corremos de sufrir enfermedades cardiacas y por qué, si padecemos alguna, es probable que tengamos también las otras. Lo que el síndrome metabólico nos dice es que las enfermedades cardiacas y la diabetes no están provocadas por factores de riesgo individuales —HDL bajo, por ejemplo, o triglicéridos altos, o LDL pequeña, densa—, pero la resistencia a la insulina y los niveles elevados de insulina y de azúcar en sangre causan estragos en las células de todas partes.

La insulina actúa en las células grasas para que acumulemos grasas, y las células grasas se expanden y desprenden lo que se llama «moléculas inflamatorias» («citocinas», en el lenguaje técnico), que tienen efectos nocivos en todo el cuerpo. La insulina actúa, asimismo, en el hígado, donde convierte los hidratos de carbono en grasas, y esas grasas (los triglicéridos) van a parar al torrente sanguíneo adheridas a las partículas que finalmente se convierten en partículas de LDL pequeñas y densas. Actúa en el riñón para elevar la presión sanguínea reabsorbiendo sodio (y por eso tiene el mismo efecto que tomar cantidades extremas de sal) y perjudicando la secreción de ácido úrico, que también se acumula en el torrente sanguíneo en niveles poco saludables. (Los niveles elevados de ácido úrico causan la gota, que también está relacionada con la obesidad y la diabetes y cuya presencia en las sociedades occidentales está aumentando.) La insulina también actúa en las paredes arteriales: las endurece y favorece la acumulación de triglicéridos y colesterol en las incipientes placas arterioscleróticas.

Mientras todo esto está ocurriendo, el nivel de azúcar en sangre elevado que va de la mano de la resistencia a la insulina provoca un gran número de problemas. Genera un estrés oxidativo en todo el cuerpo. (La razón por la que siempre nos dicen que consumamos alimentos ricos en antioxidantes es que hay que combatir o prevenir ese estrés oxidativo.) Y esto lleva a la creación de productos finales de la glicación avanzada, que parece ser la causa de todo, desde el endurecimiento de las arterias hasta envejecimiento de la piel y el envejecimiento prematuro que conlleva siempre la diabetes.

Para diagnosticar el síndrome metabólico, los médicos comprueban primero que la cintura del paciente se haya ensanchado, porque el síndrome metabólico está estrechamente relacionado con la obesidad. Y debido a que decir que alguien tiene el síndrome metabólico es equivalente a afirmar que es resistente a la insulina, los expertos culpan de ambas afecciones tanto al comportamiento sedentario como al hecho de comer más de lo necesario. ¿Por qué? Porque están convencidos de que comer en exceso y no hacer ejercicio favorecen la obesidad. Entonces nos dan el típico consejo acerca de las dietas bajas en grasas (porque les preocupa que aumenten los riesgos de enfermedades cardiacas que acompañan al síndrome metabólico), el comer menos y el ejercicio, porque creen que estas cosas son necesarias para perder peso.

Aquí se impone un poco de sentido común. Como dijo Reaven hace un cuarto de siglo, son los hidratos de carbono los que aumentan los niveles de insulina. Ahora sabemos que los hidratos de carbono nos hacen engordar, y se ha demostrado en numerosos ensayos clínicos que las dietas bajas en hidratos de carbono y ricas en grasas mejoran todas y cada una de las anomalías hormonales y metabólicas del síndrome metabólico: la HDL baja, los triglicéridos altos, las partículas de LDL pequeñas y densas, la presión sanguínea alta, así como la resistencia a la insulina y los niveles de insulina crónicamente elevados. Esto explica algo obvio: que los mismos hidratos de carbono que nos hacen engordar son los que causan el síndrome metabólico. Y esto nos dice que la mejor y quizá la única forma de tratar esta afección, así como la obesidad y el sobrepeso, es evitar los alimentos ricos en hidratos de carbono, especialmente los azúcares y los que digerimos con facilidad.

ESTUDIO DEL SÍNDROME METABÓLICO

Solo es necesario hacer algunas aclaraciones acerca de la importancia de entender la relación entre los hidratos de carbono y el síndrome metabólico. Y el caso es que tanto la enfermedad de Alzheimer como la mayoría de los cánceres —incluidos el cáncer de mama y el cáncer de colon— están relacionados con el síndrome metabólico, la obesidad y la diabetes. Esto significa que, cuanto más gordos estemos, más posibilidades tendremos de padecer cáncer y de tener demencia senil cuando envejezcamos.[8] Los investigadores han empezado a investigar mecanismos a través de los cuales la insulina y el azúcar en sangre elevado podrían causar el deterioro del cerebro sintomático del alzhéimer (algunos incluso han comenzado a referirse al alzhéimer como la «diabetes de tipo 3») y el modo en que el azúcar en sangre elevado, la insulina y la hormona relacionada, un factor de crecimiento parecido a la insulina, estimulan el crecimiento del tumor y provocan que lleguen a la metástasis.

La relación entre el cáncer y el síndrome metabólico está tan bien aceptada que las recomendaciones de salud pública ya se han hecho basándose en esta investigación. En 2007, la World Cancer Research Fund en colaboración con el American Institute of Cancer Research publicaron un informe de quinientas

---

8. David Schubert y Pamela Maher, neurobiólogos en el Salk Institute for Biological Studies de San Diego, han descrito recientemente la relación con el alzhéimer como sigue: «Hay un grupo de factores de riesgo para la diabetes de tipo 2 y las enfermedades vasculares que incluyen la glucosa en sangre elevada, la obesidad, la presión sanguínea alta, los triglicéridos altos y la resistencia a la insulina. Todos estos factores, tanto de forma individual como colectiva, aumentan el riesgo de contrer la enfermedad de Alzheimer».

páginas titulado *Food, Nutrition, Physical Activity and the Prevention of Cancer.* El informe, escrito conjuntamente por veinticuatro expertos, examinaba las evidencias que relacionaban la dieta con el cáncer y descubría que el nexo más convincente vinculaba las dietas para «cuerpos realmente gordos» y los «cánceres de colo-recto, esófago (adenocarcinoma), páncreas, riñón y mama (posmenopausia)», y probablemente también el cáncer de vesícula biliar.

El informe, además, ofrecía recomendaciones acerca de cómo podíamos evitar el cáncer. La primera era «estar tan delgado como se pueda» y «evitar coger peso y aumentar la circunferencia de la cintura durante la edad adulta». La segunda recomendación era «estar físicamente activo en la vida diaria», porque los expertos que escribieron este informe creían que la «actividad física evita la acumulación de peso, el sobrepeso y la obesidad»; además, haciendo ejercicio, se previene el cáncer. Y la tercera recomendación consistía en «limitar el consumo de alimentos ricos en energía [y] evitar las bebidas azucaradas», porque también se pensaba que esto «previene y controla el aumento de peso, el sobrepeso y la obesidad».

La primera recomendación es, en la actualidad, prácticamente irrefutable. Si estamos delgados, las probabilidades de que padezcamos cáncer serán menores que si estamos obesos. (Aunque esto no quiere decir que la gordura corporal provoque cáncer, como dice el informe.) La segunda y la tercera recomendaciones están basadas en la creencia de que engordamos porque consumimos más calorías de las que gastamos. Si los autores expertos del informe hubieran prestado atención a la ciencia de la acumulación de grasas en la Adiposidad 101 —no aparece en ninguna de las quinientas páginas del informe—, habrían llegado a la conclusión de algo obvio: que los mismos hidratos de carbono que nos hacen engordar son los que provocan, en última instancia, estos cánceres.

La manera más simple de entender todas estas relaciones entre la obesidad, las enfermedades cardiacas, la diabetes de tipo 2, el síndrome metabólico, el cáncer y el alzhéimer (sin mencionar las otras afecciones que están también relacionadas con la obesidad y la diabetes, como la gota, el asma y la enfermedad del hígado graso) es que lo que nos hace engordar —la calidad y la cantidad de los hidratos de carbono que consumimos— también nos hace enfermar.

PARA TERMINAR

Este no es un libro para hacer dieta, porque no es de una dieta en concreto de lo que estamos hablando. Una vez que aceptamos el hecho de que son los hidratos de carbono —y no comer más de lo necesario o llevar una vida sedentaria— los que nos harán engordar, la idea de «seguir una dieta» para perder peso, o lo que los expertos en salud llamarían un «tratamiento alimenticio para la obesidad», ya no tiene sentido. Ahora de lo único de lo que vale la pena hablar es de cuál es la mejor forma de evitar los hidratos de carbono responsables del aumento de peso —los cereales refinados, las féculas y los azúcares— y qué podemos hacer para aumentar los beneficios para nuestra salud.

Ya en la década de 1950, algunos libros de dietas juiciosos defendieron que restringiéramos los hidratos de carbono para controlar nuestro peso, y en los últimos años estos libros han ido apareciendo cada vez con más frecuencia. Al principio, los autores eran médicos, muchos de ellos con problemas de peso. Como consecuencia de ello, sus experiencias eran similares a las de sus pacientes: no conseguían perder peso comiendo menos ni haciendo ejercicio, y, finalmente, dieron con la idea de la restricción de los hidratos de carbono. La probaron, se dieron cuenta de que funcionaba y se la prescribieron a sus pacientes. Después escribieron libros basados en sus experiencias tanto para dar a conocer el mensaje como para sacar provecho de su contribución personal al género. Al principio, los libros se vendieron, porque los regímenes funcionaban y porque siempre hay personas dispuestas a probar cualquier dieta nueva si piensan que puede funcionar.

Eat Fat and Grow Slim (1958), *Calories Don't Count* (1960), *Dr. Atkins' Diet Revolution* (1972), *The Carbohydrate Addict's Diet* (1993), *Protein Power* (1996), and *Sugar Busters!* (1998) son todos éxitos de ventas que trataron sobre el mismo tema: los hidratos de carbono refinados, los vegetales a base de féculas y los azúcares nos hacen engordar; no los coma, no los beba.[1] Vale la pena leer estos libros por los consejos que nos ofrecen. Pero las dietas —aunque los detalles varíen o el planteamiento del autor sea distinto— funcionan fundamentalmente porque restringen los hidratos de carbono que nos hacen engordar.

En el apéndice he puesto una versión reducida del tipo de directrices alimenticias que se pueden encontrar en muchos libros que, ya sea en las librerías o en las páginas web, se clasificarían como libros de dietas «bajas en hidratos de carbono». He tomado las directrices de la Lifestyle Medicine Clinic, del Duke University Medical Center [Centro médico de la Universidad de Duke] (que, a su vez, las adaptó del Atkins Center for Complementary Medicine). La clínica está dirigida por Eric Westman, un médico que, en 1998, después de que uno de sus pacientes perdiera nueve kilos en dos meses habiendo comido grandes cantidades de filetes y poco más, se quedó intrigado con la dieta. Westman estudió entonces la dieta de Atkins, se reunió con su autor, Robert Atkins, en Nueva York, y le pidió que fi-

---

1. *The South Beach Diet* (2003) es otro éxito de ventas sobre este tema, pero en el libro se pone el énfasis en la carne magra y en las grasas de origen vegetal (aceite de oliva y de colza, aguacates y frutos secos, por ejemplo) en lugar de las de origen animal. En el ensayo clínico de esta dieta, la pérdida de peso, como se esperaba, rivalizó con las dietas del tipo Atkins, pero tuvo igualmente resultados beneficiosos con respecto a los factores de riesgo de las enfermedades cardiacas y la diabetes.

nanciara un pequeño estudio piloto (cincuenta pacientes, seis meses) para determinar si la dieta funcionaba y si era segura. Los resultados confirmaron que los pacientes podían perder peso y mejorar sus perfiles de colesterol con dietas basadas casi exclusivamente en carne y verduras de hoja verde.

Después, Westman visitó a médicos que ya estaban usando la dieta Atkins en sus clínicas —Mary Vernon, en Lawrence, Kansas; Richard Bernstein, en Mamaroneck, Nueva York; Joseph Hickey, en Hilton Head, Carolina del Sur; y Ron Rosedale, en Boulder, Colorado— y revisaron sus tablas para comprobar que lo que Atkins estaba diciendo, y el estudio piloto que Westman había concluido, realmente se sostenía en la práctica clínica. En 2001, Westman empezó a tratar a pacientes con sobrepeso y obesos con la dieta, y lo ha venido haciendo desde entonces. También ha seguido realizando ensayos clínicos que hasta el momento han confirmado los beneficios en la salud de la dieta, tanto en diabéticos como en personas que no lo son. (Westman también es autor, junto con Stephen Phinney, de la Universidad de California, Davis, y Jeff Volek, de la Universidad de Connecticut, de la versión del año 2010 del libro de la dieta Atkins, *The New Atkins for a New You*.)

Las directrices que Westman recomienda a sus pacientes son más detalladas, pero, por otra parte, poco diferentes a la orientación que los hospitales de las décadas de 1940 y 1950 daban a sus pacientes obesos y con sobrepeso: coman todo el pescado, carne, aves, huevos y verduras que quieran. Eviten las féculas, los cereales y los azúcares, y cualquier cosa que se haya preparado con esos ingredientes (incluido el pan, los dulces, los zumos, los refrescos), y descubran por sí mismos si su cuerpo puede tolerar la fruta y los vegetales sin féculas (como guisantes, alcachofas y pepinos), y, en caso de que así sea, en qué cantidad. Si estos conceptos le resultan familiares y no necesita que entremos en más detalles, le recomiendo que escoja la dieta de

The Practice of Endocrinology (el libro de endocrinología que Raymond Greene escribió en 1951) que presento en la página 212-213 y que la pegue en su frigorífico para que le sirva de referencia cuando sea necesario. Si necesita más detalles acerca de los alimentos que son aceptables y los que no, el apéndice es la mejor opción.

Estaría bien que pudiéramos mejorar la lista de los alimentos que hay que comer, los alimentos que hay que evitar y los alimentos que hay que tomar con moderación. Por desgracia, esto no se puede llevar a cabo sin hacer suposiciones. No se ha realizado aún el tipo de ensayo clínico a largo plazo que nos desvele más detalles acerca de la combinación de alimentos más saludable para una dieta libre de los hidratos de carbono que engordan. Sabemos por los ensayos clínicos que las dietas restringidas en hidratos de carbono que nos permiten comer todo lo que queramos funcionan y tienen además los efectos beneficiosos esperados en el síndrome metabólico y, por lo tanto, en el riesgo de padecer enfermedades cardiacas. Pero hasta ahora eso es todo lo que sabemos.

Sin embargo, tenemos como guía la ciencia misma —la Adiposidad 101— y la experiencia clínica de médicos como Westman, que han tenido la suficiente fe en sus propias observaciones y en su comprensión de la ciencia como para saber convencer a sus pacientes obesos, diabéticos y con sobrepeso de que dejen de tomar los hidratos de carbono que engordan, a pesar de tener que ir en contra de las convenciones establecidas. A partir de la experiencia de estos médicos —Mary Vernon, Stephen Phinney y Jay Wortman, de la Universidad de British Columbia, y Michael y Mary Dan Eades, autores de *Protein Power*—, yo puedo ofrecer unas cuantas ideas sobre algunas de las preguntas obvias que surgen cuando nos planteamos desterrar de nuestra dieta los hidratos de carbono que engordan con la esperanza de llevar una vida más saludable y con menos kilos.

¿MODERACIÓN O RENUNCIAR A LOS HIDRATOS DE CARBONO POR COMPLETO? PARTE I

Cuantos menos hidratos de carbono consumamos, más delgados estaremos. Eso está claro. Pero no hay ninguna garantía de que logremos estar tan delgados como querríamos. Esta es una realidad que hay que afrontar. Como he explicado, tanto en la gordura como en la delgadez, hay variaciones genéticas que son independientes de la dieta. Son muchas las hormonas y las enzimas afectan a la acumulación de las grasas, y casualmente la insulina es la única hormona que podemos controlar de forma consciente a través de los alimentos que elegimos. Disminuir los hidratos de carbono que consumimos y eliminar los azúcares reducirá los niveles de insulina tanto como para mantenernos sanos, pero esto no mejorará necesariamente los efectos de otras hormonas —el efecto de restricción de los estrógenos que se pierde cuando las mujeres entran en la menopausia, por ejemplo, o el de la testosterona cuando los hombres envejecen— y, en última instancia, no puede acabar con todos los daños que ha causado toda una vida de alimentos ricos en hidratos de carbono y azúcares.

Esto quiere decir que la cantidad de hidratos de carbono que podemos comer sin llegar a ganar grasa ni engordar no es la misma para todo el mundo. Para algunos, mantenerse delgados o volver a ser delgados puede ser simplemente cuestión de evitar los azúcares y tomar los otros hidratos de carbono —incluso los que nos hacen engordar— con moderación: cenar pasta una vez a la semana, pongamos, en lugar de hacerlo cada día. Para otros, puede que la moderación en el consumo de hidratos de carbono no sea suficiente y deban ser mucho más estrictos. Y los hay que solo perderán peso con una dieta en la que los hidratos de carbono se hayan descartado casi por completo, aunque puede que ni siquiera eso sea suficiente para eliminar toda la grasa acumulada o incluso la mayor parte.

Pero, independientemente del grupo en el que nos encontremos, si, a pesar de intentarlo, no estamos perdiendo grasa y deseamos estar todavía más delgados, la única opción viable (aparte de la cirugía o la posibilidad de que la industria farmacéutica encuentre alguna pastilla contra la obesidad que sea sana y efectiva) es ingerir todavía menos hidratos de carbono, identificar y evitar otros alimentos que puedan estimular una secreción de insulina considerable —refrescos *light*, productos lácteos (nata, por ejemplo), café y frutos secos, entre otros— y tener más paciencia. (Los casos de los que se tiene conocimiento parecen indicar que el ayuno ocasional o intermitente durante dieciocho o veinticuatro horas puede funcionar para salir airosos cuando nos estancamos en la pérdida de peso, pero esto tampoco se ha comprobado adecuadamente.)

Los médicos que han tratado a pacientes prescribiéndoles dietas bajas en hidratos de carbono durante una década o más y han publicado comentarios de sus experiencias clínicas —por ejemplo, el médico británico Robert Kemp, que empezó a hacerlo en 1956, y Wolfgang Lutz, un médico austriaco, que comenzó un año después— han señalado que una pequeña proporción de sus pacientes obesos no consiguió perder una cantidad de grasa considerable a pesar de haber dejado de tomar el tipo de hidratos de carbono que nos hacen engordar (o al menos eso decían). Las mujeres fracasaban con más frecuencia que los hombres, y los pacientes mayores con más frecuencia que los jóvenes. Cuanto más obesos eran los pacientes y más tiempo lo habían sido, más probabilidades había de que siguieran siéndolo.[2] Sin embargo, como dijo Lutz, esto no significa «que los hi-

2. Kemp habló de esta experiencia en una serie de tres artículos que se publicaron en la revista médica británica *Practitioner* entre 1963 y 1972; para

dratos de carbono no fueran responsables del trastorno [la obesidad] desde el principio. Es muy simple, y lamentable, que se haya llegado a un punto sin retorno».

Lo que no sabemos es si estos individuos podrían haber tenido éxito si hubieran restringido más los hidratos de carbono, o si simplemente hubieran tenido más paciencia, o tal vez las dos cosas a la vez. La lógica convencional de las dietas es que la gente las sigue con la esperanza de obtener una respuesta relativamente rápida en lo que a perder peso se refiere. Según esta lógica, las personas que hacen dieta no están tratando de volver a regular su tejido graso; solamente están reduciendo las calorías que consumen con la esperanza de que las células grasas respondan por voluntad propia liberando las calorías de las que se han apoderado. Si las personas que hacen dieta no ven cambios significativos en un mes o dos, deciden que la dieta ha fracasado y, o bien pasan a la siguiente, o se resignan a quedarse con su adiposidad. Pero el hecho es que estamos tratando de contrarrestar un trastorno que regula el metabolismo graso, un trastorno que tal vez haya estado años o décadas desarrollándose. Invertir el proceso puede que tarde más de unos cuantos meses o incluso unos cuantos años.

La restricción de los hidratos de carbono con frecuencia se asocia con comer animales y productos de origen animal. La razón es simple: si nuestra dieta se basa sobre todo o exclusivamente en los vegetales, obtendremos la mayor parte de las calorías de los hidratos de carbono, por definición. Esto no significa que

---

entonces ya había tratado a casi mil quinientos pacientes obesos y con sobrepeso. Lutz explicó sus resultados en su libro de 1967 *Leben Ohne Brot* [Una vida sin pan], que se reeditó en inglés y, en el año 2000, se revisó con la ayuda de Christian Allan, un bioquímico.

no podamos adelgazar o mantenernos delgados si dejamos los azúcares, la harina y los vegetales procedentes de las féculas, y vivimos exclusivamente de verduras de hoja verde, cereales integrales y legumbres. Pero es muy probable que a muchos de nosotros, por no decir a la mayoría, no nos funcione. Las verduras de hoja verde y las legumbres tienen la ventaja de que contienen solo hidratos de carbono que no se digieren deprisa —tienen lo que los nutricionistas llaman un índice glicémico o glucémico bajo—, pero si basamos nuestra dieta en estos alimentos, la cantidad total de hidratos de carbono que consumiremos (la carga glicémica total de nuestra dieta) todavía será alta. Esto podría bastar ya sea para que engordemos o para no bajar de peso. Si tratamos de comer menos hidratos de carbono tomando porciones más pequeñas, nos quedaremos con hambre, con todos los problemas que esto supone.

Por lo tanto, si somos veganos o vegetarianos todavía podemos beneficiarnos de una noción de la Adiposidad 101. Siempre podemos mejorar la calidad de los hidratos de carbono que comemos, aunque no reduzcamos la cantidad total. Este simple cambio sin duda mejorará nuestra salud, aunque no baste para hacernos adelgazar.

¿MODERACIÓN O RENUNCIAR A LOS HIDRATOS DE CARBONO POR COMPLETO? PARTE II

Con los años, los médicos que han defendido la restricción de los hidratos de carbono normalmente han optado por uno de los tres enfoques para incrementar los efectos y la sostenibilidad (igualmente importante) de esta forma de comer.

Uno de ellos es establecer una cantidad ideal de hidratos de carbono que podemos y quizá deberíamos comer (pongamos, por ejemplo, setenta y dos gramos al día, o casi un valor de trescientas calorías, lo que Wolfgang Lutz prescribe). Con esto se pretende atenuar cualquier efecto secundario que pueda aparecer cuando el cuerpo pase de quemar principalmente hidratos de carbono como combustible a quemar grasas. Este enfoque también da por sentado que es más fácil ingerir algunos de los hidratos de carbono que nos hacen engordar que eliminarlos por completo. Con esta lógica, Lutz permite «pequeñas cantidades de azúcar en un postre ocasional, algunas migas de pan en los alimentos empanados, un poco de lactosa (en forma de leche) y pequeñas cantidades de hidratos de carbono en las verduras y en la fruta». Puede que esto funcione para algunas personas, pero no para todas.

Otro enfoque es tener como objetivo ingerir el mínimo de hidratos de carbono desde el principio. No los necesitamos en nuestra dieta, por lo tanto, esta lógica funciona y todos los efectos secundarios que podamos experimentar mientras nuestro cuerpo se acostumbra a una dieta casi sin hidratos de carbono se pueden controlar (luego hablaré más de esto).

La tercera opción es un compromiso del que fue pionero Robert Atkins hace cuarenta años. Se basaba en lo que parecía un razonamiento obvio para poner en práctica (aunque no tan obvio como para que los expertos en la salud de nuestros días tengan tendencia a hacerlo): iniciamos una dieta para perder peso con el único propósito de quedarnos lo más delgados que podamos sin perder, sin embargo, la salud; así pues, deberíamos dejar temporalmente a un lado otros deseos del paladar hasta que alcancemos este objetivo. Cuando lo hayamos conseguido y hayamos perdido el exceso de grasa, podremos decidir si sentimos la necesidad de incorporar de nuevo a nuestra dieta algunos de los alimentos que hemos estado evitando.

Las dietas que se basan en esta filosofía, normalmente empiezan con lo que Atkins llamó una «fase de iniciación», que, en efecto, no permite hidratos de carbono (menos de veinte gramos al día en la dieta de Atkins). La existencia de esta fase acelera la pérdida de peso inicial y proporciona algún estímulo para seguir la dieta a rajatabla. Se nos dice que dejemos todos los hidratos de carbono, con la única excepción de unas cuantas raciones modestas de verdura al día. Una vez que nuestro cuerpo está ocupado quemando sus propios almacenamientos de grasa y vamos perdiendo peso a un ritmo aceptable, se puede añadir a la dieta una mínima cantidad de hidratos de carbono. Pero si dejamos de perder grasa, eso significará que nuestro cuerpo no podrá tolerar esos hidratos de carbono y no podemos tomarlos.

El mismo enfoque se puede usar una vez que alcancemos un peso ideal. Añadamos cualquier alimento rico en hidratos de carbono que echemos especialmente de menos y observemos cómo responde nuestro cuerpo. Si empezamos a aumentar de peso, pongamos, porque ahora nos estamos comiendo una manzana al día, y no queremos pesar más, entonces mejor no nos comamos la manzana. Si no aumentamos de peso, eso significa que nuestro cuerpo tolera una manzana al día, y podemos hacer el mismo experimento con otros hidratos de carbono. Podemos observar lo que ocurre cuando nos comemos también una naranja al día o cuando cenamos pasta una vez a la semana o nos comemos un postre de vez en cuando. Esto nos permite determinar lo que nuestro cuerpo logra tolerar y la cantidad de grasa que estamos dispuestos a acumular al comernos esos alimentos que tanto echamos de menos.

Este enfoque tiene sentido. Pero hay que tener en cuenta otro factor: incluir algunos hidratos de carbono en la dieta de algunas personas puede ser como dejar que un exfumador se fume un par de cigarrillos, o que un alcohólico rehabilitado beba de vez en cuando.[3] Algunas personas pueden ser capaces de afrontarlo;

3. En efecto, en *The Carbohydrate Addict's Diet* [La dieta del adicto a los carbohidratos], Rachel y Richard Heller defienden exactamente lo contra-

a otras, en cambio, se les puede hacer muy cuesta arriba. El postre esporádico que tomamos solo en ocasiones especiales se puede convertir en un lujo semanal, después de dos veces a la semana y, finalmente, de todas las noches, y de repente decidimos que la restricción de los hidratos de carbono ha fracasado como régimen para perder peso porque nosotros hemos fracasado a la hora de seguirlo a rajatabla, y empezamos a recuperar peso.

Un argumento que muchos de los expertos suelen esgrimir en contra de la restricción de los hidratos de carbono es que todas las dietas fracasan, y la razón de que sea así es que la gente, simplemente, no las mantiene. Entonces, ¿para qué molestarnos tanto? Pero este argumento presupone implícitamente que todas las dietas funcionan de la misma forma —se ingieren menos calorías de las que se gastan— y, por lo tanto, todas fracasan de la misma manera.

Pero eso no es verdad. Si una dieta nos exige que casi nos muramos de hambre, fracasará, porque (1) nuestro cuerpo se adaptará al déficit calórico gastando menos energía, (2) nos entrará hambre y nos quedaremos con hambre, y (3) como consecuencia de (1) y (2), nos deprimiremos, nos volveremos irritables y estaremos crónicamente cansados. Al final, volveremos a comer lo mismo de siempre —o nos convertiremos en devoradores de alimentos— porque no podremos soportar indefinidamente vivir siempre con hambre ni tampoco los efectos secundarios que esto comporta.

Sin embargo, cuando restringimos los hidratos de carbono que nos hacen engordar, no tenemos que reducir la cantidad de comida que ingerimos: de hecho, ni siquiera deberíamos inten-

---

rio: que se consigue mantener mejor la pérdida de peso tomando al día una «comida de recompensa» equilibrada que incluya hidratos de carbono. Este es otro concepto que puede ser correcto y que vale la pena intentar, pero nunca se ha puesto a prueba de forma adecuada.

tarlo. Podemos comer tantas proteínas y tantas grasas como queramos para no pasar hambre ni tener que gastar menos energía. Deberíamos gastar incluso más. El mayor desafío son las ansias de tomar hidratos de carbono. El hambre que acompaña nuestros intentos de ingerir menos calorías es un fenómeno fisiológico inevitable; las ansias de tomar hidratos de carbono es más bien una adicción. Son la consecuencia, al menos en parte, de la resistencia a la insulina y a los niveles crónicamente elevados de insulina que la acompañan y, por lo tanto, están causadas en primera instancia por los hidratos de carbono.

Los azúcares son un caso especial. Como he explicado anteriormente, parece que causan en el cerebro un tipo de adicción comparable al de la cocaína, la nicotina y la heroína. Esto indica que el deseo irrefrenable de tomar azúcar —el de un goloso— se podría explicar en función de la intensidad de la secreción de dopamina en el cerebro cuando consumimos azúcar.

Tanto si la adicción se da en el cerebro como si se da en el cuerpo (o en ambos), el hecho de que el azúcar y otros hidratos de carbono digestibles sean adictivos también implica que la adicción se puede superar si hacemos un esfuerzo y tenemos la suficiente paciencia. Esto, sin embargo, no ocurre con el hambre. Evitar los hidratos de carbono disminuirá nuestro nivel de insulina. Con el tiempo suficiente, esto debería reducir o eliminar las ansias. No obstante, podría tardar más tiempo de lo que esperamos o de lo que nos gustaría. En 1975, James Sidbury, Jr., pediatra de la Universidad Duke (que ese mismo año llegó a ser director del National Institute of Child Health and Human Development en los National Institutes of Health), informó de un gran éxito al conseguir que niños obesos adelgazaran con una dieta de solo un 15 % de hidratos de carbono. «Después de entre un año y 18 meses —escribió—, las ansias por tomar dulces desaparecen», y, cuando esto ocurría «en un periodo específico de una o dos semanas», los niños a menudo se adaptaban.

Pero si seguimos comiendo algunos de los hidratos de carbono que nos hacen engordar o nos permitimos algo de azúcar (incluso endulzantes artificiales), puede que siempre tengamos esas ansias. Puede que nunca logremos dejar atrás lo que Stephen Phinney llamaba «pensamientos invasivos de los alimentos». Los casos de los que se tiene constancia parecen indicar que es eso lo que sucede, así que ya sabemos lo que hay que hacer para seguir adelante.

De ahí se deduce que, al menos algunos, tendrían más probabilidades de éxito a largo plazo si no se impusieran ninguna obligación. Si nos comprometemos con una dieta y al final volvemos a comer hidratos de carbono en cantidad, la única reacción razonable, en caso de que perder peso siga siendo nuestro objetivo, será volver a intentarlo, del mismo modo que los fumadores tratan de dejar de fumar varias veces antes de conseguirlo definitivamente. No existe otra opción viable cuando empezamos a comer de nuevo el tipo de hidratos de carbono que nos hace engordar y volvemos a ganar peso: tendremos que tratar de dejarlos una vez más o al menos reducir su ingesta a un nivel mínimo.

¿QUÉ SIGNIFICA COMER TODO LO QUE QUERAMOS?

Cuando hemos crecido con un sistema de creencias (con un paradigma, como dicen los sociólogos de la ciencia), no resulta fácil abandonarlo por completo y abrir nuestra mente para aceptar otro. Hace tanto tiempo que nos dicen —y que nos creemos— que el requisito fundamental para perder peso es comer menos de lo que querríamos, y para mantenerlo, comer con moderación, que es natural que demos por hecho que ese principio se aplica también cuando reducimos los hidratos de carbono que comemos. Pero comer menos de todo, como ya he explicado anteriormente, significa restringir la cantidad de proteínas y de grasas, además de los hidratos de carbono. Sin embargo, las proteínas y las grasas no nos hacen engordar —eso solo lo hacen los hidratos de carbono—, por lo tanto, no hay razón para limitar su ingesta.

Hay que reconocer que las personas que reducen la cantidad de hidratos de carbono de su dieta acostumbran a comer menos de lo que lo habrían hecho en otras condiciones. Una experiencia habitual es que, en cuanto uno deja de tomar el tipo de hidratos de carbono que engordan, se da cuenta de que no tiene tanta hambre como antes, de que los tentempiés de media mañana ya no son necesarios. Los pensamientos invasivos sobre la comida y el deseo de satisfacerlos se desvanecen. Esto ocurre porque, al dejar de tomar hidratos de carbono, quemamos nuestros propios almacenamientos de grasa como combustible, algo que no hacíamos antes. Nuestras células grasas funcionan ahora como reservas de energía a corto plazo, no como depósitos a largo plazo donde guardar las calorías que han absorbido. Tenemos un suministro interno de combustible que nos permite pasar el día y la noche, como tiene que ser, y nuestro apetito se ajusta como corresponde. Si no andamos cortos de combustible, no sentimos la necesidad de «reabastecernos» cada pocas horas. (Si perdemos un kilo a la semana, quemamos semanalmente siete mil calorías de nuestra propia grasa como combustible, mil calorías al día que no tenemos que ingerir.)

Además, como consecuencia de la restricción de los hidratos de carbono, nuestro gasto de energía debería incrementarse. Ya no estamos enviando combustible a nuestro tejido graso, donde no podemos usarlo, de modo que tenemos, literalmente, más energía que quemar. Al evitar los hidratos de carbono que nos hacen engordar, eliminamos la fuerza que desvía las calorías a las células grasas. Nuestro cuerpo debería así encontrar su propio equilibrio entre la energía ingerida (el apetito y el hambre) y la energía gastada (la actividad física y la tasa metabólica). Este proceso puede llevar algún tiempo, pero debería ocurrir sin que lo forzásemos de forma consciente.

Tratar de contener el apetito de forma consciente puede llevar a respuestas de compensación. Puede que tengamos menos energía que quemar, de modo que nuestro gasto de energía no se incrementará, o que nos aferraremos a la grasa que, de otro modo, quemaríamos. Podríamos perder tejido magro (músculo) que, de otro modo, conservaríamos. Y la autorrestricción consciente podría dar lugar al deseo de darnos un atracón. Los médicos que prescriben las restricciones de los hidratos de carbono en sus clínicas dicen que sus pacientes consiguen los mejores resultados cuando se les recuerda que deben comer cada vez que tengan hambre y no parar hasta que estén satisfechos, o incluso programar la toma de un aperitivo cada pocas horas y comer tanto si tienen hambre como si no.

El mismo argumento vale para el ejercicio. Hay muy buenas razones para estar físicamente activo, pero perder peso, como he explicado con anterioridad, no parece ser una de ellas. El ejercicio nos hará tener más hambre y esto puede reducir nuestro gasto energético durante los momentos en que no estamos haciendo ejercicio. El objetivo es evitar las dos reacciones. Tratar de controlar la pérdida de peso incrementando el gasto de energía puede que no solo sea inútil, sino también activamente contraproducente. Cuando tenemos sobrepeso o estamos obesos, tendemos a ser sedentarios debido a la cantidad de combustible que se almacena en nuestro tejido graso y que podríamos estar quemando como energía. De forma literal, nos falta energía para hacer ejercicio y, por lo tanto, el impulso para hacerlo. Una vez que se ha resuelto el problema —evitando el tipo de hidratos de carbono que nos hace engordar y nos mantiene gordos— deberíamos tener energía suficiente para estar físicamente activos y, por lo tanto, también el impulso para hacerlo.

El objetivo es eliminar la causa de nuestro exceso de adiposidad —el tipo de hidratos de carbono que nos hace engordar— y dejar que nuestro cuerpo encuentre su propio equilibrio natural entre el gasto y la ingesta de energía. Por eso, deberíamos comer cuando tenemos hambre y no parar hasta que estemos llenos: si no ingerimos alimentos ricos en hidratos de carbono, no vamos a engordarnos. Una vez que empecemos a quemar nuestra propia grasa como combustible, deberíamos tener también la energía necesaria para estar físicamente activos.

¿GRASAS O PROTEÍNAS?

Otra reliquia de los últimos cincuenta años de la desorientación alimenticia es la creencia de que las grasas tienen que ser realmente perjudiciales para nuestro organismo, aunque aceptemos que son los hidratos de carbono los responsables de que engordemos.

Es una postura comprometida que parece bastante razonable. Es la clase de ideas que, a principios de la década de 1960, llevaba a los defensores de la restricción de los hidratos de carbono a describir las dietas que recomendaban como ricas en proteínas en lugar de ricas en grasas. En vez de evitar solamente el tipo de hidratos de carbono que nos hacen engordar, eliminamos la mantequilla y el queso de la dieta, comemos pechuga de pollo sin la piel, pescado bajo en grasas, las partes de la carne con menos grasa y huevos blancos sin las yemas.

Pero, como he dicho, no hay ninguna razón convincente para pensar que las grasas o las grasas saturadas sean dañinas, mientras que hay una buena razón para poner en duda los beneficios de las dietas que aumentan de forma anormal el contenido de proteínas. Tal como he explicado antes, algunas poblaciones que se alimentaban básica o exclusivamente de carne trataron de aumentar al máximo las grasas que ingerían, al parecer porque las dietas ricas en proteínas —sin abundantes grasas o hidratos de carbono— pueden ser perjudiciales. Este problema lo han tratado expertos en el metabolismo de las proteínas en un reciente informe del Institute of Medicine (IOM): el *Dietary Reference Intakes*.

«A partir de lo que indican las pruebas extraídas de las prácticas alimentarias de las poblaciones de cazadores-recolectores, tanto de nuestros días como de otros tiempos, se ha sugerido que los humanos evitan dietas que contienen demasiadas proteínas», explican los expertos del IOM, citando la misma investigación sobre las poblaciones de cazadores-recolectores a la que yo me refería. Según señalan estos expertos en el metabolismo de las proteínas, los síntomas a corto plazo de estas dietas ricas en proteínas, bajas en grasas y bajas en hidratos de carbono son la debilidad, las náuseas y la diarrea. Estos síntomas desaparecerán cuando el contenido de proteínas se reduzca a un tanto por ciento de calorías más moderado, entre el 20 % y el 25 %, y el contenido de las grasas se incremente para compensar.

Cuando los médicos y nutricionistas pusieron a prueba la restricción de los hidratos de carbono antes de iniciar el movimiento antigrasas de la década de 1960, propusieron dietas a base de carne grasa que contenían entre un 75 % y un 80 % de grasas en calorías, pero solo entre un 20 % y un 25 % de proteínas. Esta mezcla no tenía efectos secundarios, se toleraba bien y estaba más en conformidad con las dietas de poblaciones como los inuits, que vivían casi exclusivamente de productos animales, o sin el casi.

Aún no se sabe si las dietas que incluyen un 75 % de grasas y un 25 % de proteínas son más o menos sanas que las que contienen un 65 % de grasas y un 35 % de proteínas. Igualmente importante es determinar cuál de las dos es más fácil y agradable de seguir. Si podemos saciar nuestro apetito comiendo pechugas de pollo sin piel, partes de la carne y el pescado que no contienen grasa y tortillas con claras de huevo, estupendo. Pero si nos comems la grasa de la carne, además de la parte magra, y la yema, además de la clara, y cocinamos los alimentos con mantequilla y tocino, probablemente mantendremos la dieta durante más tiempo, y puede que también sea mejor para nuestra salud.

SOBRE LOS EFECTOS SECUNDARIOS Y LOS MÉDICOS

Cuando reemplazamos los hidratos de carbono que comemos por grasas, las células hacen un cambio en el combustible que queman como energía. Pasan de abastecerse fundamentalmente de los hidratos de carbono (la glucosa) a abastecerse de la grasa, tanto corporal como la que ingerimos en nuestra dieta. Pero este cambio puede tener efectos secundarios: debilidad, fatiga, náuseas, deshidratación, diarrea, estreñimiento, una afección conocida como hipotensión postural u ortostática —si nos ponemos de pie con demasiada rapidez, la presión sanguínea baja precipitadamente y nos mareamos o incluso perdemos el conocimiento—, y la intensificación de la gota ya existente. En la década de 1970, las autoridades insistían en que, por lo general, estos «posibles efectos secundarios» eran las razones por las que no se podía hacer dieta «de forma segura», de modo que lo mejor era no hacerla.

Pero eso era confundir los efectos a corto plazo de lo que podríamos llamar la abstinencia de los hidratos de carbono con los beneficios a largo plazo que conlleva superar esa abstinencia y vivir una vida más larga, con menos kilos y con más salud.

El término más técnico para la abstinencia de los hidratos de carbono es la «ceto-adaptación», porque el cuerpo se está adaptando al estado de cetosis que resulta de comer menos de sesenta gramos de hidratos de carbono al día. Esta reacción es la razón por la que algunas personas que intentan reducir la ingesta de hidratos de carbono lo dejan rápidamente.[4] («El abandono de los hidratos de carbono se interpreta a menudo como una "necesidad de hidratos de carbono" —dice Westman—. Es como decirles a los fumadores que tratan de dejar el tabaco que su síndrome de abstinencia lo causa la "necesidad de fumar cigarrillos" y después sugerirles que vuelvan a fumar para resolver el problema».)

Al parecer, ahora ya sabemos por qué hay efectos secundarios, y los médicos que recomiendan restringir los hidratos de carbono aseguran que se pueden tratar y prevenir. Estos síntomas no tienen nada que ver con el alto contenido en grasas de la dieta. Es más, parecen ser la consecuencia de ingerir demasiadas proteínas y demasiadas pocas grasas, de intentar hacer ejercicio de forma extenuante sin tomarse el tiempo para adaptarse a la dieta o, en la mayoría de los casos, del fracaso del cuerpo a la hora de compensar la restricción de los hidratos de carbono y el considerable descenso de los niveles de insulina que ocasiona.

Como he mencionado de paso anteriormente, la insulina les indica a nuestros riñones que reabsorban el sodio, que a su vez

---

4. Lo mismo sucede cuando el colesterol aumenta ocasionalmente tras perder grasa —«hipercolesterolemia transitoria»—, una consecuencia del hecho de que en nuestras células grasas almacenemos el colesterol junto con la grasa. Cuando se movilizan los ácidos grasos, también se desprende colesterol y, como consecuencia de ello, los niveles de colesterol pueden alcanzar el máximo. Las pruebas existentes indican que, en cuanto haya desaparecido el exceso de grasa, independientemente del contenido de grasas saturadas de nuestra dieta, los niveles de colesterol volverán a ser normales o incluso más bajos que antes.

causa una retención de agua y hace aumentar la presión sanguínea. Cuando bajan los niveles de insulina, algo que sucede cuando restringimos los hidratos de carbono, los riñones expulsan el sodio que han estado reteniendo y, con él, el agua. Para la mayoría de la gente esto resulta beneficioso y es la razón por la que la presión sanguínea baja con la restricción de los hidratos de carbono. (Esta pérdida de agua, que puede ser de unos tres litros o más en una cantidad de noventa, puede constituir la mayor parte de la pérdida de peso inicial.) Sin embargo, hay personas cuyo cuerpo percibe la pérdida de agua como algo que hay que evitar, de modo que activa una batería de respuestas compensatorias que pueden conllevar la retención de agua y lo que llaman desequilibrios de los electrolitos (los riñones expulsan potasio para ahorrar sodio); el resultado de ello son los efectos secundarios que acabo de citar. La reacción, como ha señalado Phinney, se puede contrarrestar añadiéndole sodio a la dieta: tomándose uno o dos gramos de sodio al día (media cucharadita de sal) o un par de vasos de caldo de pollo o buey al día, que es lo que Westman, Vernon y otros médicos precriben en la actualidad.

Estos efectos secundarios muestran la importancia de contar con la supervisión de un médico informado cuando se toma la decisión de evitar el tipo de hidratos de carbono que nos hacen engordar. Si además somos diabéticos o hipertensos, la supervisión del médico es entonces esencial. Como restringir la ingesta de hidratos de carbono reducirá tanto el azúcar en sangre como la presión sanguínea, si ya estamos tomando medicamentos para conseguir el mismo efecto, la combinación puede ser peligrosa. El azúcar en sangre excepcionalmente bajo (conocido como hipoglucemia) puede provocar ataques, pérdidas de conocimiento e incluso la muerte. La presión sanguínea extremadamente baja (hipotensión) puede inducir a mareos, desvanecimientos y ataques.

Los médicos que entienden la razón por la que engordamos y saben qué hacer al respecto resultan, obviamente, difíciles de encontrar; de lo contrario, este libro no tendría razón de ser.

Por desgracia, incluso esos médicos dudan al prescribir la restricción de hidratos de carbono a sus pacientes, aunque esta sea la forma de que mantengan su propio peso. Los médicos que les dicen a sus pacientes gordos que coman menos y hagan más ejercicio, y especialmente que sigan el tipo de dieta baja en grasas y rica en hidratos de carbono que los expertos recomiendan, no serán demandados por negligencia en caso de que alguno de sus pacientes sufra un ataque al corazón dos semanas o incluso dos meses después de haber empezado el tratamiento. El médico que se opone a esa costumbre médica establecida y prescribe una dieta baja en hidratos de carbono, en cambio, no goza de este privilegio.[5]

Hoy en día hay innumerables libros de dietas que defienden la restricción de los hidratos de carbono, sin mencionar los libros de cocina y las páginas web dedicadas a comidas bajas en hidratos de carbono, e incluso las aplicaciones para *smartphones* que se pueden usar como orientación. Pero es vital que los médicos entiendan lo que yo he explicado aquí, que abran su mente a estas ideas y, lo que es más importante, a la ciencia, a la que tan a menudo se ha dado la espalda. Y lo mismo les digo a las autoridades de la salud pública, sin mencionar a los propios investigadores de la obesidad. Mientras que estas autoridades sigan creyendo en la lógica de la teoría calorías ingeridas/

5. Como dijo Blake Donaldson en sus memorias en 1962, por muy bien que un paciente siga la dieta basada en carne que Donaldson prescribía, «cualquier problema que tenga, incluso que los topos le destrocen el césped, será culpa de su dieta».

calorías gastadas y rechacen la dieta baja en hidratos de carbono como si se tratara de una moda pasajera, sufriremos por ello. Necesitamos su ayuda: esta es la razón por la que este libro se ha escrito no solo para el lector, sino también para sus médicos. Hasta que tanto ellos como las autoridades de la salud pública no entiendan de verdad por qué engordamos, la tarea de perder grasa y de luchar por nuestra salud será siempre mucho más difícil de lo que debería.

RESPUESTAS A LAS PREGUNTAS MÁS FRECUENTES

1. ¿Es importante contar calorías a la hora de regular el peso? ¿Está usted diciendo que las calorías no importan en absoluto?

Las calorías son simplemente una forma de medir el contenido de energía de los alimentos que ingerimos. Pueden servir para calcular el contenido de energía de una comida o sus nutrientes: los hidratos de carbono, las grasas y las proteínas. Pero en lo que se refiere a regular nuestro peso, de lo que tenemos que preocuparnos es de los efectos que estos nutrientes tienen en la regulación hormonal del tejido graso. Se trata simplemente de un problema diferente. Lo que aquí nos preocupa son los efectos que tienen los hidratos de carbono que ingerimos en la secreción de insulina. Por eso las calorías de los hidratos de carbono ingeridos y la forma en que se toman estos hidratos de carbono no tienen importancia. Los hidratos de carbono y las grasas se extraen del tejido graso y se queman como combustible; como consecuencia, el apetito se reduce y se gasta más energía.

2. ¿Cuál es la diferencia entre lo que explica usted en el libro y la dieta Atkins de la década de 1970, que tanta popularidad ha ganado recientemente?

Empecemos con las similitudes. El doctor Atkins basó su dieta en la misma bibliografía médica que yo he leído cuarenta años después. Estas investigaciones criticaban duramente la insulina y los hidratos de carbono como factores determinantes en la acumulación de grasa, de ahí que el doctor Atkins creara una dieta que restringía los hidratos de carbono y mantenía un alto consumo de calorías, una dieta rica en grasas y baja en hidratos de carbono. Lo que yo quiero poner de relieve en mis libros —¿*Por qué engordamos?* y *Good Calories, Bad Calories*— es que los hidratos de carbono refinados, los vegetales a base de féculas y los azúcares nos hacen engordar, y es muy probable que sean también la causa de las enfermedades crónicas que están relacionadas con el exceso de adiposidad. Al fin y al cabo, estoy defendiendo lo mismo que Atkins, pero a mí me preocupa más conseguir que la gente entienda que es la calidad y la cantidad de los hidratos de carbono de su dieta lo que les lleva a engordar y a enfermar, que defender un plan dietético específico para solucionar el problema. Se puede conseguir que cualquier dieta sea saludable, o, al menos, más saludable —desde la vegana hasta la que lleva grandes cantidades de carne—, si se eliminan los hidratos de carbono con un índice glucémico alto y los azúcares, o se reducen de forma considerable.

3. ¿No es cierto que restringir la ingesta de hidratos de carbono reduce las grasas simplemente porque la gente come menos cuando siguen este tipo de dietas?

Esta idea confunde la causa con el efecto. Con la restricción de los hidratos de carbono, se reduce la acumulación de grasa y, al modificarse el medio hormonal del tejido graso, se quema mayor cantidad de grasas. Si perdemos un kilo de grasa a la semana, algo normal cuando se restringen los hidratos de carbono, estaremos quemando como combustible siete mil calorías de grasa a la semana, aproximadamente, algo que no hacemos cuando nuestro peso está estable. Esto significa que, a diario, quemamos como combustible mil calorías de nuestra propia grasa que, de otro modo, seguiríamos teniendo acumulada en el tejido graso. Así que puede que comamos menos, pero lo hacemos porque estamos extrayendo la grasa de las células y usándola como combustible. No extraemos la grasa de las células y la usamos como combustible porque comamos menos.

4. ¿Cuál es la diferencia entre lo que está usted contando y la llamada dieta Paleolítico?

La dieta Paleolítico está basada en la suposición de que existe una dieta más o menos ideal que se basa en los nutrientes y los alimentos que nuestros antepasados tomaron durante los dos millones de años en que vivieron como cazadores-recolectores. Dicho de forma simple, la idea es que la dieta más sana es aquella con la que hemos evolucionado. Esta filosofía implica que una dieta con tubérculos, por ejemplo boniatos, es más sana que una dieta que no los incluya, porque nuestros antepasados comían tubérculos con regularidad; implica que los huevos solo deberían tomarse de forma ocasional, porque nuestros antepasados del Paleolítico debían de encontrarlos muy de vez en cuando y, desde luego, no todas las mañanas. Esta dieta incluye una proporción ideal de ácidos grasos de omega-3 a omega-6 basada en la proporción hallada en el tipo de animales de caza que nuestros antepasados habrían cazado y comido. Y todo esto podría ser cierto, pero, como no se ha probado ni experimentado como es debido, se queda en una hipótesis.

El argumento que yo planteo es la otra cara de la moneda: que muy probable que las enfermedades crónicas que padecemos —incluidas la obesidad, la diabetes, las enfermedades cardiacas y el cáncer— estén causadas por alimentos que se han incorporado a la dieta humana, alimentos que nuestros antepasados no consumieron durante los milenios en que vivieron como cazadores-recolectores y que, por lo tanto, no hemos evolucionado para comer. Esto incluye, en especial, los cereales y los azúcares refinados que configuran una gran parte de las dietas humanas modernas. Basándome en un siglo y medio de pruebas de observación y en medio siglo de ensayos clínicos, puedo afirmar con seguridad que estos alimentos son perjudiciales para nuestro organismo —nos hacen engordar y, en última instancia, nos hacen enfermar—; probablemente nos resultan perjudiciales porque se han incorporado recientemente a nuestra dieta y aún no hemos tenido tiempo para adaptarnos a ellos.

5. ¿Cómo puede ser sano restringir los hidratos de carbono si con ello reducimos considerablemente la ingesta de fibra y de verduras?

En primer lugar, los hidratos de carbono que se restringen son el azúcar, las harinas refinadas y las verduras de raíz, no las de hoja verde; por lo tanto, todavía debería quedar una cantidad considerable de fibra en la dieta, aunque en realidad no es necesaria. De hecho, una situación probable es que, cuando hayamos restringido los hidratos de carbono, acabemos comiendo más verdura que antes, porque sustituiremos las verduras de raíz, la pasta y el pan que no podemos comer por más verduras de hoja verde y ensaladas. Una comida en un restaurante podría consistir en un plato de carne, pescado o ave acompañado con verdura verde o lechuga, en lugar de las patatas (o el arroz, la pasta o el pan).

Pero lo más importante es si la fibra y los vegetales son necesarios en una dieta sana. El único valor demostrado de la fibra, como me confirmó sir Richard Doll, de la Universidad de Oxford, cuando lo entrevisté para *Good Calories, Bad Calo-*

ries, es que ayuda en el estreñimiento. Pero se cree erróneamente que las dietas restringidas en hidratos de carbono causan estreñimiento. Puede que el estreñimiento sea un efecto secundario del proceso de transición de una dieta rica en hidratos de carbono a una en la que la ingesta de hidratos de carbono se ha reducido de forma considerable, pero es fácilmente controlable volviendo a añadir sodio (sí, ¡sal!) a la dieta o bebiendo un vaso o dos de caldo cada día.

En cuanto a la verdura de hoja verde, las pruebas de que sea necesaria para llevar una dieta sana también son sorprendentemente escasas. De hecho, en el siglo xix, las poblaciones más sanas y vigorosas del mundo eran las que prácticamente no comían vegetales y, por lo tanto, tampoco fibra. Entre ellas se encontraban los inuit, los nativos americanos de las Grandes Llanuras y poblaciones dedicadas al pastoreo como los pastores de renos en Siberia o los pastores de ganado masái en el este de África. En algunas de estas poblaciones, la palabra «hambre» se traducía por «cuando tenemos que comer plantas» en sus dialectos nativos. En 1928, motivados en gran parte por estas pruebas —en particular, la experiencia de los inuits—, algunos destacados nutricionistas y antropólogos realizaron una colaboración en la que sometieron a dos veteranos exploradores del Ártico a una dieta exclusivamente a base de carne durante un año entero, a lo largo del que observaron minuciosamente todo lo que en aquellos tiempos consideraron relevante. «Los dos hombres estaban en buenas condiciones físicas al final de la observación —escribió Eugene Du Bois, el experto en metabolismo y nutrición más respetado de la época, en uno de los nueve artículos que se publicaron sobre el estudio—. No había ninguna prueba subjetiva ni objetiva de pérdida del vigor físico o mental». Entre los problemas de salud menores que Du Bois y sus compañeros de trabajo debatieron, estaba el de uno de los exploradores, que empezó el experimento con una gingivitis leve (inflamación de las encías); sin embargo, incluso este problema «se solucionó por completo, después de haber seguido la dieta de carne».

6. ¿Es posible que tanto los azúcares y los hidratos de carbono simples como también las grasas saturadas sean perjudiciales para nosotros?

Sí. Todo es posible. Pero las revisiones sistemáticas más recientes —tanto la de la Organización Mundial de la Salud como la que llevaron a cabo investigadores del Children's Hospital Oakland Research Institute [Instituto de investigación del hospital infantil de Oakland] y la Harvard School of Public Health [Universidad de Harvard de salud pública] en colaboración—, ante las pruebas acerca de las grasas saturadas, han llegado a la conclusión de que simplemente no bastan para afirmar que las grasas saturadas son perjudiciales para la salud. Además, los ensayos clínicos que comparaban las dietas similares a la de Atkins (ricas en grasas y grasas saturadas) con las dietas hipocalóricas y bajas en grasas que recomienda la American Heart Association no han dejado lugar a dudas: las dietas ricas en grasas son más beneficiosas porque mejoran los factores de riesgo tanto en las enfermedades cardiacas como en la diabetes.

7. ¿Estar «delgados» nos asegura tener una «salud» óptima?

No. Hoy en día se sabe que muchas personas delgadas padecen la afección conocida como «síndrome metabólico», que es un paso en el progreso de la salud a las enfermedades cardiacas, la diabetes, el cáncer y posiblemente también la enfermedad de Alzheimer. Es probable que, a pesar de estar delgadas, estas personas tengan lo que se conoce como «grasa visceral» —grasa alrededor de los órganos internos, especialmente el hígado— y que esto esté agravando o causando el síndrome metabólico. Lo que pretendo argumentar es que también la grasa visceral está causada por la calidad y la cantidad de los hidratos de carbono que configuran nuestra dieta.

8. ¿Es razonable extrapolar los datos de la dieta Paleolítico a los hábitos alimentarios actuales? Por ejemplo, si tenemos en cuenta que los animales de nuestra época siguen una dieta muy distinta que los de antaño, ¿podemos pensar que tienen el mismo «aspecto» que los que comíamos hace aproximadamente diez mil años?

La práctica de engordar animales con maíz, muy habitual en la actualidad, comporta una composición diferente de la grasa y, de acuerdo con su propósito, genera más grasa que la pastura a la que están acostumbrados los animales herbívoros que viven en su hábitat natural, así como, sin duda, los animales del Paleolítico. La pregunta es qué relevancia tiene esto para la salud humana. En Estados Unidos, los granjeros llevan alimentando sus animales con maíz al menos desde el siglo XIX, y, aun así, el aumento de la diabetes y la obesidad no tuvo lugar hasta las últimas décadas del siglo XX. Sería relativamente simple comprobar la hipótesis de que estamos mejor comiendo animales alimentados con pasto que con cereal o maíz, pero hasta el momento este tipo de estudios no se han llevado a cabo.

9. ¿Por qué pueden dos personas comer básicamente las mismas cosas y aun así una estar gorda y la otra, delgada?

Desde que estudian la obesidad, los médicos saben que afecta a familias enteras y, por lo tanto, que tiene un importante componente genético. Algunas familias son propensas a estar delgadas; otras, obesas. Pero los genes responsables no determinan si queremos comer y hacer ejercicio en mayor o menor cantidad, sino más bien la forma en que administramos el combustible que ingerimos: cuánto quemamos como energía y cuánto almacenamos como grasa (o usamos para desarrollar la musculatura). Al parecer, los genes responsables de la obesidad o de una predisposición a ganar peso son también los que determinan cómo respondemos a los hidratos de carbono, cuánta insulina secretamos como respuesta y cuál es el grado de sensibilidad de nuestro tejido magro y graso a esta insulina, además de otras variables. De ahí que haya personas que puedan tomar una comida rica en hidratos de carbono y quemar fácilmente todas las calorías que le aporta. Esas son las personas que se mantienen delgadas sin esfuerzo y que están llenas de energía para realizar actividades físicas. Otras, en cambio, reaccionan de otro modo al tomar una comida rica en hidratos de carbono (o una tras otra): almacenan algunas de las calorías en el tejido graso. Estas son personas que ganan peso fácilmente y suele faltarles la energía para realizar alguna actividad física. Se sentirán motivadas a comer de nuevo —debido al aumento de los niveles de insulina— antes de que puedan acceder a la grasa que tienen almacenada y usarla como combustible.

10. ¿Cómo es posible que los alimentos no procesados, como la fruta, no sean óptimos para nuestra salud?

Aunque nuestros antepasados del Paleolítico debían de comer fruta en abundancia, probablemente no era más que un alimento esporádico de su dieta, y casi con toda seguridad no se trataba de la fruta jugosa y dulce que hoy en día encontramos en nuestros supermercados. En la naturaleza, la fruta es de temporada y no es fácil de conseguir. No es algo que se pueda consumir diariamente en grandes cantidades. Como digo en el libro, los humanos no llevan más que unos miles de años cultivando árboles frutales, y el tipo de fruta que comemos en nuestros días se ha preparado para que sea más jugosa y dulce que las variedades salvajes y, por lo tanto, también nos engorda mucho más.

11. ¿Cuáles son las medidas de «salud» más importantes? Por ejemplo, ¿los bajos niveles de los marcadores de colesterol sérico como el modelo A de la LDL, la ApoB100 o los triglicéridos? ¿El porcentaje de grasa corporal o el peso? ¿O tal vez otros?

Esto es algo que la comunidad de investigadores médicos ha debatido hasta la saciedad, pero en lo que la mayoría de los investigadores está de acuerdo es en que se trata del grupo de factores de riesgo del síndrome metabólico. Lo más importante y lo más fácil de medir sería el perímetro de la cintura. Pero otros factores incluyen partículas de LDL pequeñas y densas (o una apoB elevada o un número elevado de partículas de LDL), triglicéridos altos, colesterol HDL bajo, presión sanguínea alta y glucosa alta en ayunas. Si los triglicéridos están altos y la HDL está baja, es señal de que tenemos el síndrome metabólico y deberíamos ocuparnos de ello: restringir la ingesta de hidratos de carbono y, especialmente, de azúcar.

12. ¿Están las medidas clave de la salud relacionadas entre sí? Por ejemplo, ¿reducir el riesgo de sufrir enfermedades cardiacas reduce también el riesgo de padecer cáncer?

Sí, tanto en las poblaciones como en los individuos, las enfermedades crónicas se agrupan unas con otras. La obesidad está relacionada con un aumento del riesgo de la diabetes, las enfermedades cardiacas, el cáncer y el alzhéimer. Lo mismo ocurre con la diabetes. En la actualidad, las pruebas indican que todas estas enfermedades se deben a la resistencia a la insulina y los niveles elevados de insulina (lo que se conoce como hiperinsulinemia) y azúcar en sangre que la acompañan. Restringir los hidratos de carbono de la dieta, y especialmente evitar los hidratos de carbono refinados y de fácil digestión y los azúcares, resultará de gran ayuda para reducir el riesgo de todas estas enfermedades.

13. ¿Cómo pueden los hidratos de carbono ser la causa de la obesidad, las enfermedades cardiacas, la diabetes y muchos cánceres comunes, si los miembros de algunas de las poblaciones que siguen dietas ricas en hidratos de carbono —sobre todo los asiáticos del sudeste— tienden a estar delgados, además de presentar bajos índices de todas estas enfermedades?

Las poblaciones que toman dietas ricas en hidratos de carbono pero se mantienen delgadas y presentan bajos índices de diabetes son, de manera invariable, aquellas que comen relativamente pocos azúcares (sacarosa y jarabe alto en fructosa) y harinas especialmentes refinadas. Los japoneses, por ejemplo, comen cerca de una cuarta parte del azúcar y los jarabes altos en fructosa que se consumen en Estados Unidos. Los franceses toman aproximadamente la mitad del azúcar que se ingiere en Estados Unidos, lo que por sí solo puede explicar la paradoja francesa. Es probable que los azúcares sean la causa principal de la resistencia a la insulina y, una vez que nos hacemos resistentes a la insulina, todos los alimentos ricos en hidratos de carbono, o al menos los que se digieren con facilidad, los hidratos de carbono refinados, resultan problemáticos y pueden acentuar el síndrome metabólico, la acumulación de grasa, la diabetes y enfermedades crónicas como las enfermedades cardiacas y el cáncer, que están relacionadas con estos trastornos.

14. ¿Es la restricción de los hidratos de carbono una propuesta de «todo o nada»? Si solamente reducimos los hidratos de carbono que ingerimos y después añadimos grasas y grasas saturadas para compensar, ¿se produce una sinergia negativa entre las grasas saturadas y los hidratos de carbono? En otras palabras, ¿estaremos peor que si no hiciéramos nada?

No. Después de haber revisado las pruebas de forma imparcial (que no es como lo han hecho las agencias gubernamentales y las asociaciones sanitarias), el mensaje consiste, simplemente, en que los hidratos de carbono refinados fáciles de digerir y los azúcares son perjudiciales para nuestro organismo, y las grasas y las grasas saturadas no lo son. De ahí que reducir la ingesta de esos hidratos de carbono sea beneficioso de todas todas. Ahora bien, si alguien tiene que reducir el consumo de azúcar para pasar de, pongamos, seiscientas calorías al día a quinientas, y luego añade a su dieta una barra de mantequilla entera —ochocientas calorías—, lo echará todo a perder.

15. ¿Cuánto influye el tema de hacer ejercicio y dormir en el control del peso y la salud en general?

Tanto la actividad física como el dormir bien por la noche son componentes integrales de un estilo de vida saludable. Pero eso no significa que podamos perder peso —y, en concreto, grasa—, y mantenernos así aumentando la cantidad de energía que empleamos en la actividad física o durmiendo más tiempo. Lo más probable es que si reducimos la cantidad de hidratos de carbono de nuestra dieta y mejoramos su calidad, reduciremos los niveles de insulina y esto no solo disminuirá las acumulaciones de grasa, sino que aumentará la energía que tenemos para la actividad física y, por lo tanto, nuestro deseo de hacer ejercicio, además de que mejoraremos también nuestros patrones del sueño. El fisiólogo francés Jacques Le Magnen lo ha demostrado en ratas de laboratorio: al introducir insulina en sus animales, podía disminuir el periodo de tiempo en que dormían y aumentar el tiempo que pasaban despiertos y comiendo.

16. ¿Hasta qué punto son reversibles los impactos negativos de una dieta rica en hidratos de carbono, una vez que hemos pasado a seguir una dieta restringida en hidratos de carbono?

Una parte pequeña de la población podría descubrir que ni siquiera restringiendo drásticamente la ingesta de hidratos de carbono consigue perder grasa de forma significativa; con toda probabilidad la regulación hormonal de su tejido graso habrá quedado tan seriamente dañada después de décadas de seguir dietas ricas en hidratos de carbono y en azúcares que, sencillamente, el exceso de grasa no se puede invertir. Pero incluso estas personas deberían observar una significativa mejoría en los factores de riesgo de contraer enfermedades cardiacas, diabetes y cáncer. En otras palabras, el grupo de anomalías metabólicas y hormonales que afectan al llamado síndrome metabólico se debería resolver. La mejor forma de concebir la restricción de los hidratos de carbono a este respecto la planteó mi amigo Bob Kaplan, que ahora es dueño de una cadena de gimnasios en Boston y sus alrededores. Así es como Bob lo expresa (y, a pesar de que me encantaría atribuirme la idea, debo reconocer que es suya):

> No hay nada mágico en restringir los hidratos de carbono; en realidad se encuentra muy cerca del tipo de dieta que hemos estado comiendo y a la que se supone que estamos genéticamente adaptados, y cualquier pérdida de peso y de agua, cualquier efecto beneficioso en los lípidos séricos más que una mejoría de la salud, son más bien una corrección.

Beneficios frente a corrección

- Una dieta que restringe los hidratos de carbono no nos hace perder peso; corrige nuestro peso.
- Una dieta que restringe los hidratos de carbono no nos hace perder peso en agua; corrige el peso en agua.
- Una dieta que restringe los hidratos de carbono no mejora los lípidos séricos; corrige los lípidos séricos.
- Una dieta que restringe los hidratos de carbono no mejora la salud; corrige la falta de salud.

APÉNDICE

LA DIETA «SIN AZÚCAR, SIN FÉCULAS»

Fuente: Lifestyle Medicine Clinic
Medical Center de la Universidad de Duke

PRIMEROS PASOS

El objetivo de esta dieta es proporcionarle al cuerpo la nutrición que necesita al tiempo que se eliminan los alimentos que no precisa, a saber, hidratos de carbono nutricionalmente vacíos. Para una pérdida de peso más efectiva, necesitaremos mantener el número total de gramos de hidratos de carbono en menos de 20 gramos al día. Nuestra dieta tiene que estar compuesta exclusivamente de los alimentos y bebidas que aparecen en estas páginas. Si el alimento está envasado, comprobaremos la etiqueta y nos aseguraremos de que la suma de los hidratos de carbono es de 1 a 2 gramos, o menos, en la carne y los productos lácteos, y de 5 gramos, o menos, en los los vegetales. Todos los alimentos se pueden cocinar en un horno microondas o un horno convencional, se pueden cocer, preparar en un wok, saltear, tostar, freír (sin harina de trigo, pan rallado ni harina de maíz) o asar.

CUANDO TENGAMOS HAMBRE, PODEMOS COMER LO QUE QUERAMOS DE LOS SIGUIENTES ALIMENTOS:

Carne: Buey (incluidas las hamburguesas y los filetes), cerdo, jamón (sin el glaseado), bacón, cordero, ternera lechal u otras carnes. En el caso de las carnes procesadas (salchichas, salchicha agria, perritos calientes), comprobar la etiqueta: la suma de los hidratos de carbono debería ser de alrededor de 1 gramo por ración.

Aves de corral: Pollo, pavo, pato u otras aves.

Pescado y mariscos: Cualquier pescado, incluido el atún, el salmón, el barbo, la lubina, la trucha, la gamba, las vieiras, el cangrejo y la langosta.

Huevos: Los huevos enteros están permitidos sin restricción alguna.

No hay que evitar la grasa que acompaña a los alimentos mencionados.

No hay que limitar las cantidades deliberadamente, pero se debería dejar de comer cuando se esté lleno.

ALIMENTOS QUE HAY QUE COMER TODOS LOS DÍAS:

Verduras de hoja: 2 *tazas al día.* Incluye la rúcula, la col china, la col (todas las variedades), la acelga, la cebolleta, la endibia, las verduras verdes (todas las variedades, incluida la remolacha, la berza, la mostaza y el nabo), la col rizada, la lechuga (todas las variedades), el perejil, las espinacas, la achicoria, los rábanos, los cebollinos y los berros. (Si es una hoja, nos la podemos comer.)

Verduras: 1 *taza (medida sin cocinar) al día.* Incluye las alcachofas, los espárragos, el brécol, las coles de Bruselas, la coliflor, el apio, el pepino, la berenjena, las judías verdes (habichuelas verdes), la jícama, los puerros, los champiñones, el quimbombó, las cebollas, los pimientos, la calabaza, la chalota, los tirabeques, los brotes (la judía y la alfalfa), los guisantes con cáscara, la calabaza de verano o amarilla, los tomates, el ruibarbo, las habichuelas, los calabacines.

Consomé: *2 tazas diarias, necesarias para recuperar el sodio.* Se recomienda especialmente el caldo claro (consomé), a no ser que sigamos una dieta restringida en sodio para la hipertensión o que tengamos alguna insuficiencia cardiaca.

ALIMENTOS PERMITIDOS EN CANTIDADES LIMITADAS:

Queso: *hasta 97 gramos al día.* Incluye los quesos secos y curados, el queso suizo y el cheddar, así como el brie, el camembert, el queso azul, la mozzarella, el gruyère, el queso para untar y los quesos de cabra. Hay que evitar los quesos fundidos como el velveeta. Comprobar la etiqueta; la suma de los hidratos de carbono debería ser inferior a 1 gramo por ración.

Nata: *hasta 4 cucharadas soperas al día.* Incluye la nata para montar, la nata *light* o la nata agria.

Mayonesa: *hasta 4 cucharadas soperas al día.* La Duke's y la Hellmann's son bajas en hidratos de carbono. Comprobar las etiquetas en las otras marcas.

Aceitunas (negras o verdes): *hasta 6 al día.*

Aguacate: *hasta la mitad de una pieza al día.*

Zumo de limón/lima: *hasta 4 cucharadas soperas al día.*

Salsas de soja: *hasta 4 cucharadas soperas al día.* Kikkoman es una marca baja en hidratos de carbono. Comprobar las etiquetas en las otras marcas.

Pepinillos macerados al eneldo o sin azúcar: *hasta 2 raciones al día.* Mt. Olive hace pepinillos sin azúcar. Comprobar las etiquetas para ver si llevan hidratos de carbono y el tamaño de las porciones.

Aperitivos: chicharrones y piel de cerdo; rodajas de salchichas agrias; jamón, buey, pavo y otras carnes enrolladas; huevos rellenos.

LA PRINCIPAL RESTRICCIÓN: LOS HIDRATOS DE CARBONO

En esta dieta no se toman azúcares (hidratos de carbono simples) ni féculas (hidratos de carbono complejos). Los únicos hidratos de carbono que se fomentan son los vegetales densos y ricos en fibras que aparecen en la lista.

Los azúcares son hidratos de carbono simples. *Evitar los siguientes alimentos*: azúcar blanco, azúcar moreno, miel, jarabe de arce, melaza, jarabe de maíz, cerveza (contiene malta de cebada), leche (contiene lactosa), yogures de sabores, zumo de fruta y fruta.

Las féculas son los hidratos de carbono complejos. *Evitar los siguientes alimentos*: cereales (incluso los cereales «integrales»), arroz, harina, fécula de maíz, panes, pastas, panecillos, rosquillas de pan, galletas saladas y verduras de raíz, como las alubias (pintas, negras y garrofones), las zanahorias, las chirivías, el maíz, los guisantes, las patatas, las patatas fritas, las patatas fritas de bolsa.

GRASAS Y ACEITES

Todas las grasas y los aceites, incluida la mantequilla, están permitidos. El aceite de oliva y de cacahuete son especialmente saludables y se recomiendan para cocinar. Evitar la margarina y otros aceites hidrogenados que contienen grasas transgénicas.

En cuanto a los aliños de las ensaladas, el ideal es un aliño casero a base de aceite y vinagre, zumo de limón y las especias que hagan falta. El aliño de queso azul, el de mostaza y la vinagreta también se pueden aceptar si la etiqueta del frasco muestra de 1 a 2 gramos de hidratos de carbono por ración o menos. Evitar los aliños *light*, porque normalmente tienen más hidratos de carbono que los demás. Los huevos cocidos y picados, el bacón y/o el queso rallado también se pueden añadir a las ensaladas.

En general, es importante incluir las grasas, porque tienen buen sabor y nos ayudan a sentirnos saciados. Por lo tanto, están permitidas las grasas que acompañan a la carne o las aves que comemos, así como la piel, siempre que no lleve pan rallado. *¡No tratamos de hacer una dieta baja en grasas!*

ENDULZANTES Y POSTRES

Si sentimos la necesidad de comer o beber algo dulce, deberíamos seleccionar el endulzante más suave que tengamos a nuestra disposición. Algunos son: Splenda (sucralosa), Nutrasweet (aspartamo), Truvia (mezcla de stevia y eritritol) y Sweet 'N Low (sacarina). Por ahora, evitar alimentos con azúcares alcohólicos o polialcoholes (como el sorbitol y el maltitol), porque en ocasiones causan molestias en el estómago; más adelante, sin embargo, se podrán permitir en cantidades limitadas.

BEBIDAS

De las bebidas que están permitidas, podemos beber tanto como queramos, pero sin llenarnos demasiado. La mejor bebida es el agua. Los refrescos con esencias de sabores (cero hidratos de carbono) y las aguas embotelladas de manantial y minerales también son una buena opción.

Bebidas con cafeína: algunos pacientes encuentran que la

313

ingestión de cafeína interfiere en su pérdida de peso y en el control del azúcar en sangre. Teniendo en cuenta esto, podemos tomarnos *hasta 3 tazas de café* (negro o con endulzantes artificiales y/o nata), té (sin endulzar o con endulzantes artificiales) o un refresco *light* con cafeína al día.

ALCOHOL

Al principio, hay que evitar el consumo de alcohol en esta dieta. Con el paso del tiempo, cuando la pérdida de peso y los patrones alimenticios ya estén bien establecidos, el alcohol en cantidades moderadas, si es bajo en hidratos de carbono, se podrá volver a añadir a la dieta.

CANTIDADES

Comer cuando tengamos hambre; parar cuando estemos llenos. La dieta funciona mejor si comemos cuando tengamos hambre; cuando estemos satisfechos, tratar de no comer más. Aprender a escuchar a nuestro cuerpo. Una dieta baja en hidratos de carbono tiene un efecto natural de reducción del apetito para facilitarnos el consumo de cantidades cada vez más pequeñas sin quedarnos con hambre. Por lo tanto, no hay que comerse todo lo que tenemos en el plato solo porque esté ahí. Por otra parte, ¡no hay que pasar hambre! No estamos contando las calorías. Disfrutemos de la pérdida de peso de forma confortable, sin hambre ni ansias.

Se recomienda comenzar el día con una comida nutritiva baja en hidratos de carbono. Hemos de tener en cuenta que muchas de las medicaciones y suplementos nutricionales hay que tomarlos en cada comida o tres veces al día.

CONSEJOS PRÁCTICOS Y RECORDATORIOS IMPORTANTES

Los siguientes alimentos NO se encuentran en la dieta: azúcar, pan, cereales, productos que contengan harina, fruta, zumos, miel, leche entera o desnatada, yogur, sopas de lata, sustitutos lácteos, kétchup, condimentos dulces y salsas.

Evitar estos errores comunes: hay que tener cuidado con los productos dietéticos «sin grasas» o *light*, así como con los alimentos que contengan azúcares y féculas «ocultos» (como la ensalada de col o las galletas y los pasteles sin azúcar). Comprobar los prospectos de las medicaciones líquidas, los jarabes para la tos, las gotas para la tos y otros medicamentos de venta libre que pueden contener azúcar. Evitar productos que estén etiquetados como «¡Perfectos para las dietas bajas en hidratos de carbono!».

PLANIFICACIÓN DE UN MENÚ BAJO EN HIDRATOS DE CARBONO

¿Cómo es un menú bajo en hidratos de carbono? Podemos planear nuestro menú diario usando las siguientes sugerencias como guía:

Desayuno
Carne o alguna otra fuente de proteínas (normalmente huevos).
Fuente de grasas: *esto ya tiene que estar en nuestras proteínas; por ejemplo: el bacón y los huevos contienen grasas. Pero si nuestra fuente de proteínas es «magra», hay que añadir alguna grasa en forma de mantequilla, nata (en el café) o queso.*
Vegetales bajos en hidratos de carbono (si se desea): *en una tortilla o en un* quiche *para desayunar.*

Almuerzo
Carne u otra fuente de proteínas.
Fuente de grasas: *si nuestras proteínas son «magras», añadir algo de grasa, en forma de mantequilla, aliño para ensaladas, queso, nata o aguacate.*
De 1 a 1½ tazas de verduras de hoja para ensalada o verduras de hoja cocinadas.
De ½ a 1 taza de verduras.

Aperitivo
Un aperitivo bajo en hidratos de carbono que tenga proteínas y/o grasas.

Cena
Carne u otra fuente de proteínas.
Fuente de grasas: *si las proteínas son «magras», añadir algo de grasa en forma de mantequilla, aliño para ensaladas, queso, nata o aguacate.*
De 1 a 1½ tazas de verduras de hoja para ensalada o verduras de hoja cocinadas.
De ½ a 1 taza de verduras.

Un ejemplo para un día cualquiera sería algo así:

Desayuno
Bacón o salchichas
Huevos

Almuerzo
Pollo asado con ensalada y otras verduras, acompañado de bacón, huevos picados y aliño para ensaladas.

Aperitivo

Rodajas de pepperoni y un palito de queso.

Cena

Hamburguesa o filete.

Ensalada de lechuga con verduras (aceptadas en la dieta) y aliño para ensalada.

Judías verdes con mantequilla.

CÓMO LEER UNA ETIQUETA BAJA EN HIDRATOS DE CARBONO

Empezar comprobando la información nutricional.

- Mirar el tamaño de la ración, los hidratos de carbono totales y la fibra.
- Usar únicamente el contenido de hidratos de carbono totales.
- Puede que haya que restar la fibra de los hidratos de carbono totales para conseguir la «suma efectiva de los hidratos de carbono netos». Por ejemplo: *si hay 7 gramos de hidratos de carbono y 3 gramos de fibra, la diferencia proporciona 4 gramos de hidratos de carbono efectivos.* Esto quiere decir que la suma de hidratos de carbono efectivos es de 4 gramos por ración.
- No hay que preocuparse, de momento, por las calorías ni por las grasas.
- La suma de los hidratos de carbono efectivos de vegetales debería ser de 5 gramos o menos.
- La suma de los hidratos de carbono efectivos de carne o condimentos debería ser de 1 gramo o menos.
- Comprobar también la lista de ingredientes. Evitar los alimentos que tengan cualquier tipo de azúcar o fécula enumerados entre los cinco primeros ingredientes.

Apéndice

¡El azúcar con cualquier otro nombre sigue siendo azúcar!
Todos estos son tipos de azúcares: sacarosa, dextrosa, fructosa, maltosa, lactosa, glucosa, miel, jarabe de agave, jarabe de maíz alto en fructosa, jarabe de arce, jarabe de arroz integral, melaza, zumo de caña de azúcar evaporado, zumo de fruta concentrado, endulzante de maíz.

AGRADECIMIENTOS

Cualquier proyecto periodístico que se haya elaborado a lo largo de tanto tiempo como este ha necesitado de la ayuda, la confianza, el talento y la paciencia de tanta gente, editores, investigadores y amigos, que enumerarlos a todos resulta, en efecto, una tarea imposible. Sin embargo, les estoy profundamente agradecido a todos.

En lo que respecta únicamente a este libro, me gustaría dar las gracias a Dave Dixon, Petro Dobromylskyj (alias «hiperlípido»), Mike Eades, Stephan Guyenet, Kevin Hall, Larry Istrail, Robert Kaplan, Adam Kosloff, Rick Lindquist, Ellen Rogers, Gary Sides, Frank Spence, Nassim Taleb, Clifford Taubes, Sonya Treyo, Mary Vernon y Eric Westman, todos los cuales se tomaron su tiempo para leer un borrador de este libro y para comunicarme sus meditadas críticas y sus ideas sobre cómo mejorarlo. Ellen Rogers fue también lo bastante amable como para ocuparse de las ilustraciones y ayudarme a arrojar un poco de luz en el tema del metabolismo graso; Bob Kaplan ha sido generoso con su tiempo y sus impresionantes habilidades como investigador. Doy las gracias a Mary Dan y Mike Eades, Stephen Phinney, Mary Vernon, Eric Westman y Jay Wortman por tomarse el tiempo de comentar conmigo sus experiencias a la hora de tratar pacientes con dietas restringidas en hidratos de carbono. Me gustaría dar las gracias a Duane Storey por haberme ayudado tan amablemente con mi página web y a Ulrike Gonder por su investigación en Alemania.

Me gustaría, asimismo, expresar mi agradecimiento a Jimmy Moore por ser, bueno, Jimmy Moore.

Gracias de nuevo a Hugo Lindgren y Adam Moss; a Adam Fisher por haber editado mi artículo «The Scientist and the Stairmaster» en la revista *New York*; y a Rebecca Milzoff por haber comprobado los datos.

En Knopf, mi incomparable editor Jon Segal convirtió primero este libro en una realidad y después logró que funcionara. Doy las gracias a Kyle McCarthy y a Joey McGarvey por su ayuda experta y siempre animosa. Mi agente, Kris Dahl, de ICM, sigue haciendo que me sienta agradecido por su amistad y su apoyo.

Mi mujer, Sloane Tanen, hace que esto sea posible (y le echa a la mezcla suficientes llamas africanas hibernando para que la cosa siga siendo divertida). Nuestros hijos, Harry y Nick, hacen que el esfuerzo valga la pena.

FUENTES

La siguiente lista incluye fuentes relevantes para cada capítulo y, en algunos casos, artículos de revisiones académicas o libros que proporcionan análisis razonablemente equilibrados de los conocimientos científicos. Como he indicado en la nota del autor, las personas que quieran desmontar seriamente las conclusiones que expongo en este libro (o cuestionarlas) y la historia de los problemas nutricionales relevantes deberían acudir a *Good Calories, Bad Calories*: allí encontrarán la lógica de los planteamientos, las pruebas y las anotaciones más detalladas.

INTRODUCCIÓN

BRUCH, H.,*The Importance of Overweight*, Nueva York, W. W. Norton, 1957.

GLADWELL, M., «The Pima Paradox», *The New Yorker*, n.° 2, febrero de 1998.

POLLAN, M., *In Defense of Food*, Nueva York, Penguin Press, 2008. [Hay trad. cast.: *El detective en el supermercado: come bien sin dejarte engañar por la ciencia y la publicidad*, Madrid, Temas de Hoy, 2010.]

RENOLD, A. E., y G. F. CAHILL, Jr., eds., *Handbook of Physiology, Section 5, Adipose Tissue*, Washington, D.C., American Physiological Society, 1965.

Fuentes

Libro I
Biología, no física

CAPÍTULO I: ¿POR QUÉ ESTABAN GORDOS?

ARTEAGA, A., «The Nutritional Status of Latin American Adults», en *Nutrition and Agricultural Development*, N. S. Scrimshaw y B. Moises, eds., Nueva York, Plenum Press, 1974, págs. 67-76.

BROWNELL, K. D., y G. B. HORGEN, *Food Fight: The Inside Story of the Food Industry, America's Obesity Crisis y What We Can Do About It*, Nueva York, McGraw-Hill, 2004.

CABALLERO, B., «A Nutrition Paradox-Underweight and Obesity in Developing Countries, *New England Journal of Medicine*, n.° 15, 14 de abril de 2005, págs. 1.514-1.516.

DOBYNS, H. F., *The Pima-Maricopa*, Nueva York, Chelsea House, 1989.

GOLDBLATT, P. B., M. E. MOORE y A. J. STUNKARD, «Social Factors in Obesity», *Journal of the American Medical Association*, vol. 192, 21 de junio de 1965, págs 1.039-1.044.

GRANT, F. W. y D. GROOM, «A Dietary Study Among a Group of Southern Negroes», *Journal of the American Medical Association*, n.° 35, septiembre de 1959, págs. 910-918.

HADDOCK, D. R., «Obesity in Medical Out-Patients in Accra», *Ghana Medical Journal*, diciembre de 1969, págs. 251-254.

HELSTOSKY, C. F., *Garlic and Oil: Food and Politics in Italy*, Oxford, Reino Unido, Berg Publishers, 2004.

HRDLIČKA, A., *Physiological and Medical Observations Among the Indians of Southwestern United States and Northern Mexico*, Washington, D.C., U.S. Government Printing Office, 1908.

—, «Notes on the Pima of Arizona», *American Anthropologist*, n.° 1, vol. 8, enero-marzo de 1906, págs. 39-46.

Interdepartmental Commission on Nutrition for National Defense, *Nutrition Survey in the West Indies*, Washington, D.C., U.S. Government Printing Office, 1962.

JOHNSON, T. O., «Prevalence of Overweight and Obesity Among Adult Subjects of an Urban African Population Sample», *British Journal of Preventive & Social Medicine*, vol. 24, 1970, págs. 105-109.

KEYS, A., «From Naples to Seven Countries-A Sentimental Journey», *Progress in Biochemical Pharmacology*, vol. 19, 1983, págs. 1-30.

KRAUS, B. R., *Indian Health in Arizona: A Study of Health Conditions Among Central and Southern Arizona Indians*, Tucson, University of Arizona Press, 1954.

LEWIS, N., *Naples'44*, Nueva York, Pantheon, 1978. [Hay trad. cast.: *Nápoles 1944: un oficial del Servicio de Inteligencia en el laberinto italiano*, Barcelona, RBA, 2012.]

MCCARTHY, C., «Dietary and Activity Patterns of Obese Women in Trinidad», *Journal of the American Medical Association*, vol. 48, enero de 1966, págs. 33-37.

NESTLE, M., «The Ironic Politics of Obesity», *Science*, n.º 5.608, vol. 269, 7 de febrero de 2003, pág. 781.

OSANCOVA, K., «Trends of Dietary Intake and Prevalence of Obesity in Czechoslovakia», en *Recent Advances in Obesity Research: I*, A. N. Howard, ed., Westport, Conn., Technomic Publishing, 1975, págs. 42-50.

PRIOR, I. A., «The Price of Civilization», *Nutrition Today*, julio-agosto de 1971, págs. 2-11.

REICHLEY, K. B., W. H. MUELLER, C. L. HANIS, et al., «Centralized Obesity and Cardiovascular Disease Risk in Mexican Americans», *American Journal of Epidemiology*, n.º 3, vol. 125, marzo de 1987, págs. 373-386.

RICHARDS, R., y M. DECASSERES, «The Problem of Obesity in Developing Countries: Its Prevalence and Morbidity», en

Obesity, W. L. Burland, P. D. Samuel, y J. Yudkin, eds., Nueva York, Churchill Livingstone, 1974, págs. 74-84.

RUSSELL, F., *The Pima Indians*, Tuscon, University of Arizona Press, 1975 [originalmente publicado en 1908].

SEFTEL, H. C., K. J. KEELEY, A. R. WALKER, J. J. THERON y D. DE-LANGE, «Coronary Heart Disease in Aged South African Bantu», *Geriatrics*, vol. 20, marzo de 1965, págs. 194-205.

SLOME, C., B. GAMPEL, J. H. ABRAMSON y N. SCOTCH, «Weight, Height and Skinfold Thickness of Zulu Adults in Durban», *South African Medical Journal*, vol. 34, 11 de junio de 1960, págs. 505-509.

STEIN, J. H., K. M. WEST, J. M. ROBEY, D. F. TIRADOR y G. W. MCDONALD, «The High Prevalence of Abnormal Glucose Tolerance in the Cherokee Indians of North Carolina», *Archives of Internal Medicine*, n.º 6, vol. 116, diciembre de 1965, págs. 842-845.

STENE, J. A. y I. L. ROBERTS, «A Nutrition Study on an Indian Reservation», *Journal of the American Medical Association*, n.º 4, vol. 3, marzo de 1928, págs. 215-222.

TULLOCH, J. A., *Diabetes Mellitus in the Tropics*, Londres, Livingstone, 1962.

VALENTE, S., A. ARTEAGA y J. SANTA MARIA, «Obesity in a Developing Country», en *Proceedings of the Sixth International Congress of Nutrition*, C. F. Mills y R. Passmore, eds., Edimburgo, Livingstone, 1964, pág. 555.

WALKER, A. R., «Overweight and Hypertension in Emerging Populations», *American Heart Journal*, n.º 5, vol. 68, noviembre de 1964, págs. 581-585.

WEST, K. M., «North American Indians», en *Western Diseases*, H. C. Trowell y D. P. Burkitt, eds., Londres, Edward Arnold, 1981, págs. 129-137.

CAPÍTULO 2: LOS EFÍMEROS BENEFICIOS
DE COMER MENOS DE LO NECESARIO

DANSINGER, M. L., A. TATSIONI, W. B. WONG, M. CHUNG y E. M. BALK, «Meta- Analysis: The Effect of Dietary Counseling for Weight Loss», *The Archives of Internal Medicine*, n.° 1, vol. 147, 3 de julio de 2007, págs. 41-50.

HOWARD, B. V., J. E. MANSON, M. L. STEFANICK, et al., «Low-Fat Dietary Pattern and Weight Change over 7 Years: The Women's Health Initiative Dietary Modification Trial», *Journal of the American Medical Association*, n.° 1, vol. 295, 4 de enero de 2006, págs. 39-49.

MARATOS- FLIER, E. y J. S. FLIER, «Obesity», en *Joslin's Diabetes Mellitus*, 14.° ed., C. R. Kahn, G. C. Weir, G. L. King, A. C. Moses, R. J. Smith y A. M. Jacobson, eds., Media, Pa., Lippincott, Williams & Wilkins, 2005, págs. 533-545.

PALGI, A., J. L. READ, I. GREENBERG, M. A. HOEFER, R. R. BISTRIAN Y G. L. BLACKBURN, «Multidisciplinary Treatment of Obesity with a Protein-Sparing Modified Fast: Results in 668 Outpatients», *American Journal of Public Health*, n.° 10, vol. 75, octubre de 1985, págs. 1.190-1.194.

POLLAN, M., «Unhappy Meals», *New York Times*, 28 de enero de 2007.

SACKS, G. A., G. A. BRAY, V. J. CAREY, et al., «Comparison of Weight-Loss Diets with Different Compositions of Fat, Protein, and Carbohydrates», *New England Journal of Medicine*, n.° 9, vol. 360, 26 de febrero de 2009, págs. 859-873.

STUNKARD, A. y M. MCCLAREN-HUME, «The Results of Treatment for Obesity: A Review of the Literature and a Report of a Series», *Archives of Internal Medicine*, n.° 1, vol. 103, enero de 1959, págs. 79-85.

VAN GAAL, L. F., «Dietary Treatment of Obesity», en *Handbook of Obesity*, G. A. Bray, C. Bouchard y W. P. T. James, eds., Nueva York, Marcel Dekker, 1998, págs. 875-890.

CAPÍTULO 3: LOS EFÍMEROS BENEFICIOS DE HACER EJERCICIO

BENNETT, W. y J. GURIN, *The Dieter's Dilemma: Eating Less and Weighing More*, Nueva York, Basic Books, 1982.

BRAY, G. A., *Obesity in America*, Public Health Service, National Institutes of Health, NIH Publication N.° 79-359, 1979.

COHN, V., «A Passion to Keep Fit: 100 Million Americans Exercising», *Washington Post*, 31 de agosto de 1980, A1.

ELIA, M., «Organ and Tissue Contribution to Metabolic Rate», en *Energy Metabolism*, J. M. Kinney y H. N. Tucker, eds., Nueva York, Raven Press, 1992, págs. 61-79.

FOGELHOLM, M. y K. KUKKONEN-HARJULA, «Does Physical Activity Prevent Weight Gain-a Systematic Review», *Obesity Reviews*, n.° 2, vol. 1, octubre de 2000, págs. 95-111.

GILMORE, C. P., «Taking Exercise to Heart», *New York Times*, 27 de marzo de 1977, pág. 211.

HASKELL, W. L., I. M. LEE, R. R. PATE, et al., «Physical Activity and Public Health: Updated Recommendation for Adults from the American College of Sports Medicine and the American Heart Association», *Circulation*, n.° 9, vol. 116, 28 de agosto de 2007, págs. 1.081-1.093.

JANSSEN, G. M., C. J. GRAEF y W. H. SARIS, «Food Intake and Body Composition in Novice Athletes During a Training Period to Run a Marathon», *International Journal of Sports Medicine*, vol. 10, supl. 1, mayo de 1989, S17- S21.

KOLATA, G., *Ultimate Fitness*, Nueva York, Picador, 2004.

MAYER J., *Overweight: Causes, Cost, and Control*, Englewood Cliffs, N. J., Prentice-Hall, 1968.

MAYER, J. y F. J. STARE, «Exercise and Weight Control», *Jour-*

nal of the American Dietetic Association, n.º 4, vol. 29, abril de 1953, págs. 340-343.

MAYER, J., N. B. MARSHALL, J. J. VITALE, J. H. CHRISTENSEN, M. B. MASHAYEKHI y F. J. STARE, «Exercise, Food Intake and Body Weight in Normal Rats and Genetically Obese Adult Mice», *American Journal of Physiology*, n.º 3, vol. 177, junio de 1954, págs. 544-548.

MAYER, J., P. ROY y K. P. MITRA, «Relation Between Caloric Intake, Body Weight, and Physical Work: Studies in an Industrial Male Population in West Bengal», *American Journal of Clinical Nutrition*, n.º 2, vol. 4, marzo-abril de 1956, págs. 169-175.

NEWBURGH, L. H., «Obesity», *Archives of Internal Medicine*, vol. 70, diciembre de 1942, págs. 1.033-1.096.

RONY, H. R., *Obesity and Leanness*, Filadelfia, Lea & Febiger, 1940.

SEGAL, K. R. y F. X. PI-SUNYER, «Exercise and Obesity», *Medical Clinics of North America*, n.º 1, vol. 73, enero de 1989, págs. 217-236.

STERN, J. S. y P. LOWNEY, «Obesity: The Role of Physical Activity», en *Handbook of Eating Disorders*, K. D. Brownell y J. P. Foreyt, eds., Nueva York, Basic Books, 1986, págs. 145-158.

WILDER, R. M., «The Treatment of Obesity», *International Clinics*, vol. 4, 1933, págs. 1-21.

WILLIAMS, P. T. y P. D. WOOD, «The Effects of Changing Exercise Levels on Weight and Age- Related Weight Gain», *International Journal of Obesity*, n.º 3, vol. 30, marzo de 2006, págs. 543-551.

CAPÍTULO 4: LA IMPORTANCIA DE VEINTE
CALORÍAS AL DÍA

DU BOIS, E. F., *Basal Metabolism in Health and Disease*, 2.ª ed., Filadelfia, Lea & Febiger, 1936.

CAPÍTULO 5: ¿POR QUÉ YO? ¿POR QUÉ AHÍ? ¿POR QUÉ?

BAUER, J., «Obesity: Its Pathogenesis, Etiology and Treatment», *Archives of Internal Medicine*, n.º 5, vol. 67, mayo de 1941, págs. 968-994.

—, «Observations on Obese Children», *Archives of Pediatrics*, vol. 57, 1940, págs. 631-640.

BERGMANN, G. VON y F. STROEBE, 1927. «Die Fettsucht», en *Handbuch der Biochemie des Menschen und der Tiere*, C. Oppenheimer, ed., Jena, Alemania, Verlag von Gustav Fischer, 1927, págs. 562-598.

GRAFE, E., *Metabolic Diseases and Their Treatment*, Filadelfia, Lea & Febiger, 1933. [Hay trad. cast.: *Enfermedades de la nutrición y su tratamiento*, Barcelona, Labor, 1933.]

JONES, E., «Progressive Lipodystrophy», *British Medical Journal*, n.º 1, vol. 4.962, 11 de febrero de 1956, págs. 313-319.

MORENO, S., C. MIRALLES, E. NEGREDO, et al., «Disorders of Body Fat Distribution in HIV- 1- Infected Patients», *AIDS Review*, n.º 3, vol. 11, julio-septiembre de 2009, págs. 126-134.

SILVER, S. y J. BAUER, «Obesity, Constitutional or Endocrine?», *American Journal of Medical Science*, vol. 181, 1931, págs. 769-777.

CAPÍTULO 6: TERMODINÁMICA PARA NOVATOS
PRIMERA PARTE

MAYER, J., «Multiple Causative Factors in Obesity», en *Fat Metabolism*, V. A. Najjar, ed., Baltimore, Johns Hopkins University Press, 1954, págs. 22-43.

National Institutes of Health, *Clinical Guidelines on the Identification, Evaluation, and Treatment of Overweight and*

Obesity in Adults: The Evidence Report. NIH Publication N.º 98-4083, 1998.

NOORDEN, C. VON, «Obesity», en *The Pathology of Metabolism*, vol. 3 de *Metabolism and Practical Medicine*, C. von Noorden y I. W. Hall, eds., Chicago, W. Keener, 1907, págs. 693-715.

CAPÍTULO 7: TERMODINÁMICA PARA NOVATOS
SEGUNDA PARTe

FLIER, J. S. y E. MARATOS-FLIER, «What Fuels Fat», *Scientific American*, n.º 3, vol. 297, septiembre de 2007, págs. 72-81.

CAPÍTULO 8: CASOS PERDIDOS

ASTWOOD, E. B., «The Heritage of Corpulence», *Endocrinology*, vol. 71, agosto de 1962, págs. 337-341.

BAUER, J., *Constitution and Disease: Applied Constitutional Pathology*, Nueva York, Grune & Stratton, 1947.

LUSTIG, R., «Childhood Obesity: Behavioral Aberration or Biochemical Drive? Reinterpreting the First Law of Thermodynamics», *Nature Clinical Practice. Endocrinology & Metabolism*, n.º 8, vol. 2, agosto de 2006, págs. 447-458.

NEWBURGH, L. H., «The Cause of Obesity», *Journal of the American Medical Association*, n.º 23, vol. 97, 5 de diciembre de 1931, págs. 1.659-1.663.

RONY, H. R., *Obesity and Leanness*, Filadelfia, Lea & Febiger, 1940.

SONTAG, S., *Illness as Metaphor and AIDS and Its Metaphors*, Nueva York, Picador, 1990. [Hay trad. cast.: *La enfermedad y sus metáforas; El Sida y sus metáforas*, Barcelona, Debolsillo, 2008.]

Libro II
Adiposidad 101

CAPÍTULO 1: LAS LEYES DE LA ADIPOSIDAD

BERGMANN, G. VON y F. STROEBE, «Die Fettsucht», en *Handbuch der Biochemie des Menschen und der Tiere*, C. Oppenheimer, ed., Jena, Alemania, Verlag von Gustav Fischer, 1927, págs. 562-598.

BJÖRNTORP, P., «Hormonal Control of Regional Fat Distribution», *Human Reproduction*, vol. 12, supl. 1, octubre de 1997, págs. 21-25.

BROOKS, C. M., «The Relative Importance of Changes in Activity in the Development of Experimentally Produced Obesity in the Rat», *American Journal of Physiology*, vol. 147, diciembre de 1946, págs. 708-716.

GREENWOOD, M. R., M. CLEARY, L. STEINGRIMSDOTTIR y J. R. VASELLI, «Adipose Tissue Metabolism and Genetic Obesity», en *Recent Advances in Obesity Research: III*, P. Björntorp, M. Cairella y A. N. Howard, eds., Londres, John Libbey, 1981, págs. 75-79.

HETHERINGTON, A. W. y S. W. RANSON, «The Spontaneous Activity and Food Intake of Rats with Hypothalamic Lesions», *American Journal of Physiology*, n.° 4, vol. 136, 4 de junio de 1942, págs. 609-617.

KRONENBERG, H. M., S. MELMED, K. S. POLONSKY y P. R. LARSEN, *Williams Textbook of Endocrinology*, Filadelfia, Saunders, 2008. [Hay trad. cast.: *Williams tratado de endocrinología*, Barcelona, Elsevier, 2009.]

MAYER, J., *Overweight: Causes, Cost, and Control*, Englewood Cliffs, N. J., Prentice- Hall, 1968.

MROSOVSKY, N., «Lipid Programmes and Life Strategies in Hibernators», *American Zoologist*, vol. 16, 1976, págs. 685-97.

REBUFFE- SCRIVE, M., 1987. «Regional Adipose Tissue Metabolism in Women During and After Reproductive Life and in Men», en *Recent Advances in Obesity Research: V*, E. M. Berry, S. H. Blondheim, H. E. Eliahou y E. Shafrir, eds., Londres, John Libbey, 1987, págs. 82-91.

WADE, G. N. y J. E. SCHNEIDER, 1992. «Metabolic Fuels and Reproduction in Female Mammals», *Neuroscience and Behavioral Reviews*, n.º 2, vol. 16, verano de 1992, págs. 235-272.

CAPÍTULO 2: UNA DIGRESIÓN HISTÓRICA
SOBRE LA «LIPOFILIA»

ASTWOOD, E. B., «The Heritage of Corpulence», *Endocrinology*, vol. 71, agosto de 1962, págs. 337-341.

BERGMANN, G. VON, y F. STROEBE, «Die Fettsucht», en *Handbuch der Biochemie des Menschen und der Tiere*, C. Oppenheimer, ed., Jena, Alemania, Verlag von Gustav Fischer, 1927, págs. 562-598.

BRUCH, H., *Eating Disorders: Obesity, Anorexia Nervosa and the Person Within*, Nueva York, Basic Books, 1973.

MAYER, J., *Overweight: Causes, Cost and Control*, Englewood Cliffs, N. J., Prentice- Hall, 1968.

RONY, H. R., *Obesity and Leanness*, Filadelfia, Lea & Febiger, 1940.

SILVER, S. y J. BAUER, «Obesity, Constitutional or Endocrine?», *American Journal of Medical Science*, vol. 181, 1931, págs. 769-777.

WILDER, R. M. y W. L. WILBUR, 1938. «Diseases of Metabolism and Nutrition», *Archives of Internal Medicine*, vol. 61, febrero de 1938, págs. 297-365.

CAPÍTULO 3: UNA INTRODUCCIÓN SOBRE
LA REGULACIÓN DE LA GRASA

Action to Control Cardiovascular Risk in Diabetes Study Group, «Effects of Intensive Glucose Lowering in Type 2 Diabetes», *New England Journal of Medicine*, n.º 24, vol. 358, 12 de junio de 2008, págs. 2.545-2.559.

BERSON, S. A. y R. S. YALOW, «Insulin "Antagonists" and Insulin Resistance», en *Diabetes Mellitus: Theory and Practice*, M. Ellenberg y H. Rifkin, ed., Nueva York, McGraw- Hill, 1970, págs. 388-423.

—, «Some Current Controversies in Diabetes Research», *Diabetes*, vol. 14, septiembre de 1965, págs. 549-572.

FIELDING, B. A. y K. N. FRAYN, «Lipoprotein Lipase and the Disposition of Dietary Fatty Acids», *British Journal of Nutrition*, n.º 6, vol. 80, diciembre de 1998, págs. 495-502.

FRAYN, K. N., F. KARPE, B. A. FIELDING, I. A. MACDONALD y S. W. COPPACK, «Integrative Physiology of Human Adipose Tissue», *International Journal of Obesity*, n.º 8, vol. 27, agosto de 2003, págs. 875-888.

FRIEDMAN, M. I. y E. M. STRICKER, «The Physiological Psychology of Hunger: A Physiological Perspective», *Psychological Review*, n.º 6, vol. 83, noviembre de 1976, págs. 409-431.

LE MAGNEN, J., «Is Regulation of Body Weight Elucidated?», *Neuroscience & Biobehavioral Review*, n.º 4, vol. 8, invierno de 1984, págs. 515-522.

NEWSHOLME, E. A., y C. START, *Regulation in Metabolism*, Nueva York, John Wiley, 1973.

NUSSEY, S. S. y S. A. WHITEHEAD, *Endocrinology: An Integrated Approach*, Londres, Taylor & Francis, 2001.

RENOLD, A. E., O. B. CROFFORD, W. STAUFFACHER y B. JEAN-REAUD, «Hormonal Control of Adipose Tissue Metabolism:

With Special Reference to the Effects of Insulin», *Diabetologia*, n.° 1, vol. 1, agosto de 1965, págs. 4-12.

ROSENZWEIG, J. L., «Principles of Insulin Therapy», en *Joslin's Diabetes Mellitus*, 13.ª ed., C. R. Kahn y G. C. Weir, eds., Media, Pa., Lippincott, Williams & Wilkins, 1994, págs. 460-488.

WERTHEIMER, E. y R. SHAPIRO, «The Physiology of Adipose Tissue», *Physiological Reviews*, vol. 28, octubre de 1948, págs. 451-464.

WOOD, P. A., *How Fat Works*, Cambridge, Mass., Harvard University Press, 2006.

CAPÍTULO 4: ¿POR QUÉ YO ENGORDO Y TÚ NO?
(O VICEVERSA)

BLUHER, M., B. B. KAHN Y C. R. KAHN, «Extended Longevity in Mice Lacking the Insulin Receptor in Adipose Tissue», *Science*, n.° 5.606, vol. 299, 24 de agosto de 2003, págs. 572-574.

DABALEA, D., «The Predisposition to Obesity and Diabetes in Offspring of Diabetic Mothers», *Diabetes Care*, vol. 30, supl. 2, julio de 2007, S169- S174.

DABELEA, D., W. C. KNOWLER Y D. J. PETTITT, «Effect of Diabetes in Pregnancy on Offspring: Follow- Up Research in the Pima Indians», *Journal of Maternal- Fetal Medicine*, n.° 1, vol. 9, enero-febrero de 2000, págs. 83-88.

DEFRONZO, R. A., «Insulin Resistance: A Multifaceted Syndrome Responsible for NIDDM, Obesity, Hypertension, Dyslipidaemia and Atherosclerosis», *Netherlands Journal of Medicine*. n.° 5, vol. 50, mayo de 1997, págs. 191-97.

KIM, J., K. E. PETERSON, K. S. SCANLON, et al., «Trends in Overweight from 1980 through 2001 Among Preschool-Aged Children Enrolled in a Health Maintenance Organization», *Obesity*, n.° 7, vol. 14, julio de 2006, págs. 1.107-1.112.

MCGARRY, D. J., «What If Minkowski Had Been Ageusic? An Alternative Angle on Diabetes», *Science*, n.° 5.083, vol. 258, 30 de octubre de 1992, págs. 766-770.

MCGOWAN, C. A. y F. M. MCAULIFFE, «The Influence of Maternal Glycaemia and Dietary Glycaemic Index on Pregnancy Outcome in Healthy Mothers», *British Journal of Nutrition*, 23 de marzo de 2010, págs. 1-7.

METZGER, B. E., «Long- Term Outcomes in Mothers Diagnosed with Gestational Diabetes Mellitus and Their Offspring», *Clinical Obstetrics and Gynecology*, n.° 4, vol. 50, diciembre de 2007, págs. 972-979.

NEEL, J. V., «The Thrifty Genotype Revisited», en *The Genetics of Diabetes Mellitus*, J. Kobberling y R. Tattersall, eds., Nueva York, Academic Press, 1982, págs. 283-293.

CAPÍTULO 5: ¿QUÉ PODEMOS HACER?

JENKINS, D. J., C. W. KENDALL, L. S. AUGUSTIN, et al., «Glycemic Index: Overview of Implications in Health and Disease», *American Journal of Clinical Nutrition*, n.° 1, vol. 76, julio de 2002, 266S-273S.

JOHNSON, R. K., L. J. APPEL, M. BRANDS, et al., «Dietary Sugars Intake and Cardiovascular Health: A Scientific Statement from the American Heart Association», *Circulation*, n.° 11, vol. 120, 15 de septiembre de 2009, págs. 1.011-1.020.

MAYES, P. A., «Intermediary Metabolism of Fructose», *American Journal of Clinical Nutrition*, vol. 58, supl, 5, noviembre de 1993, 754S-765S.

STANHOPE, K. L. y P. J. HAVEL, «Endocrine and Metabolic Effects of Consuming Beverages Sweetened with Fructose, Glucose, Sucrose, or High- Fructose Corn Syrup», *Ameri-*

can Journal of Clinical Nutrition, n.º 6, vol. 88, diciembre de 2008, 1.733S-1.737S.

STANHOPE, K. L., J. M. SCHWARZ, N. L. KEIM, et al., «Consuming Fructose-Sweetened, Not Glucose- Sweetened, Beverages Increases Visceral Adiposity and Lipids and Decreases Insulin Sensitivity in Overweight/Obese Humans», *Journal of Clinical Investigation*, n.º 5, vol. 119, 1 de mayo de 2009, págs. 1.322-1.334.

CAPÍTULO 6: RECOPILACIÓN DE INJUSTICIAS

AVENA, N. M., P. RAVA Y B. G. HOEBEL, «Evidence for Sugar Addiction: Behavioral and Neurochemical Effects of Intermittent, Excessive Sugar Intake», *Neuroscience & Biobehavioral Reviews*, n.º 1, vol. 32, 2008, págs. 20-39.

LE MAGNEN, J., *Hunger*, Cambridge, Cambridge University Press, 1985.

CAPÍTULO 7: ¿POR QUÉ UNAS DIETAS FUNCIONAN
Y OTRAS FRACASAN?

GARDNER, C. D., A. KIAZAND, S. ALHASSAN, et al., «Comparison of the Atkins, Zone, Ornish, and LEARN Diets for Change in Weight and Related Risk Factors Among Overweight Premenopausal Women: The A TO Z Weight Loss Study, a Randomized Trial», *Journal of the American Medical Association*, n.º 9, vol. 297, 7 de marzo de 2007, págs. 969-977.

ORNISH, D., «Very Low- Fat Diets for Coronary Heart Disease: Perhaps, but Which One?-Reply», *Journal of the American Medical Association*, n.º 18, vol. 275, 8 de mayo de 1996, pág. 1.403.

SHAI, I., D. SCHWARZFUCHS, Y. HENKIN, et al., «Weight Loss with a Low-Carbohydrate, Mediterranean, or Low-Fat Diet». *New England Journal of Medicine*, n.° 3, vol. 359, 17 de julio de 2008, págs. 229-241.

CAPÍTULO 8: UNA DIGRESIÓN HISTÓRICA SOBRE LOS HIDRATOS DE CARBONO QUE NOS HACEN ENGORDAR

ANON, «A Critique of Low-Carbohydrate Ketogenic Weight Reduction Regimens: A Review of "Dr. Atkins' Diet Revolution"», *Journal of the American Medical Association*, n.° 10, vol. 224, 4 de junio de 1973, págs. 1.415-1.419.

ANON, *An Eating Plan for Healthy Americans: The American Heart Association Diet*, Dallas, American Heart Association, 1995.

APFELBAUM, M., ed., *Regulation de l'équilibre énergetique chez l'homme.[Energy Balance in Man]*, París, Masson et Cie., 1973.

BANTING, W., 2005. *Letter on Corpulence, Addressed to the Public.* 4.ª ed. Londres, Harrison, reeditado en Nueva York, Cosimo Publishing, 2005 [originalmente publicado en 1864].

BORDERS, W., «New Diet Decried by Nutritionists; Dangers Are Seen in Low Carbohydrate Intake», *New York Times*, 7 de julio de 1965, pág. 16.

BRAY, G. A., ed., *Obesity in Perspective.* DHEW Pub No. (NIH) 76-852, Washington, D.C., U.S. Government Printing Office, 1976.

BRILLAT-SAVARIN, J. A., *The Physiology of Taste*, San Francisco, North Point Press, 1986 [originalmente publicado en 1825]. [Hay trad. cast.: *Fisiología del gusto*, Barcelona, Óptima, 2001.]

BRUCH, H., *The Importance of Overweight*, Nueva York, W. W. Norton, 1957.

BURLAND, W. L., P. D. SAMUEL y J. YUDKIN, eds., *Obesity*, Nueva York, Churchill Livingstone, 1974.

CUTTING, W. C., «The Treatment of Obesity», *Journal of Clinical Endocrinology*, n.º 2, vol. 3, febrero de 1943, págs. 85-88.

DANCEL, J. F., *Obesity, or Excessive Corpulence: The Various Causes and the Rational Means of Cure*, Toronto, W. C. Chewett, 1864.

DAVIDSON, S. y R. PASSMORE, *Human Nutrition and Dietetics*, 2.ª ed, Edimburgo, E&S, Livingstone, 1963.

FRENCH, J. M., *A Text- Book of the Practice of Medicine, for Students and Practitioners*. 3.ª ed. rev., Nueva York, William Wood, 1907.

GARDINER-HILL, H., «The Treatment of Obesity», *Lancet*, n.º 5.333, vol. 206, 14 de noviembre de 1925, págs. 1.034-1.035.

GORDON, E. S., M. GOLDBERG y G. J. CHOSY, «A New Concept in the Treatment of Obesity», *Journal of the American Medical Association*, vol. 186, 5 de octubre 1963, págs. 50-60.

GREENE, R., ed., *The Practice of Endocrinology*, Filadelfia, J. B. Lippincott, 1951.

HANSSEN, P., «Treatment of Obesity by a Diet Relatively Poor in Carbohydrates», *Acta Medica Scandinavica*, vol. 88, 1936, págs. 97-106.

HARVEY, W., *On Corpulence in Relation to Disease: With Some Remarks on Diet*, Londres, Henry Renshaw, 1872.

HASTINGS, M., *Retribution: The Battle for Japan, 1944-45*, Nueva York, Alfred A. Knopf, 2008. [Hay trad. cast.: *Némesis: la derrota del Japón, 1944-1945*, Barcelona, Crítica, 2011.]

KREHL, W. A., A. LOPEZ, E. I. GOOD y R. E. HODGES, «Some Metabolic Changes Induced by Low Carbohydrate Diets», *American Journal of Clinical Nutrition*, n.º 2, vol. 20, febrero de 1967, págs. 139-148.

LAROSA, J. C., A. GORDON, R. MUESING y D. R. ROSING, «Effects of High-Protein, Low-Carbohydrate Dieting on Plasma Lipoproteins and Body Weight», *Journal of the American Medical Association*, n.º 3, vol. 77, septiembre de 1980, págs. 264-270.

LEITH, W., «Experiences with the Pennington Diet in the Management of Obesity», *Canadian Medical Association Journal*, vol. 84, 24 de junio de 1961, págs. 1.411-1.414.

MCLEAN BAIRD, I. y A. N. HOWARD, eds., *Obesity: Medical and Scientific Aspects*, Londres, Livingstone, 1969.

MILCH, L. J., W. J. WALKER y N. WEINER, «Differential Effect of Dietary Fat and Weight Reduction on Serum Levels of Beta-Lipoproteins», *Circulation*, n.º 1, vol. 15, enero de 1957, págs. 31-34.

OHLSON, M. A., W. D. BREWER, D. KERELUK, A. WAGONER y D. C. CEDERQUIST, «Weight Control Through Nutritionally Adequate Diets», en *Weight Control: A Collection of Papers Presented at the Weight Control Colloquium*, E. S. Eppright, P. Swanson y C. A. Iverson, eds., Ames, Iowa, State College Press, 1955, págs. 170-187.

OSLER, W., *The Principles and Practice of Medicine*, Nueva York, D. Appleton, 1901.

PALMGREN, B. y B. SJÖVALL, «Studier Rorande Fetma: IV, Forsook Med Pennington-Diet», *Nordisk Medicin*, n.º III, vol. 28, 1957, págs. 457-458.

PASSMORE, R. y Y. E. SWINDELLS, «Observations on the Respiratory Quotients and Weight Gain of Man After Eating Large Quantities of Carbohydrate», *British Journal of Nutrition*, vol. 18, 1963, págs. 331-339.

PENA, L., M. PENA, J. GONZALEZ y A. CLARO, 1979. «A Comparative Study of Two Diets in the Treatment of Primary Exogenous Obesity in Children», *Acta Paediatrica Academiae Scientiarum Hungaricae*, n.º 1, vol. 20, 1979, págs. 99-103.

PENNINGTON, A. W., «Treatment of Obesity: Developments of

the Past 150 Years», *American Journal of Digestive Diseases*, n.º 3, vol. 21, marzo de 1954, págs. 65-69.

—, «A Reorientation on Obesity», *New England Journal of Medicine*, n.º 23, vol. 248, 4 de junio de 1953, págs. 959-964.

—, «Caloric Requirements of the Obese», *Industrial Medicine & Surgery*, n.º 6, vol. 20, junio de 1951, págs. 267-271.

—, «The Use of Fat in a Weight Reducing Diet», *Delaware State Medical Journal*, n.º 4, vol. 23, abril de 1951, págs. 79-86.

—, 1949. «Obesity in Industry-The Problem and Its Solution», *Industrial Medicine*, junio de 1949, págs. 259-260.

READER, G., R. MELCHIONNA, L. E. HINKLE, et al., 1952. «Treatment of Obesity», *American Journal of Medicine*, n.º 4, vol. 13, 1952, págs. 478-486.

RILLIET, B., «Treatment of Obesity by a Low-calorie Diet: Hanssen-Boller-Pennington Diet», *Praxis*, n.º 36, vol. 43, 9 de septiembre de 1954, págs. 761-763.

SILVERSTONE, J. T. y F. LOCKHEAD, «The Value of a "Low Carbohydrate" Diet in Obese Diabetics», *Metabolism*, n.º 8, vol. 12, agosto de 1963, pág. 710-713.

SPOCK, B., *Baby and Child Care*, 5.ª ed., Nueva York, Pocket Books, 1985. [Hay trad. cast.: *Tu hijo*, Barcelona, Vergara, 2007.]

—, *Baby and Child Care*, 4.ª ed., Nueva York, Hawthorne Books, 1976. [Hay trad. cast.: *Tu hijo*, Barcelona, Daimon, 1983.]

—, *Baby and Child Care*, 3.ª ed., Nueva York, Meredith Press, 1968. [Hay trad. cast.: *Tu hijo*, Barcelona, Daimon, 1980.]

—, *The Common Sense Book of Baby and Child Care*, 2.ª ed., Nueva York, Duell, Sloan and Pearce, 1957. [Hay trad. cast.: *Tu hijo*, Barcelona, Daimon, 1963.]

—, *The Common Sense Book of Baby and Child Care*, Nueva York, Duell, Sloan and Pearce, 1946. [Hay trad. cast.: *Tu hijo*, Barcelona, Daimon, 1957.]

Fuentes

SPOCK, B. y M. B. ROTHENBERG, *Dr. Spock's Baby and Child Care*, 6.ª ed., Nueva York, E. P. Dutton, 1992. [Hay trad. cast.: *Tu hijo*, Barcelona, Vergara, 1998.]

STEINER, M. M., «The Management of Obesity in Childhood», *Medical Clinics of North America*, n.º 1, vol. 34, enero de 1950, págs. 223-234.

TANNER, T. H., *The Practice of Medicine*. 6.ª ed., Londres, Henry Renshaw, 1869.

WILLIAMS, R. H., W. H. DAUGHADAY, W. F. ROGERS, S. P. ASPER y B. T. TOWERY, «Obesity and Its Treatment, with Particular Reference to the Use of Anorexigenic Compounds», *Archives of Internal Medicine*, n.º 3, vol. 29, 1948, págs. 510-532.

WILSON, N. L., ed., *Obesity*, Filadelfia, F. A. Davis, 1969.

YOUNG, C. M., «Dietary Treatment of Obesity», en *Obesity in Perspective*, G. A. Bray, ed., 1976, págs. 361-366. DHEW Pub No. (NIH) 76-852.

CAPÍTULO 9: ¿CARNE O VERDURA?

ANON, «The Month», *Practitioners*, 1899, 62, 369. Citado en R. N. Proctor, *Cancer Wars*, Nueva York, Basic Books, 1995.

BURKITT, D. P. y H. C. TROWELL, eds., *Refined Carbohydrate Foods and Disease: Some Implications of Dietary Fibre*, Nueva York, Academic Press, 1975.

CLEAVE, T. L. y G. D. CAMPBELL, *Diabetes, Coronary Thrombosis and the Saccharine Disease*, Bristol, Reino Unido, John Wright & Sons, 1966.

CORDAIN, L., J. B. MILLER, S. B. EATON, N. MANN, S. H. HOLT y J. D. SPETH, «Plant-Animal Subsistence Ratios and Macronutrient Energy Estimations in Worldwide Hunter-Gatherer Diets», *American Journal of Clinical Nutrition*, n.º 3, vol. 71, marzo de 2000, págs. 682-692.

340

DOLL, R. y R. PETO, «The Causes of Cancer: Quantitative Estimates of Avoidable Risks of Cancer in the United States Today», *Journal of the National Cancer Institute*, n.º 6, vol. 66, junio de 1981, págs. 1.191-1.308.

DONALDSON, B. F., *Strong Medicine*, Garden City, N.Y., Doubleday, 1962.

HIGGINSON, J., «From Geographical Pathology to Environmental Carcinogenesis: A Historical Reminiscence», *Cancer Letters*, vol. 117, 1997, págs. 133-142.

LEVIN, I., «Cancer Among the North American Indians and Its Bearing Upon the Ethnological Distribution of Disease», *Zeitschrift für Krebfoschung*, n.º 3, vol. 99, octubre de 1910, págs. 422-435.

POLLAN, M., *In Defense of Food*, Nueva York, Penguin Press, 2008. [Hay trad. cast.: *El detective en el supermercado: come bien sin dejarte engañar por la ciencia y la publicidad*, Madrid, Temas de Hoy, 2010.]

ROSE, G., «Sick Individuals and Sick Populations», *International Journal of Epidemiology*, n.º 1, vol. 14, marzo de 1985, págs. 32-38.

—, «Strategy of Prevention: Lessons from Cardiovascular Disease», *British Medical Journal*, n.º 6.279, vol. 282, 6 de junio de 1981, págs. 1.847-1.851.

TROWELL, H. C. y D. P. BURKITT, eds., *Western Diseases: Their Emergence and Prevention*, Londres, Edward Arnold, 1981.

CAPÍTULO 10: LA NATURALEZA DE UNA DIETA SANA

BASU, T. K. y C. J. SCHLORAH, *Vitamin C in Health and Disease*, Westport, Conn., Avi Publishing, 1982.

BODE, A. M., «Metabolism of Vitamin C in Health and Disease», *Advanced Pharmacology*, vol. 38, 1997, págs. 21-47.

BRAVATA, D. M., L. SANDERS, J. HUANG, et al., «Efficacy and Safety of Low-Carbohydrate Diets: A Systematic Review», *Journal of the American Medical Association*, n.º 14, vol. 289, 9 de abril de 2003, págs. 1.837-1.850.

BREHM, B. J., R. J. SEELEY, S. R. DANIELS y D. A. D'ALESSIO, «A Randomized Trial Comparing a Very Low Carbohydrate Diet and a Calorie-Restricted Low Fat Diet on Body Weight and Cardiovascular Risk Factors in Healthy Women», *Journal of Clinical Endocrinology and Metabolism*, n.º 4, vol. 88, abril de 2003, págs. 1.617-1.623.

CALLE, E. E. y R. KAAKS, «Overweight, Obesity and Cancer: Epidemiological Evidence and Proposed Mechanisms», *Nature Reviews Cancer*, n.º 8, vol. 2, agosto de 2004, págs. 579-591.

Cholesterol Education Program (NCEP) Expert Panel on Detection, Evaluation, and Treatment of High Blood Cholesterol in Adults, «(Adult Treatment Panel III) Final report», *Circulation*, n.º 25, vol. 106, 17 de diciembre de 2002, págs. 3.143-3.421.

COX, B. D., M. J. WHICHELOW, W. J. BUTTERFIELD y P. NICHOLAS, «Peripheral Vitamin C Metabolism in Diabetics and Non-Diabetics: Effect of Intra-Arterial Insulin», *Clinical Sciences & Molecular Medicine*, n.º 1, vol. 47, julio de 1974, págs. 63-72.

CUNNINGHAM, J. J., «The Glucose/Insulin System and Vitamin C: Implications in Insulin-Dependent Diabetes Mellitus», *Journal of the American College of Nutrition*. n.º 20, vol. 17, abril de 1998, págs. 105-108.

—, «Altered Vitamin C Transport in Diabetes Mellitus», *Medical Hypotheses*, n.º 4, vol. 26, agosto de 1988, págs. 263-265.

ERNST, N. D. y R. I. LEVY, 1984. «Diet and Cardiovascular Disease», en *Present Knowledge in Nutrition*, 5.ª ed., R. E. Olson, H. P. Broquist, C. O. Chichester, et al., eds., Washington, D.C., Nutrition Foundation, 1984, págs. 724-739.

FORD, E. S., A. H. MOKDAD, W. H. GILES y D. W. BROWN, «The

Metabolic Syndrome and Antioxidant Concentrations: Findings from the Third National Health and Nutrition Examination Survey», *Diabetes*, n.º 9, vol. 52, septiembre de 2003, págs. 2.346-2.352.

FOSTER, G. D., H. R. WYATT, J. O. HILL, et al., «Weight and Metabolic Outcomes After 2 Years on a Low-Carbohydrate Versus Low-Fat Diet. A Randomized Trial», *Archives of Internal Medicine*, n.º 4, vol. 153, 3 de agosto de 2010, págs. 147-157.

—, «A Randomized Trial of a Low-Carbohydrate Diet for Obesity», *New England Journal of Medicine*, n.º 21, vol. 348, 22 de mayo de 2003, págs. 2.082-2.090.

FREEMAN, J. M., E. H. KOSSOFF y A. L. HARTMAN, «The Ketogenic Diet: One Decade Later», *Pediatrics*, n.º 3, vol. 119, marzo de 2007, págs. 535-543.

GARDNER, C. D., A. KIAZAND, S. ALHASSAN, et al., «Comparison of the Atkins, Zone, Ornish, and LEARN Diets for Change in Weight and Related Risk Factors Among Overweight Premenopausal Women: The A TO Z Weight Loss Study, a Randomized Trial», *Journal of the American Medical Association*, n.º 9, vol. 297, 7 de marzo de 2007, págs. 969-977.

GODSLAND, I. F., «Insulin Resistance and Hyperinsulinaemia in the Development and Progression of Cancer», *Clinical Science*, n.º 5, vol. 118, 23 de noviembre de 2009, págs. 315-332.

HARRIS, M., *Good to Eat: Riddles of Food and Culture*, Nueva York, Simon and Schuster, 1985. [Hay trad. cast.: *Bueno para comer: enigmas de alimentación y cultura*, Madrid, Alianza, 2011.]

HESSION, M., C. ROLLAND, U. KULKARNI, A. WISE y J. BROOM, «Systematic Review of Randomized Controlled Trials of Low-Carbohydrate vs. Low-Fat/Low-Calorie Diets in the Management of Obesity and Its Comorbidities», *Obesity Reviews*, n.º 1, vol. 10, enero de 2009, págs. 36-50.

HOOPER, L., C. D. SUMMERBELL, J. P. HIGGINS, et al., «Reduced or Modified Dietary Fat for Preventing Cardiovascular Disease», *Cochrane Database of Systematic Reviews*, n.º 3, 2001, CD002137.

HOWARD, B. V., J. E. MANSON, M. L. STEFANICK, et al., «Low-Fat Dietary Pattern and Risk of Cardiovascular Disease: The Women's Health Initiative Randomized Controlled Dietary Modification Trial», *Journal of the American Medical Association*, n.º 6, vol. 295, 8 de febrero de 2006, págs. 655-666.

KATAN, M. B., «Weight- Loss Diets for the Prevention and Treatment of Obesity», *New England Journal of Medicine*, n.º 9, vol. 360, 26 de febrero de 2009, págs. 923-925.

KUKLINA, E. V., P. W. YOON y N. L. KEENAN, «Trends in High Levels of Low-Density Lipoprotein Cholesterol in the United States, 1999-2006», *Journal of the American Medical Association*, n.º 19, vol. 302, 18 de noviembre de 2009, págs. 2.104-2.110.

LUCHSINGER, J. A. y D. R. GUSTAFSON, «Adiposity, Type 2 Diabetes, and Alzheimer's Disease», *Journal of Alzheimer's Disease*, n.º 4, vol. 16, abril de 2009, págs. 693-704.

MAHER, P. A. y D. R. SCHUBERT, «Metabolic Links Between Diabetes and Alzheimer's Disease», *Expert Reviews of Neurotherapeutics*, n.º 2, vol. III, octubre de 2009, págs. 332-343.

MAVROPOULOS, J. C., W. B. ISAACS, S. V. PIZZO y S. J. FREEDLAND, «Is There a Role for a Low-Carbohydrate Ketogenic Diet in the Management of Prostate Cancer?», *Urology*, n.º 1, vol. 68, julio de 2006, págs. 15-18.

NEAL, E. G. y J. H. CROSS, «Efficacy of Dietary Treatments for Epilepsy», *Journal of Human Nutrition and Dietetics*, n.º 2, vol. 23, abril de 2010, págs. 113-119.

PACKARD, C. J., «Small Dense Low-Density Lipoprotein and Its Role as an Independent Predictor of Cardiovascular Disease», *Current Opinions in Lipidology*, n.° 4, vol. 17, agosto de 2006, págs. 412-417.

SACKS, G. A., G. A. BRAY, V. J. CAREY, et al., «Comparison of Weight-Loss Diets with Different Compositions of Fat, Protein, and Carbohydrates», *New England Journal of Medicine*, n.° 9, vol. 360, 26 de febrero de 2009, págs. 859-873.

SAMAHA, F. F., N. IQUBAL, P. SESHADRI, et al., «A Low-Carbohydrate as Compared with a Low-Fat Diet in Severe Obesity», *New England Journal of Medicine*, n.° 21, vol. 348, 22 de mayo de 2003, págs. 2.074-2.081.

SEYFRIED, B. T., M. KLEBISH, J. MARSH y P. MUKHERJEE, «Targeting Energy Metabolism in Brain Cancer Through Calorie Restriction and the Ketogenic Diet», *Journal of Cancer Research Therapy*, vol. 5, supl. 1, septiembre de 2009, S7-S15.

SHAI, I., D. SCHWARZFUCHS, Y. HENKIN, et al., «Weight Loss with a Low-Carbohydrate, Mediterranean, or Low-Fat Diet», *New England Journal of Medicine*, n.° 3, vol. 359, 17 de julio de 2008, págs. 229-241.

SIRI, P. M. y R. M. KRAUSS, «Influence of Dietary Carbohydrate and Fat on LDL and HDL Particle Distributions», *Current Atherosclerosis Reports*, n.° 6, vol. 7, noviembre de 2005, págs. 455-459.

SKEAFF, C. M. y J. MILLER, «Dietary Fat and Coronary Heart Disease: Summary of Evidence from Prospective Cohort and Randomised Controlled Trial», *Annals of Nutrition & Metabolism*, n.° 1-3, vol. 55, 2009, págs. 173-201.

SONDIKE, S. B., N. COPPERMAN y M. S. JACOBSON, «Effects of a Low-Carbohydrate Diet on Weight Loss and Cardiovascular Risk Factor in Overweight Adolescents», *Archives of Pediatrics*, n.° 3, vol. 142, marzo de 2003, págs. 253-258.

WILL, J. C. y T. BYERS, «Does Diabetes Mellitus Increase the Requirement for Vitamin C?», *Nutrition Reviews*, n.° 7, vol. 54, julio de 1996, págs. 193-202.

WILSON, P. W. y J. B. MEIGS, «Cardiometabolic Risk: a Framingham Perspective», *International Journal of Obesity*, vol. 32, supl. 2, mayo de 2008, S17-S20.

World Cancer Research Fund and American Institute for Cancer Research, *Food, Nutrition, Physical Activity and the Prevention of Cancer: a Global Perspective*, Washington, D.C., American Institute for Cancer Research, 2007.

YANCY, W. S., JR., M. K. OLSEN, J. R. GUYTON, R. P. BAKST y E. C. WESTMAN, «A Low-Carbohydrate, Ketogenic Diet Versus a Low-Fat Diet to Treat Obesity and Hyperlipidemia: A Randomized, Controlled Trial», *Annals of Internal Medicine*, n.º 10, vol. 140, 18 de mayo de 2004, págs. 769-777.

CAPÍTULO 11: PARA TERMINAR

ALLAN, C. B. y W. LUTZ, *Life Without Bread: How a Low-Carbohydrate Diet Can Save Your Life*, Nueva York, McGraw-Hill, 2000.

KEMP, R., «The Over- All Picture of Obesity», *Practitioner*, vol. 209, noviembre de 1972, págs. 654-660.

—, «Obesity as a Disease». *Practitioner*, vol. 196, marzo de 1966, págs. 404-409.

—, «Carbohydrate Addiction», *Practitioner*, vol. 190, marzo de 1963, págs. 358-364.

LECHEMINANT, J. D., C. A. GIBSON, D. K. SULLIVAN, et al., «Comparison of a Low Carbohydrate and Low Fat Diet for Weight Maintenance in Overweight or Obese Adults Enrolled in a Clinical Weight Management Program», *Nutrition Journal*, vol. 6, 1 de noviembre de 2007, pág. 36.

National Academy of Sciences, Institute of Medicine, Food and Nutrition Board, *Dietary Reference Intakes for Energy,*

Carbohydrate, Fiber, Fat,Fatty Acids, Cholesterol, Protein, and Amino Acids (Macronutrients), Washington, D.C., National Academies Press, 2005.

PHINNEY, S. D., «Ketogenic Diets and Physical Performance», *Nutrition & Metabolism*, n.º 1, vol. 1, 17 de agosto, pág. 2.

SIDBURY, J. B., JR., y R. P. SCHWARTZ, «A Program for Weight Reduction in Children», en *Childhood Obesity*, P. Collip, ed., Acton, Mass., Publishing Sciences Group, 1975, págs. 65-74.

WESTMAN, E. C., W. S. YANCY, J. C. MAVROPOULOS, M. MARQUART, J. R. MCDUFFIE, «The Effect of a Low-Carbohydrate, Ketogenic Diet versus a Low-Glycemic Index Diet on Glycemic Control in Type 2 Diabetes Mellitus», *Nutrition and Metabolism*, vol. 5, 19 de diciembre de 2008, pág. 36.

WESTMAN, E. C., W. S. YANCY, M. K. OLSEN, T. DUDLEY, J. R. GUYTON, «Effect of a Low-Carbohydrate, Ketogenic Diet Program Compared to a Low-Fat Diet on Fasting Lipoprotein Subclasses», *International Journal of Cardiology*, n.º 2, vol. 110, 16 de junio de 2006, págs. 212-216.

YANCY, W. S., M. K. OLSEN, J. R. GUYTON, R. P. BAKST, E. C. WESTMAN, «A Low-Carbohydrate, Ketogenic Diet versus a Low-Fat Diet to Treat Obesity and Hyperlipidemia: A Randomized, Controlled Trial», *Archives of Internal Medicine*, n.º 10, vol. 140, 18 de mayo de 2004, págs. 769-777.

YANCY, W. S., M. C. VERNON y E. C. WESTMAN, «A Pilot Trial of a Low-Carbohydrate, Ketogenic Diet in Patients with Type 2 Diabetes», *Metabolic Syndrome and Related Disorders*, n.º 3, vol. 1, septiembre de 2003, págs. 239-243.

YANCY, W. S., E. C. WESTMAN, J. R. MCDUFFIE, et al., «A Randomized Trial of a Low-Carbohydrate Diet versus Orlistat Plus a Low-Fat Diet for Weight Loss», *Archives of Internal Medicine*, n.º 2, vol. 170, 25 de enero de 2010, págs. 136-145.

CRÉDITOS DE LAS ILUSTRACIONES

40 Fotografía «Louisa la gorda». Extraída de *The Pima Indians*, Frank Russell, página 67. Copyright 1908.

94 Fotografía de esteatopigia. Extraída de *The Races of Man*, J. Deniker, página 94. Copyright 1900.

95 Fotografías de dos pares de gemelas idénticas, unas delgadas y las otras obesas. Reimpresas de *Obesity and Leanness*, Hugo R. Rony, páginas 184 y 185. Copyright 1940.

97 Fotografía de aberdeen angus. Cortesía de Agricultural Extension Records, Special Collections, Universidad de Auburn.

97 Fotografía de vaca de Jersey. De Maggie Murphy, cortesía de Agri-Graphics Ltd.

100 Fotografía de una mujer con lipodistrofia progresiva. Extraída de *Obesity and Leanness*, Hugo R. Rony, página 171. Copyright 1940.

102 Fotografías de lipodistrofia progresiva relacionada con el HIV. Mauss, S. «Lipodystrophy, Metabolic Disorders and Cardiovascular Risk-Complications of Antiretroviral Therapy», *European Pharmacotherapy*, Touch Briefings, 2003. © Touch Briefings. Reimpresa con permiso.

126 Los efectos del estrógeno en la ilustración de la LPL. De Ellen Rogers.

135 Fotografías del hijo del autor, agosto de 2007 y agosto de 2010. De Larry Lederman.

140 Fotografía de rata Zucker. Cortesía de Charles River Laboratories.

155 Tira cómica de Calvin and Hobbes. Calvin and Hobbes © 1986 Watterson. Reimpresa con el permiso de Universal Uclick. Todos los derechos reservados.

160 Ilustración de ácidos grasos/triglicéridos. De Ellen Rogers.

166 Fotografía de los efectos de la insulina en el tejido adiposo. Cortesía de Informa Healthcare Communications. Extraída de *Endocrinology: An Integrated Approach*, Stephen Nussey y Saffron Whitehead, página 31. Copyright 2001.

ÍNDICE ANALÍTICO

Los números de las páginas escritos en *cursiva* se refieren a las ilustraciones. Los que van seguidos de una *n* indican una nota a pie de página.